实用中西医结合肾病学

高建东　白志军　主编

山东大学出版社

《实用中西医结合肾病学》
编委会

主　编　高建东　白志军

副主编　武尚文　张晓斌　焦东梅

　　　　曹　彤　王吉磊

编　委　陈济德　司廷林　宿　晶

　　　　唐珊珊　刘芙蓉　樊东哲

　　　　刘世宾　许丽萍　李延成

前　言

肾脏病学是一门发展迅速、充满活力的学科。在我国，中西医结合疗法在治疗肾脏病方面发挥着巨大的作用，取得了令世界瞩目的成就。尽管如此，目前国内有关肾脏病学的专著仍以西医方面的为多，而以中西医结合的形式对肾脏病学从理论、临床实践等方面进行论述的尚不多见。因此，对于使用中医或中西医结合的方法治疗肾脏病的临床工作者来说，迫切需要一本实用、简明、具有指导意义的专著。

本书是老、中、青三代临床医生集体智慧经验的结晶。全书分上下两篇，两大板块：上篇（总论）主要介绍了肾脏生理、病理及肾脏病的常见临床表现、检查方法等；下篇（各论）分原发性肾小球疾病和继发性肾脏损伤（泌尿系统感染、急慢性肾衰竭等），从中医、西医两个角度进行了论述，尤其是将近几年有关中西医结合治疗肾脏病的进展、学说及我们团队多年来的临床经验一一阐述，旨在达到承前启后的目的。

本书的编写突出了实用性，以中西医结合治疗为重点，面向中医、西医、西学中和中西医结合的肾脏病工作者。希望通过《实用中西医结合肾病学》的出版，能与同行朋友们进行广泛交流，共同促进中西医结合肾脏病学的发展。书中如有不当之处，恳请读者批评指正。

作　者

2016 年春于济南

目 录

上 篇

下 篇

上篇

第一章　肾脏的生理功能

第一节　肾脏的中医生理

中医认为肾位于腰部，左右各一，是人体重要的脏器之一，被称为“先天之本”。肾的主要生理功能是藏精，主生殖与生长发育，主水，主纳气，生髓、主骨，通于脑，开窍于耳，其华在发。

一、肾藏精，主生殖与发育

“精”是构成人体的基本物质，也是人体各种机能运动的物质基础，其包括先天之精和后天之精。先天之精禀受于父母，后天之精来源于饮食，由脾胃化生两者贮藏于肾，称为“肾精”。“肾精”是人体生长、发育、生殖的物质基础，人体的各个脏腑均受其影响。肾的精气盛衰关系到生殖和生长发育的能力：人从幼年开始，肾的精气逐渐充盛，就有齿更发长等变化；发育到青春期时，肾的精气充盛，产生了一种叫“天癸”的物质，于是男子就产生精子，女子就开始按期来月经，性机能逐渐成熟而具备生殖的能力；待到老年，肾的精气渐衰，性机能和生殖能力随之减退至消失，形体也就逐渐衰老。故《素问·上古天真论》说：“丈夫八岁，肾气实，发长齿更；二八，肾气盛，天癸至，精气溢泻……七八，天癸竭，精少，肾藏衰，形体皆极，八八，则齿发去。女子，七岁肾气盛，齿更发长，二七，而天癸至，任脉通，太冲脉盛，月事以时下……七七，任脉虚，太冲脉衰少，天癸竭，地道不通，故形坏而无子也。”这充分反映了肾的精气在掌管人体生长、发育和生殖功能方面的作用。如果肾精亏损，则小儿将出现发育迟缓、筋骨痿软、智力发育不全等表现，成年人会有早老早衰、头昏耳鸣、精力减退、精少不育等表现，女子则会有生殖器官发育不全、月经初潮来迟、经闭、不孕等表现。

二、肾生髓、主骨，通于脑

肾主藏精，而能生髓，髓居于骨中，骨赖髓以充养。所以《素问·宣明五气篇》说：“肾主骨。”《素问·阴阳应象大论》说：“肾生骨髓。”肾精充足，则骨髓的生化有源，骨骼得到髓的充足滋养而坚固有力。如果肾精虚少，骨髓的化源不足，不能营养骨骼，便会导致骨骼脆弱无力，甚至发育不良。所以小儿囟门迟闭、骨软无力，常是由于肾精不足、骨髓空虚所致。临床上通过应用中医补肾的药物加速骨质的生长和愈合，在治疗各种骨髓疾病和再生障碍性贫血等疾病方面均收到了令人满意的效果，这是以中医的“肾藏精，精血互生，肾主骨，精生髓”理论为依据的。髓有骨髓和脊髓之分，脊髓上通于脑，所以《灵枢·海论》说：“脑为髓之海。”脑的功能是主持精神思维活动，故又被称为“元神之府”。因脑髓有赖于肾精的不断化生，故肾精亏虚者除出现腰酸腿软等症外，还会出现头晕、失眠、思维迟钝等症状。“齿为骨之余”，牙齿也有赖于肾精的充养，故某些牙齿方面的疾患也与肾有关，若肾精充足，则牙齿坚固。如小儿生牙过晚，成人牙齿松动、容易脱落等，均为肾精不足的反映。临床上肾虚的患者牙痛齿摇，用补肾的方法治疗常可获得疗效，所依据的就是这个道理。

三、肾主水

主水，主要是指肾在调节体内水液平衡方面起着极为重要的作用。肾对体内水液的存留、分布与排泄主要是靠其气化作用完成的，而气化作用的动力就是肾阳。此外，人体的水液平衡还要靠肾阳和肾阴的调节，中医上通常将这种调节作用比作“开”与“阖”。一般认为“肾阳主开，肾阴主阖”。肾阴不足，则开多阖少，小便则多，常见于尿崩症、糖尿病等，治疗时应滋补肾阴；肾阳不足，则开少阖多，小便则少，多出现水肿等症，治疗时应以温补肾阳为主。

四、肾主命门之火

“命门”即生命之门，含有生命根本之意；“火”指功能动力而言。肾主命门之火是说肾有主管人体生命活动的根本动力的功能。肾有肾阴、肾阳，“命门之火”就是肾阳，又称“元阳”“真阳”等，它是维持生命活动的动力源泉。从临床上看，命门火衰的患者，其病症多属肾阳不足一类，治疗时所用的补命门之火的药物又多具有补肾阳的作用。之所以称为“命门”，无非是强调肾中阳气的重要性而已。命门之火有滋养和推动各脏腑的功能，如暖脾运化，助肺吸气，促进生殖机能成熟，促进生长发育，推动水液运行和气化等作用。若命门火衰，不暖脾胃则可引起五更泻或久泻，或阳萎早泄、滑精，女子月经不调等症候；若命门火旺（相火旺），则可见遗精、性欲亢进、虚烦不寐等症候。

五、肾主纳气

肾主纳气是指肾有助肺吸气和降气的功能。正常的呼吸既赖于肺的肃降，又赖于肾的收纳，肾在下焦起摄纳的作用，只有肾气充足，肺得其滋助才能气道通畅、呼吸均匀。若气虚而不能纳气时，就会出现呼多吸少、吸气困难的喘息病，临床上称为“肾不纳气”。这种喘息病就需要用补肾纳气的方法进行治疗。

六、肾开窍于耳，其华在发

耳的听觉功能依赖于肾的精气充养。肾主藏精，肾的精气充足，听觉才能灵敏。故《灵枢·脉度篇》说：“肾气通于耳，肾和则耳能闻五音矣。”如果肾精不足，则将出现耳鸣、听力减退等症。老年人之所以多见耳聋失聪等症，往往是由于肾精衰少的缘故。精与血又互相化生，精足则血旺，发的营养来源于血，但其生机则根源于肾气，故毛发生长脱落的过程反映了肾气的盛衰，所以《素问·上古天真论》说：“丈夫八岁，肾气实，发长齿更……女子七岁，肾气盛，齿更发长……”因此，青壮年肾气盛，毛发茂密而有光泽；老年人肾气虚衰，毛发易于脱落，枯槁发白。故有“发为血之余”“肾之合骨也，其荣发也”的说法。

七、肾阴与肾阳

肾阴又叫“元阴”“真阴”，是人体阴液的根本，对各脏腑组织起着濡润、滋养的作用；肾阳又叫“元阳”“真阳”，是人体阳气的根本，对各脏腑组织起着温煦、生化的作用。肾中阴阳犹如水火一样内寄于肾，故前人又有“肾为水火之宅”的理论。肾阴和肾阳在体内相互制约、相互依存，以维持人体生理上的动态平衡。这一平衡状态若遭到破坏，则会形成肾阴阳失调的病理变化。若见五心烦热、潮热盗汗、男子遗精、女子梦交等，则为阴虚火旺的见症，是由于肾阴虚少、不足以制阳的缘故；而出现精神疲惫、腰膝冷痛、形寒肢冷、小便不利或小便频数、男子阳痿早泄、女子宫冷不孕等症，则是肾阳虚衰、温煦和生化的功能不足所致。肾阴虚和肾阳虚之间有内在的联系，在病变过程中常互相影响，即肾阴虚到一定程度可以累及肾阳，肾阳虚到一定程度也可伤及肾阴，成为阴损及阳或阳损及阴的肾阴阳两虚证。

第二节 肾脏的西医生理

肾脏是维持机体内环境稳定的重要器官之一。通过尿液的生成和排出，可以将代谢终产物排出体外，调节细胞外液量和血浆渗透压，维持酸碱平衡，此外肾脏还具有内分泌功能。

一、肾小球的滤过功能

循环血液经过肾小球毛细血管时，血浆中的水和小分子物质(包括少量分子量较小的血浆蛋白)可以滤入肾小囊的囊腔形成滤过液。分析表明，滤过液中除了蛋白质含量很少之外，各种晶体物质如葡萄糖、氯化物、无机磷酸盐、尿素、尿酸和肌酐等浓度都与血浆中的非常接近，渗透压和酸碱度也与血浆的相似，这证明囊内液的确是血浆的超滤液。

单位时间内(每分钟)两肾生成的超滤液的量称为肾小球滤过率。肾小球滤过率的大小取决于滤过系数(Kf，即滤过膜的面积及其通透性的状态)和有效滤过压(PuF)，即肾小球滤过率＝Kf×PuF。

人体两侧肾脏全部肾小球毛细血管的总面积估计在 1.5 m^2 以上，这样大的面积有利于血浆的滤过。在急性肾小球肾炎时，由于肾小球毛细血管腔变窄或完全阻塞，导致有滤过功能的肾小球数量减少，有效滤过面积减少，使肾小球滤过率降低，出现少尿或无尿。

不同物质通过肾小球滤过膜的能力取决于被滤过物质的分子大小及其所带电荷。滤过膜上存在大小不同的孔道，小分子物质很容易通过各种大小的孔道，而有效半径较大的物质只能通过较大的孔道。滤过膜的通透性还取决于被滤过物质所带的电荷。在有效半径相同的情况下，带正电荷的物质较易被滤过，而带负电荷的物质则较难滤过。

肾小球滤过作用的动力是有效滤过压：肾小球有效滤过压＝（肾小球毛细血管血压＋囊内液胶体渗透压）－（血浆胶体渗透压＋肾小囊内压）。由于肾小囊内液中蛋白质浓度极低，其胶体渗透压可忽略不计，因此肾小球毛细血管静水压是滤出的唯一动力，而血浆胶体渗透压和囊内压则是滤出的阻力，即：有效滤过压＝肾小球毛细血管血压－（血浆胶体渗透压＋肾小囊内压）。皮质肾单位入球小动脉粗而短，血流阻力较小，出球小动脉细而长，血流阻力较大，因此肾小球毛细血管血压较其他毛细血管血压高，平均值约为6 kPa，肾小球毛细血管的入球端到出球端两端的血压几乎相等。肾小囊内压与近曲小管内压力相近，囊内压为1.3 kPa，在大鼠的肾小球毛细血管入球端的血浆胶体渗透压约为3.3 kPa，因此在入球端有效滤过压＝6 kPa－（1.33 kPa＋3.3 kPa）＝1.37 kPa。不过，肾小球毛细血管内的血浆胶体渗透压不是固定不变的。在血液流经肾小球毛细血管时，由于不断生成滤过液，血液中血浆蛋白的浓度会逐渐增加，血浆胶体渗透压也会随之增高，因此有效滤过压将逐渐下降。当有效滤过压下降到零时，滤过便停止，达到滤过平衡。滤过平衡越靠近入球小动脉端，有效滤过的毛细血管长度就越短，有效滤过压和面积就越小，肾小球滤过率就越低。相反，滤过平衡越靠近出球小动脉端，肾小球滤过率就越高。

二、影响肾小球滤过的因素

肾脏血浆流量对肾小球滤过率有很大影响，其主要影响达到滤过平衡的位置。肾血浆流量越大，滤过平衡位置越靠近出球小动脉端，有效滤过压和滤过面积就增加，肾小球滤过率也随之增加。相反，肾血浆流量减少时，肾小球滤过率也将减少。肾小球滤过率在各种病理生理过程中之所以能保持相对稳定，在很大程度上是依赖肾血流量的自我调节来完成的。

当动脉血压变动于10.6～26.6 kPa时，肾小球毛细血管血压维持稳定，使肾小球滤过率基本保持不变。当动脉血压降到10.6 kPa以下时，肾小球毛细血管血压相应下降，有效滤过压降低，肾小球滤过率下降。当动脉压降到5.3～6.7 kPa以下时，肾小球滤过率将降到零，因而导致无尿。

在正常情况下，肾小囊内压比较稳定。肿瘤、结石或管型阻塞肾小管都可使囊内压升高、有效滤过压降低，从而影响肾小球滤过率。血浆胶体渗透压降低时，有效滤过压将升高，肾小球滤过率增加。

三、肾脏对 Na^+、Cl^- 代谢的调节

每日从肾小球滤过的钠可达500 g以上，但每日由尿排出的钠仅为3～5 g，说明滤液中99％以上的钠被重吸收。

肾小球滤过液经过近球小管后，滤过液中约67％的 Na^+、Cl^-、K^+ 和水被重吸收。在近球小管前半段，大部分的 Na^+ 通过与葡萄糖和氨基酸同向转运、与 H^+ 逆向转运的方式而被主动重吸收；而在近球小管后半段，Na^+ 和 Cl^- 主要通过细胞旁路被主动重吸收。水随 NaCl 等溶质重吸收而被重吸收，因此，该段小管液与血浆渗透压相同，是等渗重吸收。

在近球小管前半段，由于泵的作用，Na^+ 被泵至细胞间隙，使细胞内 Na^+ 浓度降低，细胞内带负电荷。因此，小管液中的 Na^+ 和葡萄糖与管腔膜上的同向转运体结合后，Na^+ 顺电化学梯度通过管腔膜的同时，释放的能量将葡萄糖同向转运入细胞内。进入细胞内的 Na^+ 被细胞基侧膜上的 Na^+ 泵泵出至细胞间隙，使细胞内 Na^+ 浓度降低，同时小管液中的 Na^+ 和葡萄糖可不断转运至细胞内，细胞内葡萄糖由易化扩散通过细胞基侧膜回到血液中。由于细胞间隙中的 Na^+ 浓度升高，渗透压也升高，水随之进入细胞间隙。由于细胞间隙在管腔膜侧的紧密连接相对是密闭的，因此 Na^+ 和水进入后可使其中的静水压升高，这一压力可促使 Na^+ 和水通过基膜进入相邻的毛细血管而被重吸收，但也可使部分 Na^+ 和水通过紧密连接回漏至小管腔内。另一部分的 Na^+ 通过 Na^+-H^+ 交换而被主动重吸收。小管液中的 Na^+ 和细胞内的 H^+ 与管腔膜上的交换体结合进行逆向转运，使小管液中的 Na^+ 顺浓度梯度通过管腔膜进入细胞的同时，将细胞内的 H^+ 分泌到小管液中，进入细胞内的 Na^+ 随即被基侧膜上的 Na^+ 泵泵至细胞间隙而被主动重吸收。分泌到小管液中的 H^+ 将有利于小管液中 HCO_3^- 的重吸收。

在近球小管后半段，NaCl 通过细胞旁路和跨上皮细胞两条途径被重吸收。小管液进入近球小管后半段时，大多数的葡萄糖、氨基酸已被重吸收。由于 HCO_3^- 重吸收速率明显大于 Cl^- 重吸收速率，Cl^- 留在小管液中，造成近球小管后半段的 Cl^- 浓度比管周组织间液高 20%～40%，因此 Cl^- 顺浓度梯度经细胞旁路重吸收回血。由于 Cl^- 被动重吸收是生电性的，使小管液中正离子相对较多，造成管内外电位差，管内带正电，管外带负电，在这种电位差的作用下，Na^+ 顺电位差通过细胞旁路而被动重吸收。Cl^- 通过细胞旁路重吸收是顺浓度梯度进行的，Na^+ 通过细胞旁路重吸收是顺电位梯度进行的，因此，NaCl 的重吸收都是被动的。

近球小管液流经髓袢的过程中，约 20% 的 Na^+、Cl^- 和 K^+ 等离子被进一步重吸收。体袢分下降支及上升支，上升支又分薄段和粗段。髓袢升支粗段 Cl^- 是逆电化学梯度被上皮细胞重吸收的。

有人提出了“Na^+-Cl^--K^+ 同向转运模式”来解释升支粗段 NaCl 的继发性主动重吸收。该模式认为：髓袢升支粗段上皮细胞基侧膜上的 Na^+ 泵将 Na^+ 由细胞内泵向组织间液，使细胞内的 Na^+ 浓度下降，造成管腔内与细胞内的 Na^+ 产生明显的浓度梯度，Na^+ 与管腔膜上的同向转运体结合，形成 Na^+-Cl^--K^+ 同向转运复合体，Na^+ 顺电化学梯度将 2 个 Cl^- 和 K^+ 共同转向细胞内。进入细胞后，Na^+ 重新由 Na^+ 泵泵至组织间液，2 个 Cl^- 由于浓度梯度经管周膜上的 Cl^- 通道进入组织间液，而 K^+ 则顺浓度梯度经管腔膜返回管腔内，再与同向转运体结合，继续参与 Na^+-$2Cl^-$-K^+ 的同向转运，循环使用。由于 2 个 Cl^- 进入组织间液，K^+ 返回管腔内，导致管腔内出现正电位，该正电位可使管腔液中的 Na^+ 等正离子顺电位差从细胞旁路进入组织间液。Na^+-$2Cl^-$-K^+ 同向转运体对呋塞米、依他尼酸等利尿剂很敏感，它们与同向转运体结合后可抑制其转运功能，使 NaCl 的重吸收受抑制，导致利尿。

在远曲小管和集合管，大约 12% 的 Na^+ 和 Cl^- 被重吸收。远曲小管和集合管对水盐的转运可受体液调节：水的重吸收主要受抗利尿激素调节，而 Na^+、K^+ 的转运主要受醛固酮调节。Na^+ 在远曲小管和集合管的重吸收是逆电化学梯度进行的，是主动重吸收过程。有人认为在远曲小管初段的小管液中，Na^+ 先是通过 Na^+-Cl^- 同向转运进入细胞，然后由 Na^+ 泵将 Na^+ 泵出细胞主动重吸收回血。NaCl 同向转运体可被噻嗪类利尿药所抑制。远曲小管后段和集合管含有两类细胞，即主细胞和闰细胞。主细胞重吸收 Na^+ 和水，分泌 K^+，闰细胞主要分泌 H^+。

四、肾脏对 K^+ 代谢的调节

肾小球滤过的 K^+，67%左右在近球小管被重吸收回血。近球小管主动重吸收 K^+ 的机制尚不清楚。尿中的 K^+ 主要由远曲小管和集合管分泌。K^+ 分泌的动力包括：在远曲小管和集合管的小管液中，Na^+ 通过主细胞管腔膜上的 Na^+ 通道进入细胞，然后由基侧膜上的 Na^+ 泵将细胞内的 Na^+ 泵至细胞间隙而被重吸收，使管腔内带负电荷，这种电位梯度就是 K^+ 分泌至管腔中的动力；远曲小管后段和集合管的主细胞内的 K^+ 浓度明显高于小管液中的 K^+ 浓度，K^+ 顺浓度梯度进入小管液中；Na^+ 进入主细胞后，刺激基侧膜上的 Na^+ 泵，使进入细胞的 K^+ 更多，增加细胞内和小管液之间的 K^+ 浓度梯度，从而促进 K^+ 分泌。

五、肾脏对酸碱平衡的调节

肾脏的排酸功能主要在近端肾小管、远端肾小管及集合管完成。近端肾小管主要通过 HCO_3^- 的重吸收、NH_4^+ 的生成和分泌等作用来完成尿液的酸化。血浆中的 HCO_3^- 可全部从肾小球滤过，通过肾小管后，60%～70%的 HCO_3^- 被重吸收。目前已知 HCO_3^- 在肾小管的重吸收是通过泌 H^+ 来完成的。H^+ 分泌是一个逆电化学梯度的主动转运过程。细胞内的 CO_2 和 H_2O 在碳酸酐酶的催化作用下生成 H^+ 和 HCO_3^-，H^+ 由 H^+ 泵泵至小管液，HCO_3^- 则通过基底膜回到血液中。分泌的 H^+ 可与上皮细胞分泌的 NH_3 结合，形成 NH_4^+。远曲小管和集合管的闰细胞也可分泌 H^+，闰细胞分泌的 H^+ 与 HPO_4^{2-} 结合形成 $H_2PO_4^-$，这是可滴定酸。绝大部分的 NH_4^+ 是在近端肾小管上皮细胞内产生，髓袢及远端肾小管也有少量合成，而在集合管则几乎不生成。NH_4^+ 主要由谷氨酰胺脱氨而来，通过 NH_4^+ 泵转运或 NH_3 的弥散进入小管液中。

六、尿液的浓缩和稀释

肾脏的浓缩和稀释功能是维持机体内环境渗透压稳定的关键，正常人尿液的渗透浓度可在 50～1200 mmol/L 之间波动。肾髓质的渗透浓度由外向内逐步升高，形成渗透梯度。在抗利尿激素存在时，远曲小管和集合管对水的通透性增加，小管液在从外髓向内髓流动时，由于渗透作用，水便不断进入高渗的组织间液，使小管液不断被浓缩而变成高渗液，形成浓缩尿。髓袢是形成渗透梯度的重要结构，髓袢越长，浓缩能力就越强。

在外髓部，由于髓袢升支粗段能主动重吸收 Na^+ 和 Cl^-，而对水不通透，所以，升支粗段内小管液向皮质流动时，管内 NaCl 浓度逐渐下降，小管液渗透浓度降低，而升支粗段外围组织间液则变成高渗。髓袢升支粗段位于外髓部，所以外髓部的渗透梯度主要由升支粗段 NaCl 的重吸收形成。

在内髓部，渗透梯度的形成与尿素的再循环和 NaCl 的重吸收有密切关系。血液中

的尿素经肾小球滤过后，40%～50%在近端肾小管重吸收，但对尿素的重吸收小于对水的重吸收，因此当尿素到达髓袢起始部时已浓缩50%左右。髓袢降支细段对尿素不易通透，对水易通透，在渗透压作用下，水被抽吸进入组织间液。由于降支细段对 Na^+ 不易通透，故小管液中的 NaCl 浓度越来越高，渗透浓度不断增高。当小管液绕过髓袢顶端折返流入升支细段时，由于升支细段对 Na^+ 易通透，Na^+ 将顺浓度梯度扩散入内髓组织间液，提高内髓组织间液的渗透浓度。髓袢升支粗段虽然对 NaCl 通透性很高，对尿素通透性却很低，远曲小管末段、皮质部及外髓集合管对尿素的通透性也很差，在抗利尿激素（ADH）的作用下，这些部位对水的通透性明显加强，但尿素的重吸收却不受影响，所以小管液中尿素的浓度逐渐升高，内髓集合管对尿素的通透性极高，小管液中的尿素顺浓度梯度扩散入组织间液，使内髓部渗透压升高。尿素还可以进入深部髓袢的下降支和上升支，在肾小管各段不断循环，参与髓质渗透梯度的形成，称为尿素的再循环。直小血管可以把组织间液中多余的溶质和水带回循环，从而维持肾髓质的渗透梯度。

七、尿液生成的调节

尿的生成有赖于肾小球的滤过和肾小管、集合管的重吸收和分泌作用。尿生成的调节包括肾内自身调节和神经体液调节。

小管液中溶质的浓度增高会影响肾小管对水和 NaCl 的重吸收，使尿量增加。近球小管的重吸收率始终占肾小球滤过率的65%～70%，称为“球-管平衡”。球-管平衡可使尿量不会因肾小球滤过率的变化而出现大幅改变。管球反馈是肾血流量和肾小球滤过率自身调节的重要机制之一。致密斑在管球反馈中起重要作用：当肾血流量增加时，肾小球滤液增加，流经远曲小管致密斑的 NaCl 含量增加，刺激颗粒细胞释放肾素，导致血管紧张素Ⅱ增加，血管紧张素Ⅱ引起入球小动脉收缩，使肾血流量和肾小球滤过率降低，当肾血流量和肾小球滤过率下降时，血管紧张素Ⅱ生成减少，入球小动脉扩张，肾血流量增加。

交感神经兴奋可使入球小动脉和出球小动脉收缩，而前者收缩比后者更明显，从而使肾血流量和肾小球滤过率减少。交感神经兴奋还可以直接刺激颗粒细胞释放肾素，激活肾素-血管紧张素-醛固酮系统，使肾血流量减少、肾小管对 NaCl 和水的重吸收增加。

抗利尿激素（ADH）是下丘脑视上核和室旁核的神经元分泌的一种激素，可以提高远曲小管和集合管对水的通透性，增加水的重吸收，使尿量减少。ADH 还可以增加髓袢升支粗段对 NaCl 的主动重吸收和内髓部集合管对尿素的通透性，提高髓质组织间液的渗透浓度，有利于尿液浓缩。大量出汗、严重呕吐、腹泻等可使机体失水，血浆晶体渗透压升高，引起 ADH 分泌，导致尿浓缩、尿量减少。相反，血浆晶体渗透压降低时，ADH 分泌减少，肾脏对水的重吸收减少，导致尿液稀释、尿量增加。

八、肾脏的内分泌

肾脏是重要的内分泌器官，它所分泌的激素分为血管活性激素和非血管活性激素两种。血管活性激素作用于肾脏本身，参与肾脏的生理功能，主要是调节肾脏血流动力学和水盐代谢，包括肾素、血管紧张素Ⅱ、前列腺素族、激肽类系统等；肾生成的非血管活性激素包括1-羟化酶和促红细胞生成素等，其主要作用是调节全身的新陈代谢。

(一)肾素-血管紧张素系统

肾素-血管紧张素系统(RAS)是调节机体血压、血容量和机体电解质成分的重要激素系统。肾素是一种蛋白酶,分子量约为42000,它能使血管紧张素原(含12肽)降解成10肽的血管紧张素Ⅰ,在血管紧张素转化酶的作用下,进一步降解成8肽的血管紧张素Ⅱ(AngⅡ)及血管紧张素Ⅲ。AngⅡ通过Ⅰ型(AT_1)和Ⅱ型(AT_2)受体起作用,其中AT_1又有AT_{1a}和AT_{1b}两亚型,AT_2也有其他亚型发现。尽管如此,迄今为止发现的AngⅡ的各种生物活性大多是通过AT_1起作用的。AngⅡ的主要作用有以下几点:

(1)作用于全身的血管平滑肌,使血管收缩。该作用通过AT_{1a}受体,通过G蛋白激活细胞膜上的磷脂酶C,而后使二磷酸肌醇酯(PIP_2)释放。PIP_2可继续水解为1,4,5-三磷酸肌醇酯(IP_3)及二磷酸甘油酯(DAG),前者可使Ca^{2+}从胞浆内质网中释放,细胞内游离Ca^{2+}水平上升,平滑肌收缩;后者在Ca^{2+}浓度较高时可以活化膜上的磷酸激酶C(PKC),从而使更多的磷脂酶C被激活而产生更多的生物效应。

(2)刺激肾上腺球状带产生醛固酮,后者作用于远端肾小管加快Na^+的重吸收和K^+的排泄。

(3)作用于中枢神经系统使渴觉中枢兴奋,饮水增加,同时也刺激盐欲,使摄盐增加。

(4)刺激中枢及周围交感神经系统,使其兴奋性增加,心率加快,心肌收缩力加强,周围血管平滑肌收缩,最终使心输出量增加,周围血管阻力增加,血压上升。

除上述作用之外,AngⅡ对肾脏也有非常明显的作用。包括:

(1)促使肾内血管收缩,使肾血流量减少,肾小球滤过率降低。

(2)收缩肾小球入球及出球小动脉,在一般情况下其对出球小动脉的收缩作用大于对入球小动脉的作用,因此滤过分数增加。

(3)使肾血流重新分布:通过减少皮质部血流和增加髓质部血流使近髓部肾单位对NaCl的重吸收增加。

(4)刺激肾小管Na^+、H^+交换,使近端肾小管对Na^+及HCO_3^-的重吸收增加。

(5)刺激肾间质NH_3的生成及分泌。

AngⅡ除上述作用外还可以刺激许多生长因子,包括血小板源性生长因子(PDGF)等,具有促使细胞增生、肥大的作用。该作用通过一些原癌基因(包括c-fos、c-jun等)而诱发。另外,AngⅡ与其他血管活性物质之间也有相互作用,例如可使环氧化酶活性增强、神经递质释放增加等。AngⅡ与内皮素、内源性舒张因子、一氧化氮、心房肽等之间也有相互作用。

目前认为RAS可分为两大部分:

1. 循环RAS

这部分RAS的产生过程是:先由肾小球旁器分泌肾素进入循环,作用于来源于肝脏的血管紧张素原,使之成为AT_1,后者经过肺循环时,在相应转化酶的作用下转化为AngⅡ。循环RAS在维持整体血压及体液平衡方面起着重要的作用。

2. 局部组织RAS

很多器官组织局部(包括肾脏)有RAS的全部成分,并可在局部发挥作用。局部

RAS 在维持局部血管张力、调节局部组织功能方面起着重要的作用。

影响肾脏分泌肾素的因素有以下几种：

(1)肾压力感受器：肾灌注压或肾动脉壁张力下降可刺激肾素释放，临床上常见于低血压及肾动脉狭窄患者。

(2)肾上腺素能受体：肾交感神经张力增加或血儿茶酚胺浓度增加可通过兴奋 β 受体使肾素释放增加，常见于急性低血压、失盐、直立位、剧烈运动等情况。

(3)致密斑处感受器：到达致密斑处的 NaCl 量下降可刺激肾素释放。

(4)其他血管活性物质：PGI_2、E_2 等可刺激肾素释放；内皮素可抑制离体肾脏肾素的分泌，但在整体情况下，静脉注射内皮素则可刺激肾素释放。

(二)激肽释放酶-激肽系统

激肽释放酶-激肽系统(KKS)是人体所有维持血压平衡的系统中的一个重要的降压系统，KKS 功能缺陷可以导致高血压。另外，还发现 KKS 具有调节肾血流量和水盐排泄的作用，其可通过与肾素-血管紧张素系统(RAS)及内源性血管活性介质(EDRF/EDCF)之间的相互作用参与血压及肾脏功能的调节。

KKS 主要由四种成分组成：激肽释放酶、激肽原、激肽和激肽酶，其中激肽释放酶存在血浆型和组织型两种形式，两种形式的激肽释放酶都具有丝氨酸蛋白酶活性，并且都能从激肽原中释放激肽，但在分子量、氨基酸组成、免疫学特性、释放激肽的类型及生物功能方面都有很大的差异，简要阐述如下：

1. 血浆型激肽释放酶

血浆型激肽释放酶由肝脏合成，仅从高分子量激肽原中释放缓激肽，高分子量激肽原与凝血因子Ⅻ作用参与内源性凝血及纤溶、局部血管阻力调节及炎症过程。血浆型激肽释放酶不存在于肾脏中，再加上肾小管及血管内皮细胞强大的激肽酶活性，所以循环激肽可能对肾脏功能没有影响。

2. 组织型激肽释放酶

组织型激肽释放酶也称为腺性/真性激肽释放酶，该酶具有强大的激肽释放酶活性，主要释放赖氨酸缓激肽及缓激肽，激肽主要以局部形式通过两种不同类型的受体(B1 和 B2 受体)以自分泌及旁分泌途径发挥作用。B1 受体可能与炎症反应有关，而 B2 受体则介导激肽的大多数心血管效应。另外，花生四烯酸活性代谢产物、内源性血管舒张因子(EDRF)、一氧化氮(NO)及组织纤溶酶原激活物(tPA)都有可能参与介导了激肽的部分生物效应。激肽的生物半衰期很短，仅有数秒钟，它可以被多种酶降解，如能被激肽酶Ⅰ、Ⅱ(即血管紧张素转化酶)，中性内肽酶 24-11、24-15(NEP24-11、24-15)及羧基肽酶、氨基肽酶所分解。

肾脏含有 KKS 的所有组分，但迄今为止肾内 KKS 的功能还未能完全阐明。大量研究表明，肾脏 KKS 除参与肾血流动力学及水盐代谢调节外，在肾脏的生长发育调节中可能也发挥着重要的作用。另外，KKS 也可通过刺激激肽释放酶、激肽及激肽酶Ⅱ而调节肾素-血管紧张素系统的功能活性。

(三)前列腺素

前列腺素(PGs)是花生四烯酸的代谢产物。花生四烯酸(AA)在肾脏通过三大途径(环氧化酶途径、脂氧化酶途径和细胞色素 P-450 单氧化酶途径)代谢产生活性产物而发挥其生物效应。

1. 环氧化酶途径

该途径主要的活性代谢产物有 PGE_2、D2、PGF_{2a} 以及血栓素 A_2(TXA_2)等。肾小球可以合成所有的活性产物,PGs 的合成有沿远端肾单位逐渐增加的趋势,此外髓质间质细胞也可合成 PGE_2 和 PGF_{2a},所以也参与了肾乳头部前列腺素的合成。花生四烯酸环氧化酶产物的局部产生和释放受很多激素和理化刺激因子的调节,抗利尿激素(ADH)、缓激肽(BK)、血管紧张素Ⅱ(AngⅡ)、肾上腺素、内皮素-1(ET-1)、血小板活化因子(PAF)、5-羟色胺(5-HT)、白介素-1(IL-1)、蛋白激酶 C(PKC)、脂多糖(LPS)、活性氧(ROS)、缺血/缺氧、细胞内吞等作用都可刺激肾脏合成环氧化酶产物,而 cAMP 则可通过抑制 PLA_2 的活性而抑制 PGE_2 的合成。然而,ADH 及 AngⅡ的刺激效应却是通过激活 PLA_2 来实现的。肾 PGs 的生理作用主要是其对肾脏的效应与调节肾脏血管张力、系膜和肾小球功能、水盐代谢,也可以通过影响其他血管活性物质的作用而发挥其生物功能。具体表现在以下几个方面:

(1)对肾脏血流动力学的影响:PGE_2、PGI_2 可使肾血管扩张,而 PGF_{2a} 及 TXA_2 则可使肾血管收缩。在生理情况下,环氧化酶(COX)产物在肾血流调节中可能没有很大作用,因为非甾体类消炎药或 TXA_2 拮抗剂对肾血流(RBF)和肾小球滤过率(GFR)影响甚微。但是,在某些病理状态下(如大出血、充血性心力衰竭、肝硬化等),COX 抑制剂则可导致 RBF 和 GFR 的显著下降,这提示在上述疾病情况下 COX 代谢产物对维持有效的肾血流灌注有重要的意义。COX 产物除了对肾血管平滑肌张力有作用外,还可通过影响系膜细胞的功能而调节 GFR,其机制是 PGE_2 和 PGI_2 可显著拮抗 AngⅡ及 ADH 所致的系膜细胞收缩,而 PGF_{2a} 和 TXA_2 则可导致系膜细胞的收缩。此外,COX 产物可能参与介导了其他血管活性物质的作用,如 TXA_2 可能参与了 AngⅡ灌注所致的肾脏血流动力学改变。

(2)肾素释放:PGE_2 和 PGI_2 可以促进整体动物、离体灌注肾脏及离体肾小球的肾素释放,也部分参与了 β-肾上腺素能依赖性的肾素释放过程,并且在因致密斑 NaCl 浓度改变引起的肾素释放中也具有重要作用。

(3)钠盐排泄:PGE_2 和 PGI_2 肾动脉灌注可产生显著的利钠效应,COX 抑制剂可显著地抑制生理状况下尿钠的排泄及扩容所致的利钠效应。这种利钠效应可能主要与其血流动力学效应有关,但对肾小管钠转运功能的直接影响可能也有部分作用。

(4)对水排泄的影响:PGs 可在多个水平影响肾脏的浓缩功能,因为 PGs 可以改变髓袢升支粗段对 Na^+ 的重吸收,从而影响髓质浓度梯度和水的重吸收。局部 PGs 合成增加所致的髓质血流增加可引起髓质溶质梯度的部分洗脱。PGE 可以抑制 ADH 所致的跨膀胱及集合管的水流速率。

(5)对细胞增殖及细胞外基质也有一定程度的影响。

2.脂氧化酶途径

研究表明，肾固有细胞可以产生白三烯(LT)和脂氧素(LX)，系膜细胞及上皮细胞等具有 5-脂氧化酶、12-脂氧化酶和 15-脂氧化酶活性，可影响肾脏血流和肾小球功能。

3.细胞色素 P-450 单氧化酶(CytP-450)途径

很多途径可以诱细胞色素 P-450 单氧化酶介导的 AA 氧化产物增加。细胞色素 P-450 单氧化酶催化产物对肾脏的作用主要是抑制近曲小管 Na^{+}/K^{+}-ATP 酶的活性，此外对肾血管张力也可能有一定的影响，但似乎不参与正常肾脏 RBF 和 GFR 的自动调节。

(四)活性维生素 D_3

维生素 D 是调节机体钙磷代谢的重要激素。维生素 D 首先在肝脏中羟化成 25-羟基维生素 D_3，然后在肾间质产生的 1-α 羟化酶的作用下形成具有较强生物活性的 1,25-二羟基维生素 D_3。肾脏的羟化作用为主要的限速过程，其作用强度的大小决定着活性维生素 D 的水平。低血钙及低血磷能促进 1,25-二羟基维生素 D_3 的产生；而高血钙和高血磷则使其生成减少。1,25-二羟基维生素 D_3 的生成还受自身反馈的调节：当其浓度增加时，可抑制 1-α 羟化酶，使其生成减少；而 PTH 则可激活 1-α 羟化酶，故可刺激 1,25-二羟基维生素 D_3 的生成。1,25-二羟基维生素 D_3 的生理作用主要是：

(1)促进胃肠道对钙、磷的吸收，使血钙升高。

(2)可促使骨钙转移，促进骨骼生长及软骨钙化。

(3)促进肾小管对磷的重吸收，减少尿磷的排出，抑制 PTH 的分泌。

(五)促红细胞生成素

肾脏是一个控制红细胞生成的内分泌器官，约 90%的促红细胞生成素(EPO)是由肾脏产生的。目前认为 EPO 的产生部位主要在肾远曲小管、肾皮质及外髓部分小管周围毛细血管的内皮细胞。

EPO 是一种糖蛋白，其主要的生理作用是：

(1)促使骨髓原始血细胞向原始红细胞分化。

(2)促进骨髓红细胞的成熟和血红蛋白的合成。

(3)促进骨髓网织红细胞释放入血。

缺氧是导致 EPO 产生的主要因素。另外，雄性激素、肾上腺糖皮质激素、甲状腺素、生长激素等都可以增加 EPO 的生成。EPO 生成的相对不足是导致肾性贫血的主要原因。

(六)肾髓质降压脂

临床研究发现，肾脏髓质具有很强的降压作用。近年来人们发现并提纯了一系列具有降压作用的髓质抗高血压物质，如髓质降压极性脂(APRL，即血小板活化因子 PAF)和中性降压脂(ANRI，即肾髓素 Med)等。关于肾髓质与生理水平血压维持的关系目前仍存在争议，但有证据表明，肾髓质在正常的血压调节中具有重要作用，同时也参与了某些高血压疾病的发生及调节。

第二章　肾脏病的实验室检查

第一节　尿液检查

一、尿标本收集

尿液的收集方法和要求根据所检查的项目和目的而定。尿液成分的浓度随采样时间、尿量和饮食的不同而变化。

1.常规化验

常规化验可留取任何时间的尿液，但以晨尿标本最理想，因晨尿较浓缩和偏酸性，有形成分相对多，不受饮食因素干扰。为避免细菌及其他分泌物污染，应留取中段尿样。

2.细菌培养

做细菌培养应收集清洁中段尿，标本采集过程中必须坚持严格的外阴消毒和无菌操作，尿液接收于灭菌容器后立即送检。

3.细胞计数或化学定量检查

做细胞计数或化学定量检查时应根据实验具体要求留取一定时间的尿液，此时应向患者交代清楚留尿的方法和起止时间。

收集的尿标本应立即进行有关检查，否则应置于冰箱内冷藏，因为冰箱冷藏可防止一般的细菌生长。根据检查的不同，具体应加入的防腐剂包括：

(1)浓盐酸：可防腐和保存化学成分，用于进行肾上腺素、去甲肾上腺素、儿茶酚胺、17-羟类固醇和17-酮类固醇等化学成分的定量检查。

(2)甲醛：能抑制细菌生长并固定尿中的细胞、管型等有形成分。

(3)甲苯：用于保存尿液中的丙酮、乙酰乙酸等化学成分。

(4)醋酸：用于醛固酮的测定。

(5)冰醋酸：用于5-羟色胺的测定。

(6)硼酸：用于24小时尿蛋白的定量测定。

(7)氟化钠：用于尿糖的定量检测。

采集尿标本容器应清洁、干燥，标记上患者的姓名、科室、门诊或住院号。细菌学检查培养容器必须是灭菌容器。

二、一般性状检查

(一)颜色

正常人的尿液颜色取决于尿色素浓度和尿液酸碱度。引起尿色异常的原因很多,如食物、药物和某些疾病,常见原因有:

(1)淡黄色尿:多属正常。

(2)无色尿:见于肾小管浓缩功能减退、尿崩症和大量饮水。

(3)乳白色尿:见于脓尿、脂肪尿、乳糜尿、尿中含盐类结晶。

(4)橙色尿:见于应用核黄素、呋喃类、大黄等药物。

(5)深黄色尿:见于黄疸。

(6)葡萄酒色尿:见于血红蛋白尿、卟啉病、应用利福平等。

(7)粉红色尿:见于泌尿系统出血的情况。

(8)蓝绿色尿:见于尿蓝母、靛蓝生成过多。

临床上最重要的是血尿、血红蛋白尿和肌红蛋白尿的鉴别诊断,常用联苯胺试验、愈创木脂试验、邻甲苯胺试验及尿红细胞镜检的方法来区分。

(二)透明度

正常新鲜尿液多透明,放置后可混浊,主要与盐类物质沉淀有关,其中碱性尿易出现磷酸盐和碳酸盐沉淀,酸性尿易出现尿酸盐沉淀。细菌大量繁殖也可致尿混浊。新鲜混浊尿见于血尿、脓尿、菌尿、脂肪尿、乳糜尿或上皮细胞尿。

(三)泡沫

正常尿液没有泡沫。尿液中蛋白质含量增多时可产生白色泡沫且不易消失,这与蛋白改变了尿液的表面张力有关。

(四)气味

正常尿液具有氨味,与细菌将尿素分解产生氨有关。新排出尿液即有氨味提示有膀胱炎和尿潴留;大肠杆菌感染时尿液呈腐败味;酮症酸中毒时有苹果样气味。服用某些食物、药物或罹患某些代谢病时尿液可产生特殊气味。

(五)尿比重

尿比重反映了单位体积尿液中溶质的质量,它既与溶质的浓度有关,也与溶质的分子量有关。蛋白质、糖类、矿物质、造影剂等均可使尿比重升高。标本温度较标准温度每升高 3 ℃,尿比重就增加 0.001,反之减少 0.001;每升尿液中尿蛋白含量每增加 10 g,尿比重就增加 0.003;每升尿液中葡萄糖含量每增加 10 g,尿比重就增加 0.004。尿比重正常值为 1.0015~1.025。尿比重低于 1.010 的情况多见于肾小管浓缩功能减退。

（六）尿渗透压

尿渗透压反映的是单位体积尿液中溶质分子和离子的数目，其与溶质的摩尔浓度有关。每升尿液中葡萄糖含量每增加 10 g，可使渗透压增加 60 mmol/L。测定尿渗透压时常用凝固点下降法，以 mmol/L 为单位来表示。尿渗透压正常值为 600～1200 mmol/L，禁水 8 小时后晨尿渗透压应大于 700～800 mmol/L。尿渗透压降低表明肾小管浓缩功能减退。正常尿渗透压和尿比重的关系为：渗透压＝（尿比重－1.000）×40000。

（七）酸碱度

正常尿液多呈弱酸性，pH 约为 6.5。尿 pH 随饮食成分变化而改变，波动于 5.0～7.0。常用 pH 试纸测定尿 pH，精确方法是用玻璃电极测定仪测定。影响尿 pH 的原因如下：

（1）酸性尿：高蛋白饮食，代谢性酸中毒，急性呼吸性酸中毒，发热，脱水，严重失钾，痛风，服用氯化铵、维生素 C 等药物。

（2）碱性尿：素食，尿液污染或尿路感染，代谢性碱中毒，急性呼吸性碱中毒，Ⅰ型肾小管性酸中毒，使用碳酸氢钠、乙酰唑胺、噻嗪类利尿剂等药物。

（八）尿量

正常人每昼夜尿量平均为 1500 mL，具体与摄入水量和失水量密切相关。24 小时尿量超过 2500 mL 者为多尿，少于 400 mL 者为少尿，低于 100 mL 者为无尿。

1. 多尿

多尿的原因包括大量饮水、食用具有利尿作用的食物、肾炎晚期、肾小管间质疾病、急性肾小管坏死、高血压肾病、糖尿病、尿崩症和神经性多尿等。

2. 少尿和无尿

少尿和无尿的原因包括：①肾前性如休克、失水、肾病综合征、电解质紊乱、肝肾综合征等；②肾性如急性或急进性肾炎、慢性肾炎、急性肾衰、慢性肾衰、肾移植排异等；③肾后性如尿路梗阻等。

三、生化检查

（一）蛋白质

24 小时正常人的尿液蛋白含量为 20～80 mg，常规定性呈现阴性反应。24 小时尿蛋白含量超过 150 mg 者称为蛋白尿。常用的尿蛋白检测方法有以下三种：

1. 尿蛋白定性试验

（1）试纸法：该法的原理是利用指示剂四溴酚蓝或四溴苯酚肽乙酯的羟基与蛋白质氨基酸的氨基交换，从而使四溴酚蓝由黄色变为黄绿色及蓝绿色。此法对白蛋白灵敏度较高，对球蛋白不敏感。碱性尿时该法可呈假阳性反应，故应注意尿的 pH。该方法简便、快速，目前已广泛用于临床。

(2)硫柳酸法:该法的原理是带正电荷的蛋白质可与带负电荷的硫柳酸结合而形成不溶解的蛋白盐沉淀。此法对白蛋白灵敏度高,操作简便,敏感性高,广泛用于普查。但该法影响因素较多,青霉素、造影剂、磺胺药等可引起假阳性反应,碱性尿时可引起假阴性反应。

(3)加热醋酸法:该法的原理是通过加热使尿中的蛋白质凝固变性形成白色混浊,再加酸沉淀磷酸盐形成白色混浊,意在提高测定的准确性。此法对白蛋白、球蛋白均敏感,准确性较高,极少发生假阳性。

2. 尿蛋白定量试验

(1)沉淀法:沉淀法中最广泛应用的是"艾司巴赫氏定量法",但该法的特异性和敏感性不够理想。

(2)浊度法:尿蛋白与磺基水杨酸-硫酸钠作用产生沉淀,用光电比色法将标本与蛋白标准液进行浊度比较,得出其蛋白含量。本法的优点是简便、快速,缺点是准确性差。

(3)比色法:用钨酸沉淀尿中的蛋白质,然后用双缩脲法进行定量测定。此法的优点是准确可靠。

(4)折射法:需用折射计,优点是简便易行。

(5)凯氏定氮法:最精确的方法之一,但操作方法复杂。

(6)自动分析仪法:运用尿液自动或半自动分析仪进行检测。

3. 特殊尿蛋白检测

(1)本周蛋白:本周蛋白是免疫球蛋白轻链的单体或二聚体,分 κ 型和 λ 型。血中该蛋白浓度升高时可经肾小球滤出并进入尿液。其检查方法有:

①热沉淀法:本周蛋白加热至 56 ℃左右时出现絮状沉淀,继续加热至 100 ℃时沉淀消失,冷却至 56 ℃左右时沉淀又再次出现。

②对甲苯磺酸法:对甲苯磺酸能沉淀本周蛋白,对白蛋白、球蛋白不起反应。此法灵敏度高,操作简便。

本周蛋白阳性主要见于骨髓瘤等单株免疫球蛋白血症。

(2)Tamm-Horsfall 蛋白(THP):THP 是肾小管髓袢升支粗段和远端小管细胞合成和分泌的一种大分子糖蛋白。其检查方法有:

①化学沉淀法:用 0.58 mmol/L 的氯化钠溶液反复沉淀尿中的 THP 进行测定。此法操作复杂,目前已很少使用。

②免疫扩散法:用 THP 抗原制备抗 THP 的抗体,采用单向免疫扩散法或火箭电泳法进行测定。此法简便、实用、经济、可靠。

③放射性免疫法和单克隆抗体测定法:采用特殊的试剂盒进行检测,方法先进、可靠,但价格较高。

测定 THP 的临床意义是:慢性肾实质性疾病时会出现尿 THP 含量减少;肾毒性物质或肾移植急性排异反应引起小管损伤时尿 THP 含量升高;下尿路感染时尿 THP 含量正常。

（二）氨基酸

经肾小球滤过的氨基酸绝大部分由近端小管重吸收，但尿液中仍然含有一定量的氨基酸。尿液中的氨基酸有游离型和结合型两种，尿氨基酸的排泄量与饮食中蛋白质的摄入量有关。氨基酸尿是指尿排出一种或数种氨基酸的量超过了正常范围。临床上把氨基酸尿分成两大类：溢出性氨基酸尿和肾性氨基酸尿。前者是由血氨基酸的增加超过了肾小管的重吸收能力而导致的，后者是由于肾小管的重吸收能力缺陷而导致的。尿液中氨基酸的检测方法有：

（1）氨基酸氮测定法：多采用甲醛滴定法。

（2）层析法：多采用氨基酸薄层色谱分析。

（3）用 Lewis 试验和尿胱氨酸定性试验进行测定。

（4）用氨基酸分析仪进行测定。

（三）尿糖

24 小时正常人尿液中含葡萄糖 100～900 mg，定性试验呈阴性反应。尿中糖含量增多，用定性方法就能测出时称“糖尿”。尿糖量取决于血糖浓度，并受肾小球滤过率和肾小管对糖重吸收能力的影响。尿糖的检测方法有：

（1）葡萄糖氧化酶试纸法：葡萄糖氧化酶使尿中的葡萄糖氧化为葡萄糖酸，同时释放过氧化氢。在过氧化物酶存在的条件下，碘化钾可被过氧化氢氧化产生绿至棕色产物，然后用比色法判定结果。

（2）还原法：葡萄糖含有醛基，本身容易被氧化而使其他物质还原，故可利用这一原理来进行检测。最常用方法是班氏法，其原理是蓝色的 Cu^{2+} 在碱性溶液中被葡萄糖还原后能生成砖红色的氧化亚铜，然后以颜色变化来判定结果。

糖尿多见于糖尿病、甲状腺功能亢进症、肢端肥大症、嗜铬细胞瘤、库欣综合征，也可见于慢性肾炎、肾小管间质疾病、肾病综合征、家族性肾性糖尿及妊娠，还可见于生理性糖尿和应激性糖尿，如外伤、脑血管意外、急性心肌梗死及烧伤等。

四、尿沉渣显微镜检查

制备尿沉渣标本时，应先将新鲜尿液混匀，然后取 10 mL 注入离心管，在水平离心机上离心 5 分钟，弃上清液留沉渣约 0.5 mL，混匀取 1 滴置于洁净载玻片上，加盖玻片在光学显微镜下观察。对混浊或有盐类析出的标本应作如下预处理：有磷酸盐沉淀时加 5% 的醋酸或 0.1 mol 盐酸使之溶解；有尿酸盐沉淀时可加温使之溶解。

血尿、脓尿标本不离心沉淀，摇匀后直接涂片镜检。

（一）细胞学检查

1. 红细胞

新鲜尿液中红细胞呈黄色或淡红色，为略有折光性的双凹圆盘形，在低渗尿中体积膨胀，在高渗尿中边缘呈切迹状，是尿沉渣中最易辨认的细胞类型。

健康成年人的尿液中一般无红细胞，离心后的尿液沉渣中红细胞应少于3个/高倍视野。如果超过3个以上而尿外观无血色者，称为“镜下血尿”。如尿呈赭红色或洗肉水样，则称为“肉眼血尿”。

采用相差显微镜观察红细胞的形态可粗略判断红细胞的来源：肾单位排出的红细胞多为变形红细胞，而肾单位以外血管破裂溢出的红细胞多为均一红细胞。

2. 白细胞

新鲜尿液中白细胞多为无明显形变的完整细胞，体积较红细胞大，圆形，胞浆淡灰色颗粒状，加少许3%的醋酸可使其胞核变得清晰。白细胞变性死亡后称脓细胞。

健康成人尿液中，可有少量白细胞，一般离心尿沉渣中白细胞少于5个/高倍视野，若超过此值称为“白细胞尿”或“脓尿”。

尿中白细胞包括多种类型的细胞，不同类型的白细胞增多可能具有不同的临床意义。尿沉渣涂片染色可区分其类型：

(1)中性多形核白细胞尿：常见于泌尿系感染，此外急性间质性肾炎、急性肾炎及急进性肾炎早期也可出现中性多形核白细胞尿。

(2)嗜酸性粒细胞尿：主要见于过敏性间质性肾炎，也偶见于尿路血吸虫感染、肾小球肾炎、急性前列腺炎等。

(3)淋巴细胞尿：见于肾移植排异反应、丝虫病和淋巴细胞白血病，也可见于局灶性节段性肾小球硬化及狼疮性肾炎。

3. 上皮细胞

尿液中的上皮细胞来自于肾、输尿管、膀胱和尿道，各部位脱落的上皮细胞具有其各自的组织形态特点。

(1)肾小管上皮细胞：它较白细胞大，呈圆形或多边形，核大而圆，核膜厚，胞浆内常含有颗粒。正常尿中无肾小管上皮细胞，其增多见于肾病综合征、肾小球肾炎、肾小管间质炎症、急性肾小管坏死等。

(2)移行上皮细胞：这类细胞来源于肾盂、输尿管、膀胱及尿道后段的移行上皮组织，包括尾状细胞、纺锤状细胞、梨状细胞和大圆细胞。移行上皮细胞增多见于肾和尿路炎症，尾状细胞多见于肾盂肾炎，大圆细胞多见于膀胱炎。

(3)扁平上皮细胞：这类细胞来源于尿道和阴道，外观呈扁平状，大而薄，胞浆呈多角形，核小呈圆形或椭圆形。正常情况下尿中可有少量扁平上皮细胞，炎症时可增加。

(二)管型检查

髓袢升支粗段及远曲小管分泌的Tamm-Horsfall蛋白是所有管型的基质成分。管型形成于肾小管及集合管，尿液浓缩和酸性增加可促进管型的形成。根据组分的不同，管型可分为以下类型：

1. 透明管型

透明管型是尿液中最常见的管型，其外观呈无色均匀的半透明柱状，两端钝圆，直形或略弯曲，暗视野下较清晰。

正常人尿中可见透明管型，剧烈运动、体力劳动、发热、全身麻醉后尿液中均可见透明管型。肾小球肾炎、肾盂肾炎、高血压病、心功能不全等患者尿液中透明管型增多。

2.细胞管型

管型基质内含有各种细胞成分，且细胞总体积超过管型体积的1/3。细胞管型可分为：

(1)红细胞管型：管型内因含有较多红细胞而呈棕红色，提示肾单位出血。可见于急性肾小球肾炎、急进性肾炎、慢性肾炎急性发作、急性肾小管坏死、肾移植急性排异、溶血性尿毒综合征、过敏性间质性肾炎及肾肿瘤、肾活检等。

(2)白细胞管型：管型基质中含有大量白细胞或脓细胞。这类管型多见于肾实质细菌感染，也可见于过敏性间质性肾炎、急性肾炎早期等。

(3)上皮细胞管型：管型基质中含有较多量的肾小管上皮细胞。这类管型多见于急性肾小管坏死、急性肾炎、肾病综合征、间质性肾炎、肾淀粉样变性、重金属中毒等。

3.颗粒管型

管型基质中含有大小不等的颗粒，多由血浆蛋白构成。颗粒管型分为细颗粒管型和粗颗粒管型两种，多见于急、慢性肾小球肾炎，肾盂肾炎，药物，重金属中毒所致的肾小管损伤和肾移植排异反应等。

4.蜡样管型

管型形状似透明管型，呈浅灰色或蜡黄色，色暗，折光性强，易折断。这类管型多见于慢性肾功能不全晚期、肾淀粉样变性、糖尿病肾病及肾移植急、慢性排斥反应等。

5.脂肪管型

管型基质内含大量脂肪滴，脂滴呈圆形，大小不等，折光性强。这类管型多见于肾病综合征、糖尿病肾病及肾中毒等。

6.细菌管型

管型基质中含大量细菌，多见于急性肾盂肾炎。

7.真菌管型

管型基质中含有孢子、菌丝或假菌丝，并可见红细胞、白细胞或上皮细胞等。这类管型多见于肾脏原发性及播散性真菌感染。

(三)结晶

尿液中结晶的析出取决于该物质在尿中的浓度和饱和度，并受尿液酸碱度、温度和胶体状态等的影响。正常人新鲜尿液中结晶少见，放置后可出现结晶。具有临床意义的结晶包括：胱氨酸、亮氨酸、尿酸盐、酪氨酸、胆固醇和磺胺结晶。

1.尿酸盐结晶

这类结晶光镜下呈双折光结晶，红褐色，形状为六边形、薄片状、磨刀石状或木楔状等。正常人尿中可见。尿中尿酸盐结晶大量增多常见于痛风、高嘌呤代谢、尿路结石等。

2.草酸钙结晶

结晶呈五色，闪烁发光的八面体，两对角线交叉，呈“X”形等。正常人尿中可见。新鲜尿中出现大量草酸钙结晶提示尿路结石或严重慢性肾脏病。

3. 胱氨酸结晶

结晶呈五色，折光性强的六角板状，可溶于碱液。尿中大量出现胱氨酸结晶常见于胱氨酸病或胱氨酸尿症。

4. 亮氨酸结晶

结晶呈淡黄色，小球形或油滴状，折光性强，有密集辐射状条纹。出现亮氨酸结晶常见于肝坏死、肝硬化、肝炎等肝脏疾病患者。

5. 酪氨酸结晶

黑色细针状晶体，常呈束状或羽毛状排列，折光性强。酪氨酸晶体出现提示有肝脏疾病。

6. 胆固醇结晶

外观呈无色，缺角的长方形薄片状结晶。可见于膀胱炎、肾盂肾炎和肾淀粉样变性等。

7. 尿酸铵结晶

结晶呈黄色，不透明，形似球形、哑铃形、树根状。细菌性膀胱炎时可见。

8. 磷酸钙结晶

结晶呈无色楔形、三棱形，排列成星状或束状，也可成非晶形、粒形、片状等。见于慢性膀胱炎、尿潴留。

9. 磺胺结晶

多与服用磺胺类药物有关。结晶形状多样，有哑铃形、花瓣形、贝壳形、长方形、薄板状等。新鲜尿中出现磺胺结晶伴红细胞或红细胞管型表明肾脏已受损。

(四)脂肪尿

脂肪尿包括三种形式：脂肪管型、卵圆脂肪体及游离脂肪球。

1. 卵圆脂肪体

发生脂肪变性的肾小管上皮细胞因含大量脂肪颗粒而膨胀脱落，最终形成了卵圆脂肪体，呈卵圆形。正常人尿中无卵圆脂肪体，常见于肾病综合征患者。

2. 游离脂肪球

黄棕色，大小不一，折光性强。尿中出现游离脂肪球提示存在肾病综合征、糖尿病肾病等。

(五)尿沉渣定量检查

1. Addis 计数

Addis 计数又称"12 小时内尿沉渣中细胞及管型计数"，意在测定夜间 12 小时内尿中红细胞、白细胞和小圆细胞及管型的排出量。正常值为：健康成年人红细胞少于 50 万/12 小时；白细胞少于 100 万/12 小时；管型少于 5000/12 小时。当发生各类肾小球肾炎时，Addis 计数尿中细胞及管型可轻度至显著增多，泌尿系感染和前列腺炎时尿中白细胞可显著增多。

2. 一小时尿细胞排泄率

该检查方法留取标本时间短，检查方便，细胞不易破坏，较 Addis 计数更优越。其参考值为：白细胞小于 20 万/小时属正常，超过 30 万/小时为阳性，介于 20 万～30 万/小时应结合临床实际进行判定；红细胞小于 3 万/小时为阴性，超过 10 万/小时为阳性，介于 3 万～10 万/小时应结合临床实际进行判定。发生泌尿系感染时可见白细胞排泄率增高，急性肾小球肾炎时可见红细胞排泄率增高。

五、尿液细菌学检查

正常情况下，尿液自形成至储存于膀胱这一阶段是没有细菌的，但排出体外后常被外生殖器或容器中的细菌污染而带菌。因此，尿液细菌学检查的尿标本应无菌操作留取，多采用冲洗外阴后留取中段尿的方法，或耻骨上膀胱穿刺术取尿样。

（一）细菌定量检查

1. 直接涂片检查

取混匀新鲜中段尿涂片镜检。健康人尿涂片镜检无细菌；若每个油镜视野下可见 1 个或更多细菌，则尿液细菌含量相当于 10^5/mL，表示存在菌尿。此法阳性率可达80%～90%。

2. 细菌培养计数

(1)定量接种环法：每环蘸标本量 0.001 mL，在血液琼脂平板上划线涂抹，培养 24 小时后计数菌落：对阴性杆菌而言，细菌数大于 10^5/mL 时为真性菌尿，细菌数为 10^4～10^5/mL 时为可疑菌尿；对阳性球菌而言，细菌数大于 10^3/mL 时为真性菌尿，有外界污染时菌尿细菌数小于 10^3/mL。

(2)浸片法：快速细菌学定量检查法，具体操作是将涂有特殊培养基的玻片浸入尿液中，然后取出淋干，经 37 ℃孵育 24h，观察菌落密度并与标准板比较，估计细菌数。

(3)特殊培养法：对 L 型菌株、真菌和厌氧菌采用特殊培养法。

（二）细菌定性检查

1. 化学试验法

(1)亚硝酸盐试验(Griess 试验)：革兰阴性杆菌如大肠杆菌、副大肠杆菌可将尿中的硝酸盐还原成亚硝酸盐，在酸性条件下与 α-萘胺和对氨基苯磺酸发生重氮化偶联反应，生成红色的 1-萘胺-4-偶氮苯对磺酸。球菌及变形杆菌呈阴性反应。

(2)氯化三苯基四氮唑试验(TTC 试验)：大肠杆菌在碱性环境中可将无色的 TTC 还原成红色不溶性的三甲苯。阳性者表明菌落计数大于 10^5/mL。球菌及变形杆菌呈阴性反应。

(3)过氧化物酶试验：尿中有细菌和白细胞时，其含有的过氧化物酶能分解过氧化氢产生气泡。若以联苯胺作底物，加过氧化氢后将呈蓝色反应。试验结果阳性有助于菌尿诊断。

(4)葡萄糖氧化酶法：葡萄糖氧化酶试验可检出微量葡萄糖的存在。正常人空腹尿中含有微量的葡萄糖,试验结果呈阳性;但当尿液中有细菌存在时可导致葡萄糖被分解,试验结果呈阴性。本法不适用于糖尿病患者。

2. 化学染色法

(1)Gram 染色:经 Gram 染色后的细菌,尤其是球菌可更清晰地检出。

(2)Ziehl-Neelsen 染色:用于检查尿中是否存在耐酸杆菌。标本经沉淀-漂浮浓缩法将结核菌浓集,然后染色鉴定。

第二节 肾功能检查

一、肾小球功能检查

临床上常通过测定各种物质的清除率来反映肾小球的功能。常用检测方法有:菊粉清除率测定、内生肌酐清除率测定、血尿素氮及血肌酐测定、血 β_2-微球蛋白测定和肾脏核素显像。

(一)菊粉清除率(Cin)

1. 原理

菊粉是不带电荷的果糖聚合物,分子量 5200,人体内不含此物质。菊粉从静脉入血后,既不分解,也不与蛋白结合,且肾小管对其既不分泌也不重吸收,因此肾小球滤过是菊粉唯一的排出途径,故菊粉清除率能正确反映肾小球的滤过功能,可作为测定肾小球滤过率的"金标准"。

2. 方法

清晨让患者空腹平卧,静脉滴入 10% 的菊粉溶液,同时置导尿管。当血浆菊粉浓度稳定在 10 mg/L 的水平且每分钟尿量稳定后,测定尿中的菊粉浓度,然后代入公式 $Cin = Uin \times V \div Pin$,即可求出 Cin 值。

3. 正常值

男性为 127 mL/min,女性为 118 mL/min。

4. 临床意义

菊粉清除率能最准确地反映肾小球的滤过功能,可作为测定肾小球滤过率的"金标准"。

(二)内生肌酐清除率(Ccr)

1. 原理

肌酐为肌酸的代谢产物。肌酸与人体肌肉含量的多少成正比,一般而言,人体以恒定的速率产生和释放肌酐到血液中,并由血液循环将其带到肾脏,然后从尿中排出。外源性肌酸对肌酐的影响很小,因此人体代谢的主要是内生肌酐。正常人肌酐的排泄主要通过肾小球滤过,由于肌酐不被肾小管重吸收,且肾小管对肌酐的排泌量也很少,故可用此物质的清除率来代替 Cin。

2. 方法

素食3天，收集24小时的全部尿液，收集尿液结束时取空腹血，用Jaffe反应测定血、尿肌酐含量，代入公式Ccr=Ucr/Pcr×V，计算出Ccr。如需要更精确的值可用标准体表面积1.73 m^2 纠正。

3. 正常值

正常人的内生肌酐清除率为80～120 mL/min。

4. 临床意义

内生肌酐清除率增高见于妊娠、糖尿病肾病早期等；减低见于肾小球功能受损。Ccr降至51～70 mL/min表示肾功能轻度受损；31～50 mL/min表示肾功能中度受损；低于30 mL/min表示肾功能重度受损。对慢性肾功能不全患者而言，Ccr为11～20 mL/min表示早期肾功能不全；6～10 mL/min表示晚期肾功能不全；低于5 mL/min为终末期肾功能不全。

（三）血肌酐测定（Scr）

1. 原理

血肌酐包括内生肌酐和外源性肌酐，而外源性肌酐不足以影响人体的清晨空腹肌酐水平，因而测定空腹肌酐水平可反映肾小球的滤过功能。

2. 方法

空腹抽静脉血2 mL，检测手段有Jaffe反应检测法和自动分析仪测定法。

3. 正常值

男性为44～133 μmol/L，女性为30～106 μmol/L。

4. 临床意义

血肌酐测定能较准确地反映肾实质受损的情况，但并非敏感指标，因为肾小球滤过率只有在下降到正常人的1/3时血肌酐才会明显上升。血肌酐水平增高见于肾功能损伤、甲状腺功能亢进、肢端肥大症等；减低见于妊娠、肌肉萎缩性病变及肝功能障碍等。

（四）血尿素氮测定（BUN）

1. 原理

尿素是人体蛋白质代谢的终末产物。肝脏是产生尿素的主要器官。肾脏是排泄尿素的主要器官，血液中的尿素全部由肾小球滤过，其中30%～40%经肾小管重吸收，同时肾小管也可排泌少量尿素。血尿素水平受蛋白质摄入量、组织蛋白分解代谢和肝脏功能情况的影响。

2. 方法

空腹抽静脉血2 mL，检测用二乙酰乙肟和尿素酶法。

3. 正常值

正常成人血尿素氮水平为2.9～17.5 mmol/L。

4. 临床意义

血尿素氮水平增高提示肾小球滤过功能减退，常见于各种肾实质疾病，如急、慢性肾炎和肾衰竭等，此外高蛋白饮食、感染、高热及血容量不足等也可导致血尿素氮水平升高；血尿素氮水平降低见于呕吐、腹泻、蛋白质摄入量不足及营养不良患者。

（五）血 β_2-微球蛋白（β_2-MG）测定

1. 原理

β_2-微球蛋白（β_2-MG）广泛存在于血浆、尿、脑脊液、唾液及初乳中，它可以从肾小球自由滤过，99.9%由近端肾小管重吸收。当肾小球功能受损时，血 β_2-MG 水平可升高，故血 β_2-MG 是检测肾小球滤过功能减退程度的一个极好的指标。

2. 方法

检测常用放射免疫和酶联免疫法。

3. 正常值

正常人血 β_2-微球蛋白水平为 1.0～12.7 μg/mL。

4. 临床意义

血清 β_2-MG 水平在判断肾小球滤过功能方面较血肌酐敏感。血清 β_2-MG 升高可见于肾小球滤过功能损伤、血液系统和实体肿瘤、自身免疫性疾病等。

（六）肾脏核素显像

1. 原理

^{99m}Tc 标记的肾功能显像剂从静脉注射后，主要经肾小球滤过，进入肾小管后随尿经肾盏、肾盂、输尿管、膀胱排出体外。静脉注射后 2～14 分钟肾区放射性达到高峰，20 分钟时排泄率可达注射量的 1/2，通过 SPECT-CT 同机图像融合的计算机系统，将获得的数据和图像进行处理，从而获得有关肾脏的有效血浆量、有效血流量、形态、位置及定量功能等信息。

2. 正常值

正常人核素显像测得的肾小球滤过率为（112.11±19.05）mL/min。

3. 临床意义

同内生肌酐清除率。

二、近端肾小管功能检查

（一）酚红排泄试验（PSP）

1. 原理

酚红是一种无害的染料，由静脉注射后，除少量经肝脏进入胆汁外，绝大多数由肾脏排出，其中 94%由肾小管排出。PSP 清除率与肾血流量有关。

2. 方法

试验前停用可与 PSP 竞争性排泄的药物，禁烟、咖啡、茶等；排尿后饮水 600 mL，然后静脉注射 PSP，在第 15、30、60 和 120 分钟各留尿 1 次，及时比色检查。

3. 正常值

15 分钟排泄量大于 25%，120 分钟排泄掉总量的 55%～70%。

4. 临床意义

减低见于肾血流量减少和近端肾小管疾病患者；增高见于低蛋白血症和肝功能损害患者。

（二）肾小管葡萄糖最大重吸收量（TmG）测定

1. 原理

葡萄糖从肾小球全部滤过，并被近端肾小管主动地全部重吸收。随着血中葡萄糖浓度的增加，当原尿中葡萄糖的浓度超过肾小管对葡萄糖的最大吸收能力时，尿液中将有葡萄糖出现，此时滤液中被重吸收的葡萄糖量称为“肾小管葡萄糖最大重吸收量”（TmG）。

2. 方法

静脉注射 50%的葡萄糖溶液 150 mL，然后用 20%葡萄糖溶液以 10 mL/min 的速率维持输液 1 小时，同时测定菊粉清除率以求出肾小球滤过率，然后用公式 $TmG = P_G \times Cin - U_G \times V$ 计算。可用标准体表面积 1.73 m^2 纠正。

3. 正常值

正常成人男性为 300～1450 mg/min，女性为 250～1350 mg/min。

4. 临床意义

TmG 可反映近曲小管的吸收功能。TmG 减低提示存在肾小管疾病，尤其是近端肾小管疾病。

（三）对氨马尿酸钠最大排泌量（TmPAH）测定

1. 原理

血中对氨马尿酸可经肾小球滤过并由肾小管排泌，且在肾小管内不被重吸收。当血中的对氨马尿酸达到一定浓度时，肾小管排泌对氨马尿酸的绝对值将达到最高峰，即再增高血中对氨马尿酸的浓度其排泌量也不会再增加，此为肾小管对氨马尿酸排泌量的极限。用此减去肾小球滤过量便可得到肾小管对氨马尿酸最大排泌量。

2. 方法

静脉注入 50 mL 浓度为 20%的 PAH，之后以 4 mL/min 的速度持续滴入，同时测定菊粉清除率求出肾小球滤过率，代入公式 $TmPAH = U_{PAH} \times V - 0.83 \times P_{PAH} \times GFR$ 计算。可用标准体表面积 1.73 m^2 纠正。

3. 正常值

正常成人为(80.9±11.3) mg/min，其中男性为(80±12) mg/min，女性为(77±11)mg/min。

4. 临床意义

该指标减低表明近端肾小管排泄功能降低或存在功能性肾小管数量减少等病变。

（四）尿溶菌酶和 β_2-微球蛋白测定

1. 原理

溶菌酶和 β_2-微球蛋白均经肾小球滤过，绝大部分在肾小管被重吸收，尿中含量极少。在一定条件下，尿中溶菌酶和 β_2-微球蛋白水平可反映近端小管的重吸收功能。

2. 方法

检测常用放射免疫和酶联免疫法。

3. 正常值

正常人尿中溶菌酶水平小于 3 μg/mL，β_2-微球蛋白水平小于 0.2 μg/mL。

4. 临床意义

血中溶菌酶和 β_2-微球蛋白含量正常，而尿中含量增加，表明近端肾小管重吸收功能受损。

三、远端肾小管功能检查

（一）尿比重

1. 原理

尿比重反映的是单位容积尿液中溶质的质量。尿比重测定简单易行，测定时应注意尿液温度、有无蛋白质与糖含量。

2. 正常值

正常人 24 小时总尿比重为 1.015～1.030。单次尿最高与最低尿比重差大于 0.008～0.009，最高尿比重大于 1.018。

3. 临床意义

最高尿比重低于 1.018 且比重差小于 0.008 提示浓缩功能障碍；若尿比重固定于 1.010提示存在肾功能严重损害，肾小管功能差。

（二）尿浓缩稀释试验

1. 原理及方法

尿浓缩试验意在观察远端小管浓缩尿的能力。方法是：试验前日晚 6 时进餐后禁食、水，睡前排尿，夜尿弃去，收集试验日晨 6、7、8 时尿各 1 次，分别测尿量和尿比重。

2. 正常值

三次尿标本中应有一次比重大于 1.026。

3. 临床意义

尿比重小于 1.020 表示肾浓缩功能差。

稀释试验也可反映远端小管的功能，但需短时间内大量饮水而易导致水中毒，临床上已很少采用。

（三）尿渗透压测定(Uosm)

1. 原理及方法

尿渗透压反映尿内溶质分子和离子的颗粒总数。检测尿渗透压多采用尿浓缩试验(禁水试验)，即晚 10 时至次日晨 6 时禁饮水，弃第一次尿液，留第二次尿做试样，记录尿总量及两次排尿的时间间隔，测定禁水 8 小时后的尿渗透压。

2. 正常值

禁水8小时后晨尿渗透压大于700～800 mmol/L。低于此值表明肾小管浓缩功能减退。

3. 临床意义

尿渗与血渗之比可直接反映血浆通过肾小球滤过，再经肾小管重吸收形成终末尿中溶质浓度被浓缩的倍数，正常值为2.51±0.80。尿渗比越大，尿被浓缩的倍数越大；尿渗比越小，表示肾小管功能损害越严重；肾衰竭时，尿渗比可等于1。

（四）纯水清除率（$CH_{水}$）

纯水清除率表示单位时间内从血浆中清除到尿中含溶质的水量，计算公式为 $CH_{水}=(1-Uosm/Posm)\times V$，最终得数为正值代表肾脏的稀释功能，负值代表肾脏的浓缩功能。8小时禁水试验时，$CH_{水}$ 正常值为25～120 mL/h。$CH_{水}$ 可用于了解远端肾小管的浓缩功能状态。

四、肾小管酸中毒诊断试验

（一）氯化铵负荷试验（酸负荷试验）

1. 原理

用酸性药物氯化铵使机体产生酸血症，远端肾小管泌 H^+，产生 NH_3 和保留 HCO_3^- 增加，尿液酸化，致使尿pH小于5.5，而远端肾小管酸中毒时则不能酸化尿液，以此协助诊断。

2. 方法

(1)单剂量氯化铵负荷：即一次口服氯化铵的量按每千克体重0.1 g计算，服药后收集3～8小时尿，每小时1次，测尿pH。

(2)3日负荷法：每日服氯化铵的量按每千克体重0.3 g计算，每日1次，共3日，收集第3日尿测pH。

3. 正常值

氯化铵负荷试验时尿pH应小于5.5。

4. 临床意义

正常人酸负荷后，尿pH小于5.5；远端肾小管酸中毒患者酸负荷后尿pH大于5.5。

（二）碳酸氢根重吸收排泄试验（碱负荷试验）

1. 原理

正常人 HCO_3^- 经肾小球滤过，全部被肾小管重吸收，其中近曲小管吸收85%～90%，远曲小管吸收10%～15%。尿中无 HCO_3^-。尿中出现 HCO_3^- 时血浆 HCO_3^- 浓度为肾阈值，正常情况下为25～27 mmol/L。近端小管酸中毒时，肾阈值降低，做此试验可协助诊断。

2. 方法

口服或静脉给予碳酸氢钠，使血清 HCO_3^- 达正常值（24～26 mmol/L）后，测血清、尿中肌酐和尿中 HCO_3^- 浓度，代入以下公式计算：

FE（HCO_3^-）=（尿 HCO_3^- ×血肌酐）÷（尿肌酐×血浆 HCO_3^-）

3. 正常值

FE（HCO_3^-）的正常值不超过 1%。

4. 临床意义

近端肾小管酸中毒患者此指标大于 15%，远端肾小管酸中毒患者小于 5%。

（三）尿碳酸氢离子、可滴定酸及尿铵测定

正常情况下肾小管酸中毒患者尿中没有 HCO_3^- 排出，尿中 HCO_3^- 测定可了解其近端小管重吸收 HCO_3^- 的情况。具体可用滴定酸和尿铵的方法直接测定，临床意义是可了解远端肾小管泌氢产氨的功能状态。

五、肾血流量测定

肾血流量是指单位时间内流经肾脏的血浆量，常用对氨马尿酸钠清除率测定和核素测定两种方法来确定。

（一）对氨马尿酸钠清除率

1. 原理

静脉注入对氨马尿酸（PAH）后，由近端小管分泌和肾小球滤过排出，不被重吸收。一次流经肾脏的对氨马尿酸有 90%～95%会被肾脏清除，因此 PAH 清除率可代表有效肾血浆流量。

2. 方法

20%的对氨马尿酸 10 mL 加入 500 mL 盐水恒定静脉滴注，30 分钟后导尿排空膀胱，记录时间；此后采抗凝血 2 次，滴注完毕时，导尿收集尿标本并记录时间，计算每分钟尿量，测定血浆、尿 PAH 浓度，代入公式 $RpF=U_{PAH}\times V$ 计算，单位为 mL/min。

3. 正常值

正常人的对氨马尿酸钠清除率为（607±105.9）mL/min。

4. 临床意义

PAH 增高见于妊娠、糖尿病等；减低见于肾实质减少性疾病（如慢性肾炎、肾衰等）、血容量不足、急性肾衰竭等。

（二）核素测定

1. 原理

同肾脏核素显像测肾小球功能。

2. 计算方法

有效血流量=有效血浆量÷（1－周围血红细胞压积）

3.正常值

正常人肾脏有效血浆量为(480.64±104.39) mL/min。

4.临床意义

同对氨马尿酸钠清除率。

第三节 肾脏病免疫学检查

一、血清免疫球蛋白测定

机体B细胞经抗原刺激,可转化成产生抗体的浆细胞,并产生具有抗体特异性的免疫球蛋白。免疫球蛋白由2条重链及2条轻链组成,根据重链的不同免疫球蛋白分五类,分别是IgG、IgA、IgM、IgD和IgE。

(一)免疫球蛋白的检测方法

(1)血清中IgG、IgA及IgM含量高,多采用单向免疫扩散法,也可采用免疫比浊法测定。

(2)血清中IgE含量极微,多采用高度敏感的放射免疫试验或酶联免疫吸附试验测定。

(3)血清IgD测定多用单向免疫扩散法,若敏感性低应选用效果更佳的酶联免疫吸附试验。

(二)正常参考值

健康成人免疫球蛋白的参考值分别为:

(1)IgG:(13.2±2.57)g/L。

(2)IgM:(1.37±0.5)g/L。

(3)IgA:(1.89±0.6)g/L。

(4)IgD:(0.36±0.04)g/L。

(5)IgE:小于700 U/L。

(三)临床意义

1.血清免疫球蛋白增高

(1)多株球蛋白增高见于:①结缔组织病,如狼疮性肾炎、冷球蛋白血症肾损害、干燥综合征肾损害;②慢性肝病、肝硬化性肾小球病;③感染、感染性心内膜炎、肾损害;④淋巴组织肿瘤、肾损害等疾病。

(2)单株球蛋白升高见于:①浆细胞病肾损害,如多发骨髓瘤、良性原发性单株球蛋白血症肾病、巨球蛋白血症肾病;②狼疮性肾炎时可见IgG明显增高;③IgA肾病时,30%~50%的患者有血清IgA增高,过敏性紫癜肾炎患者也常有IgA增高,肝硬化肾小球病也可见单株 IgA 增高;④肾病综合征时有 IgE 与 IgM 增高,IgM 肾病时有 IgM 增高;⑤急性肾炎时有 IgG 和 IgA 增高。

2. 血清免疫球蛋白降低

微小病变病、重症肾病综合征均有 IgG 降低;各类先天性和获得性体液免疫缺陷病、长期应用免疫抑制剂、慢性肾衰竭尿毒症等患者均有免疫球蛋白降低。

二、血清抗肾抗体测定

肾脏疾病患者体内可出现许多种自身抗体。研究自身抗体有助于对疾病作更确切的分类,并具有临床诊断价值。目前能识别的抗肾抗体有:抗肾小球基底膜抗体(抗 GBM 抗体)、抗肾小管基底膜抗体(抗 TBM 抗体)、抗 Tamm-Horsfall 蛋白抗体(抗 THP 抗体)。

1. 抗肾小球基膜抗体

(1)检测方法:

①间接免疫荧光试验:操作简单,特异性高,但敏感性差。

②间接血凝试验:敏感性高,特异性差。

③放射免疫试验:敏感性高,特异性强,为最佳检测法。

(2)临床意义:检测血清中的抗 GBM 抗体是诊断急进性肾小球肾炎Ⅰ型和 Goodpasture 综合征的必要手段,也是鉴别原发及继发性抗 GBM 肾炎的重要依据。监测血清抗 GBM 抗体可指导患者何时停止治疗和何时进行肾移植。

2. 抗肾小管基膜抗体

(1)检测方法:常用间接免疫荧光试验或放射免疫试验。

(2)临床意义:出现抗 TBM 抗体常见于抗 GBM 肾炎、肾小管间质肾炎、甲氧苯青霉素治疗及肾移植术后患者。

3. 抗 Tamm-Horsfall 蛋白抗体

(1)检测方法:放射免疫试验或 ELISA 法检测。

(2)临床意义:上尿路感染,尤其有尿路梗阻或膀胱输尿管返流时,抗 THP 抗体水平升高;慢性肝病伴有肾小管性酸中毒患者抗 THP 抗体呈阳性。

三、血清补体测定

补体系统至少由 13 种成分及 8 种调节蛋白构成。在正常循环中以非活化状态存在,经活化后产生活性,活化的补体参与免疫防御反应,起到杀菌、灭活病毒、增加血管通透性、免疫黏附、加强吞噬等作用,同时又可引起组织损伤、炎症和过敏反应。补体的激活途径有以下两种:

(1)经典途径:IgM、IgG 各成分形成免疫复合物,聚合免疫球蛋白及某些 RNA 病毒等组成补体激活物,按 C1q→C1r→C1s→C4→C2→C3 的顺序激活,再使 C5-C9 活化。

(2)旁路途径:革兰阴性杆菌内毒素、聚合免疫球蛋白、C3 肾炎因子、酵母多糖及眼镜蛇毒等组成补体激活物,有 B 因子和 D 因子参与,使 C3 活化,再激活 C5-C9。

1. 补体检测方法

血清总补体测定采用 50%红细胞溶解试验;补体 C3、C4、Clq 及 B 因子多采用单向免疫扩散试验、火箭免疫电泳试验、免疫比浊法测定；C3NeF 测定采用免疫电泳、交叉免疫电泳及绵羊红细胞溶血法；补体 C5b-C9 多需用单克隆抗 C5b-C9 抗体做 ELISA 测定。

2. 正常参考值

CH_{50}：50～100 U/mL；C_3：1200～1600 μg/mL；C_4：430～640 μg/mL。

3. 临床意义

(1)总补体降低见于血清病、链球菌感染后肾炎、肾病综合征、系统性红斑狼疮、自身免疫性溶血性贫血、类风湿性关节炎、同种异体肾移植排异反应、大面积烧伤、手术、大失血及肝硬化、慢性活动性肝炎等。

(2)补体 C3 降低见于急性感染后肾炎、系膜毛细血管性肾炎和狼疮性肾炎、乙型肝炎病毒相关肾炎、感染性心内膜炎肾损害、分流性肾炎、肝硬化肾小球病、冷球蛋白肾炎和急性肾炎Ⅱ型等。

(3)补体 C3 降低伴补体 C1q 及 C4 降低，表明补体系统由经典途径活化。可见于急性感染后肾炎、急进性肾炎Ⅱ型、系膜毛细血管性肾炎Ⅰ型、狼疮性肾炎、感染性心内膜炎肾损害、乙型肝炎病毒相关性肾炎和冷球蛋白血症肾损害。

(4)补体 C3 降低，C1q 和 C4 正常，表明补体系统由旁路途径活化。见于急性感染后肾炎、系膜毛细血管性肾炎Ⅱ型及狼疮性肾炎。

(5)血清 C3NeF 阳性提示补体旁路途径激活。见于系膜毛细血管性肾炎Ⅱ型、急性感染后肾炎及狼疮性肾炎。

(6)补体 C5b-C9 对探讨肾损伤有重要意义。血清 C5b-C9 浓度可较灵敏地反映系统性红斑狼疮的活动状况；尿 C5b-C9 浓度可作为膜性肾病病变活动程度的有用指标。

四、循环免疫复合物测定

正常情况下，血中游离抗原与相应抗体结合形成的免疫复合物可被网状内皮系统清除。在抗原与抗体量比例失调时，形成的可溶性免疫复合物既不被网状内皮系统清除，又不能通过肾脏滤出，而是黏附在肾小球毛细血管壁或基底膜上，引起炎症反应及肾小球损害。

1. 测定方法

测定循环免疫复合物(CIC)的方法很多。常用方法有：①聚二乙醇沉淀法；②C1q 结合试验(放射免疫法或 ELISA 法)；③Raji 细胞试验(放射免疫法)；④胶固素结合试验(放射免疫法或 ELISA 法)；⑤类风湿因子结合试验(凝胶弥散试验、定量沉淀试验和放射免疫试验)；⑥金黄色葡萄球菌 A 蛋白结合试验(ELISA)；⑦血小板凝集试验；⑧抗补体活性试验(致敏绵羊红细胞溶血抑制试验)；⑨聚乙二醇沉淀-补体消耗试验。不同方法所得的结果不同，应综合分析试验结果。

2. 临床意义

(1)循环免疫复合物测定在肾脏病临床应用中价值有限，主要用来监测某些循环免疫复合物性肾炎的活动性，如系统性红斑狼疮性肾炎、急性链球菌感染后肾炎、急进性肾小球肾炎Ⅱ型、感染性心内膜炎肾损害和分流性肾炎等。

(2)其他免疫性疾病如慢性活动性肝炎、硬皮病、皮肌炎等及某些感染性疾病等，循环免疫复合物检测结果可呈阳性。

五、细胞免疫检查

细胞免疫在机体免疫反应中的重要意义已得到广泛共识，而细胞免疫在肾小球肾炎发病机制中的确切作用尚未阐明。尽管有许多研究提示细胞免疫在肾小球肾炎中起重要作用，但对细胞免疫可否直接诱发肾炎尚无定论。各种细胞免疫试验在肾脏病临床应用中的价值十分有限。细胞免疫检查的方法非常多，常用方法有：

1. 检测淋巴细胞数量

(1)花环试验：①E 花环试验检测 T 淋巴细胞数量；②EA 或 EAC 花环试验检测 B 淋巴细胞数量。

(2)免疫荧光试验：①抗 T 细胞抗原的特异抗体测 T 细胞数量；②抗 B 细胞膜表面免疫球蛋白的抗体测 B 细胞数量；③抗淋巴细胞分化抗原的单克隆抗体检测淋巴细胞亚群的数量。

2. 检测淋巴细胞功能

(1)淋巴细胞有丝分裂活性检查：包括直接镜检淋巴细胞转化试验和用 H-胸腺嘧啶渗入法进行 T、B 淋巴细胞增殖试验。

(2)T 细胞淋巴因子检测：包括白细胞或巨噬细胞移动抑制试验和测定淋巴细胞产生的白介素-2 等。

(3)B 细胞抗体形成功能检测。

上述各种细胞免疫检查在肾脏病中的临床意义很难评价。针对在肾脏病变局部发挥作用的淋巴因子而从血中进行细胞免疫检查很难反映肾脏局部的细胞免疫状态；而肾组织的固有细胞所具有的细胞免疫功能又不能在上述检查中体现。因此，细胞免疫试验应与肾组织标本细胞免疫检查相结合，才会具有更大的临床价值。

第四节 尿液的特殊生化检查

一、尿蛋白凝胶电泳

尿蛋白十二烷基磺酸钠-聚丙烯酰胺(SDS-PAGE)凝胶电泳能分析尿中蛋白成分的分子量范围，从而为肾脏疾病的诊断提供依据。目前多采用 SDS-PAGE 盘状电泳或 SDS-PAGE 垂直平板电泳。

(一)原理

电泳之前将尿标本浓缩，使尿蛋白与 SDS 反应，形成带负电荷的 SDS-蛋白质复合物。电泳时，SDS 是阴离子去污剂，它能破坏蛋白质分子之间与其他物质分子之间的非共价键，在强还原剂如巯基乙醇存在的条件下，蛋白质分子内二硫键被打开并解聚成多肽链，解聚后的蛋白质分子与 SDS 充分结合形成带负电荷的 SDS-蛋白质复合物，复合物所带的SDS负电荷大大超过了蛋白质分子原有的电荷量，这就消除了不同类蛋白质分子之间原有的电荷差异，这种复合物的电泳迁移率与蛋白质分子量大小有关。在通过聚丙烯酰胺凝胶的分子筛作用后，将各种蛋白质按其分子量大小的顺序分离。在通过聚丙烯酰胺凝胶柱时各种蛋白质组分都向正极移动，分子量大的受阻程度大，而落在分子量小的蛋白后边。形成的电泳条带与同时电泳的已知分子量大小的标准蛋白质分子带相比较，即可判定尿蛋白的分子量范围。

正常情况下，只有小分子血浆蛋白可通过肾小球滤过膜，大分子血浆蛋白不能通过。尿蛋白以中、小分子为主者，称“选择性蛋白尿”；尿中大、中、小分子蛋白均有者，称“非选择性蛋白尿”。

(二)临床意义

(1)大、中分子量尿蛋白的出现与肾小球病变有关，如急性肾小球肾炎、慢性肾小球肾炎、肾病综合征、妊娠中毒等。

(2)小分子量蛋白尿提示存在肾小管疾病，如慢性肾盂肾炎、小管间质性肾炎、重金属中毒及药物毒性引起的肾小管间质病变、肾移植排异等。

(3)多发性骨髓瘤患者尿中排出本周蛋白，属溢出性蛋白尿。

(4)混合性蛋白尿提示病变波及小球、小管及间质。

二、尿酶的测定

尿酶的来源部分来自血浆，部分来自肾小管细胞的分泌，还有一部分来自泌尿道等黏膜上皮细胞内所含的酶。适用于肾脏病诊断的尿酶应具备以下条件：

(1)来源于血液的小分子酶，正常时从肾小球滤过后应绝大多数被肾小管重吸收，尿中含量极少。

(2)源于肾实质的尿酶分子应足够大，以保证血中相同的酶不能被正常肾小球滤过而干扰试验结果。

(3)尿路中不含有此酶或含量极微。尿中无该酶抑制剂或激动剂，在尿中酶活性稳定。

尿酶有几十种，常用于肾病诊断的尿酶有四大类：①氧化还原酶：如乳酸脱氢酶。②水解酶：如碱性磷酸酶、溶菌酶、β-葡萄糖苷酶、N-乙酰-β-D-葡萄糖苷酶(NAG)等。③转换酶：如γ-谷氨酰转肽酶。④裂解酶：如醛缩酶、透明质酸酶等。

常用于肾脏病诊断的尿酶有：

1. 尿溶菌酶(Lys)

溶菌酶广泛存在于泪液、唾液、血液和肾、肝、脾组织中，分子量低，易从肾小球滤过，被近端小管上皮细胞重吸收。正常人尿中溶菌酶浓度很低(低于3 mg/L)。

尿溶菌酶升高见于：①肾小管损伤，如重金属中毒、急性肾小管坏死及抗生素引起的肾毒性损害；②肾盂肾炎或急性肾小管-间质肾炎；③肾小球疾病引起的近端小管功能障碍；④肾移植早期排异反应。

2. N-乙酰-β-D-氨基葡萄糖苷酶(NAG)

NAG广泛存在于各组织器官的溶酶体中,是一种大分子量的溶酶体酶。其在近端小管上皮细胞中含量最高,尿路上皮细胞中含量极少。它不通过肾小球滤过膜。

尿中NAG升高见于:①缺血或毒素引起的肾小管损伤、肾小管间质肾炎等;②肾移植排异;③某些肾小球肾炎、梗阻性肾病、肾病综合征和肾盂肾炎等。

3. 亮氨酸氨基肽酶(LAP)

LAP广泛存在肝、肾、胰、肌肉和脑组织中,在肾脏近端小管上皮细胞中含量最多。该酶分子量大,不能经肾小球滤过膜滤过。

尿LAP升高见于:①肾毒性损伤,如重金属、生物毒素、药物所致的急性肾小管损害;②缺血性肾损伤;③肾盂肾炎活动期、急性肾小球肾炎;④肾移植排异;⑤肾肿瘤。

4. γ-谷氨酰转肽酶(γ-GT)

γ-GT存在于人体各组织中,其中肾脏组织含量最高,多存在于近端小管上皮细胞刷状缘及髓袢。正常情况下,该酶不能经肾小球滤过。

尿γ-GT升高见于:①肾小管损伤,如重金属中毒、氨基苷类抗生素肾损伤、急性和慢性肾盂肾炎等;②肾移植排异;③急性肾小球肾炎、狼疮性肾炎。

5. 乙乳酸脱氢酶(LDH)

LDH广泛存在于各种器官、组织细胞及体液中,分子量大,不通过肾小球滤过。

尿LDH升高见于:①活动性肾小球肾炎和急性肾小管坏死;②肾移植排异反应;③急性肾炎和泌尿系恶性肿瘤、泌尿系感染。

6. β-葡萄糖醛酸苷酶(β-Glu)

β-Glu存在于肾小管细胞溶酶体内,分子量大,尿中β-Glu不受血清β-Glu影响。

尿β-Glu升高见于:①活动性肾小球肾炎、肾盂肾炎;②急性肾小管坏死和肾移植急性排异;③肾肿瘤和膀胱癌。

7. 碱性磷酸酶(AKP)

AKP主要来自肾小管上皮细胞。尿AKP升高可见于:①急性肾小管坏死、急性肾小球肾炎、狼疮性肾炎和肾盂肾炎;②肾肿瘤;③药物性肾损害;④肾外因素,如妊娠、产褥期、心肌梗死和高胆红素血症等。

三、血/尿纤维蛋白原及其降解产物的测定

(一)原理

肾小球疾病中免疫反应是致肾小球病变的关键,而继发性肾小球微血管内凝血则是病变持续进展的原因。

微血管内凝血将激活纤溶过程。无催化活性的纤溶酶原在纤溶酶原激活物及尿激酶、链激酶等物质的作用下被激活,成为有催化活性的纤溶酶,它参与纤维蛋白的清除。纤维蛋白在纤溶酶的作用下被降解,产生纤维蛋白降解产物(FDP),FDP常以X、Y、D、E四种片段的形式存在。小球内凝血及纤溶产生FDP、肾外血管内凝血致FDP升高、小球滤过膜损伤时,尿中均可见FDP片段。

（二）测定方法

有间接血凝抑制试验、葡萄球菌凝集试验、乳胶颗粒凝集试验、酶联免疫吸附试验、蛋白印迹法等。

（三）正常值

正常人血浆中 FDP 小于 10 μg/mL；尿 FDP 呈阴性。

（四）临床意义

对肾小球疾病患者而言：

（1）如果血 FDP 增高、尿 FDP 阳性，则提示有肾外血管内凝血，如肾病综合征高凝所致的静脉血栓.

（2）如果血 FDP 正常、尿 FDP 阳性，则提示有肾小球内凝血，见于各种膜增殖性肾小球肾炎。

（3）如果血 FDP 正常、尿 FDP 阴性，无肾内、肾外凝血，则提示有微小病变性肾病。

四、血和尿视黄醇结合蛋白（RBP）测定

（一）原理

视黄醇结合蛋白（RBP）为血液中维生素 A 的转运蛋白，它在肝脏内合成，广泛分布于人体的血清、脑脊液、尿及其他体液中。在血液中，RBP 以维生素 A-RBP 复合物的形式转运维生素 A 至需要的组织中去，并与该组织细胞表面结合。游离于血中的 RBP 经肾小球滤过，而进入原尿中的 RBP 几乎全部由近端肾小管上皮细胞重吸收，并在上皮细胞内分解，释放出氨基酸供机体利用。仅有少量 RBP 被排泄于终末尿中。

（二）测定方法

测定 RBP 的方法较多，有放射免疫扩散法、免疫浊度法、免疫电泳法、胶乳微粒免疫法、酶联免疫（ELISA）及放射免疫分析（RTA）法等。敏感而实用的方法以酶联免疫和放射免疫分析法为好。

（三）正常参考值

（1）酶联免疫法：血清（43±12.1） mg/L；尿中每克 Cr 为（101±38.8） U。

（2）放射免分析法：血清 39～75 mg/L（男），29～66 mg/L（女）；尿中每毫摩尔 Cr 低于 0.5～12.2 μg。

（四）临床意义

血清中 RBP 经肾小球滤过，在近端肾小管被分解代谢。罹患肾脏疾病时，肾小球滤过率降低和肾小管功能失调，导致血清及尿中 RBP 水平显著增高。血清 RBP 升高可见

于各种慢性肾脏疾病患者，如慢性肾炎、慢性肾盂肾炎、糖尿病肾病、狼疮性肾炎、多囊肾等；尿中 RBP 升高见于肾小管功能损伤。测定尿中 RBP 含量较测定尿中 β_2-MG 能更稳定反映近端肾小管的功能。

五、尿液纤维连结蛋白（FN）测定

（一）原理

尿液纤维连结蛋白在正常人尿中含量甚微，临床上常采用酶联免疫双抗体夹心法对其进行检测。其原理是：用鼠抗人 FN 单克隆抗体包被聚苯乙烯反应板微孔，与待测尿液中的 FN 反应，然后与辣根过氧化物酶标记的羊抗人 FN 结合，以 FN 标准参考品制备标准曲线，定量测定尿中 FN 含量。

（二）正常参考值

正常人尿液中纤维连结蛋白的含量低于 0.05 mg/L。

（三）临床意义

尿中 FN 含量增多是由于肾小球病变引起的小球通透性增高或滤过膜屏障作用丧失而引起，可见于各种原因所致的肾小球疾病。测定 FN 对肾脏疾病的鉴别诊断有一定的参考价值。

六、血和尿液 β_2-微球蛋白测定

（一）原理

β_2-微球蛋白（β_2-MG）是一种小分子量蛋白质，是主要组织相溶性抗原的组成成分。β_2-MG 存在于所有有核细胞（特别是淋巴细胞和肿瘤细胞）的表面，并由此释放入血液循环。β_2-MG 可经肾小球自由滤过，99.9%经肾小管近端重吸收。测定血、尿中 β_2-MG 的含量是估计肾小球滤过率和肾小管功能的敏感指标。

（二）测定方法及正常参考值

测定血和尿液 β_2-MG 主要采用放射免疫法和酶联免疫抑制试验。正常成人血 β_2-MG 参考值为（1.0±4.6）μg/mL，尿 β_2-MG 参考值为 97～159 μg/L。

（三）临床意义

1. 血 β_2-MG 升高

（1）血 β_2-MG 与肾小球滤过率呈直线负相关，β_2-MG 升高表明小球滤过功能减退，且较肌酐浓度指标出现更早、更显著。

（2）肾移植排异反应。

（3）自身免疫性疾病，如红斑狼疮、类风湿性关节炎、干燥综合征、结节病、艾滋病和

肝硬化。

(4)恶性肿瘤,如多发性骨髓瘤、慢性淋巴细胞白血病等。

2. 尿 β_2-MG 升高

(1)反映近端小管受损的灵敏和特异性指标,可见于 Fanconi 综合征、Bartter 综合征、胱氨酸尿症、重金属中毒肾病、糖尿病肾病、镇痛剂肾病、低钾性肾病等。

(2)鉴别上、下尿路感染,上尿路感染时尿 β_2-MG 明显增高。

(3)β_2-MG 清除率与白蛋白清除率的比值是鉴别蛋白尿来源于肾小球还是肾小管损伤的敏感指标。

(4)肾移植急性排异。

七、尿液白蛋白测定

(一)原理

正常血浆白蛋白仅少量可通过肾小球滤过,多数通过肾小管(特别是近端肾小管)的胞饮作用而被重吸收。肾小管对白蛋白的最大吸收能力可达每千克 0.1～0.8 mg/min,最终由尿排出的白蛋白量极少。

(二)测定方法及正常参考值

应用放射免疫测定、区带免疫电泳、酶联免疫吸附试验及固相荧光免疫试验等敏感技术,可检出微量尿白蛋白。尿白蛋白正常值小于 15 mg/L,若留 24 小时尿测白蛋白排泄率,则男性正常为(4.7±4.7) μg/min,女性为(4.3±4.8) μg/min。

(三)临床意义

微量白蛋白尿是指尿蛋白总量在正常范围内,但白蛋白排泄量增加(大于15 mg/L)。这种情况见于糖尿病肾病早期和多数肾小球疾病早期。

八、尿液微量 IgG、lgM 和 IgA 含量测定

(一)原理

正常情况下,人尿中免疫球蛋白含量极微,但在肾小球通透性发生改变或肾小管重吸收功能受损伤时,尿中免疫球蛋白量可增加。

(二)测定方法

检测尿中免疫球蛋白含量常采用免疫比浊法,具体步骤是:被测样品中 Ig 与加入的相应抗体发生反应,在抗体过量的情况下形成可溶性免疫复合物,后者在含聚乙二醇等亲水剂的液相中析出,使反应液浊度改变。当抗体量固定时,溶液中待测 Ig 的含量可直接由免疫复合物的量反映,用透光率比浊法、终点散射比浊法测定溶液浊度,与同样条件下的标准品作用,可计算出相应的含量。

(三)正常参考值

尿液微量 IgG 为(0.3±0.2) mg/L;尿液微量 IgA 为(0.7±0.3) mg/L;尿液微量 IgM 为(0.03±0.01) mg/L。

(四)临床意义:

(1)肾小球性蛋白尿是由于肾小球通透性增高而致,以尿中出现高分子蛋白为特征,新鲜尿中可检出 IgG、IgA 和 IgM。因此,尿中免疫球蛋白升高提示肾小球受损严重。

(2)尿中的分泌性蛋白质是由泌尿生殖系统分泌的,其中进入尿中的有分泌性 IgA(SIgA)。当尿路感染初发和反复发作时,尿中 SIgA 可增高,且血清中 IgA 水平与尿中 SIgA 水平无相关性,说明尿中 SIgA 水平不依赖于血清 SIgA。

(3)溢出性蛋白尿系尿蛋白生成过多超过肾阈所致,如多发性骨髓瘤时血中过多的游离轻链从尿中排出。

(4)尿中免疫球蛋白增高可见于各类肾小球肾炎,IgM 增高提示肾脏病变损伤严重,可见于膜增殖性肾炎、重症系膜增生性肾炎及局灶节段性肾小球肾炎。

第五节 内分泌检查

一、肾素-血管紧张素系统

肾素-血管紧张素系统由肾素基质、肾素、血管紧张素Ⅰ(AngⅠ)、血管紧张素Ⅱ(AngⅡ)、血管紧张素Ⅲ(AngⅢ)和血管紧张素Ⅰ转换酶、血管紧张素酶等组成,是调节机体血压、血容量及机体电解质成分的重要激素系统。

(一)血浆肾素活性的测定

1.原理

血浆中内源性肾素和一定量的肾素基质在 37 ℃下孵育,可生成血管紧张素Ⅰ(AngⅠ),在此反应系统中加入 AngⅠ转化酶抑制剂来抑制 AngⅠ分解,然后用放射免疫分析法测量 AngⅠ,即可反映 PRA。

2.方法

临床上多采用放射免疫分析法。采血时间选择以下状态:①普通饮食,卧位;②速尿,立位;③低钠饮食、速尿,立位。

3.正常值

不同年龄、不同采血状态,其结果不尽相同。

（二）血管紧张素Ⅱ的测定

1. 原理

肾素作用于肾素基质产生 AngⅠ，AngⅠ在 AngⅠ转换酶的作用下产生 AngⅡ。AngⅡ可直接测定。

2. 方法

临床上多采用放射免疫分析法。取血方式同血浆肾素活性测定。

3. 正常值

(1)普食＋卧位：11.82～95.0 pg/mL。

(2)速尿＋立位：18.62～109.5 pg/mL。

(3)低钠＋速尿＋立位：4.82～352 pg/mL。

4. 测定肾素和血管紧张素Ⅱ的临床意义

(1)明确高血压类型：原发性高血压患者中，正常肾素型占 65%，高肾素型占 15%，低肾素型占 20%。恶性高血压患者 PRA 和 AngⅡ均升高。

(2)诊断肾血管性高血压：各种原因所致的肾动脉狭窄都能产生高血压，外周血检测仅 50%的患者 PRA 和 AngⅡ增高，需配合用肾静脉肾素测定来帮助诊断。

(3)慢性肾功能不全所致的高血压中仅 5%～10%的患者 PRA 和 AngⅡ升高。

(4)肾移植早期出现急性排异反应时，PRA 和 AngⅡ可升高。

(5)单侧急性输尿管梗阻可致 PRA 升高，患侧肾静脉肾素升高。

(6)肾素瘤患者 PRA 和 AngⅡ明显升高，患侧肾静脉 PRA 升高。

(7)Bartter 综合征患者 PRA 和 AngⅡ均升高。

(8)Liddle 综合征患者 PRA 及 AngⅡ均降低。

二、激肽释放酶-激肽系统

（一）原理

激肽释放酶作用于激肽原，使之成为激肽，它可引起肾血管扩张，使钠、水排出增加。激肽系统与肾素-血管紧张素系统及前列腺素系统互相作用，维持肾脏的正常功能。

（二）测定方法

激肽释放酶-激肽系统的活性可通过测定尿中激肽释放酶的含量来推测，其方法有：①裂解合成精氨酸酯法；②激肽生成量测定；③放射免疫法测定激肽释放酶浓度。

激肽释放酶-激肽系统的活性也可通过测定尿中激肽的含量来估计，可采用生物学或免疫学法。

（三）正常参考值

采用放射免疫法测定时，24 小时尿激肽的正常参考值为(24.2±7.4) pg。

(四)临床意义

(1)原发性高血压者尿激肽排泄减少。

(2)慢性肾小球肾炎患者尿激肽排泄减少,慢性肾衰竭患者尿激肽排泄更少,肾病综合征患者尿激肽排泄明显增加。

(3)急性肾衰患者尿激肽释放酶排泄减少,给予高钠饮食时尿激肽释放酶排泄增加,但并不加重肾衰竭,表明激肽系统对急性肾衰竭的发生发展有保护作用。

(4)肾移植患者在出现排异反应的早期就开始有尿激肽释放酶的增加,故尿激肽的排泄量可作为临床诊断急性排异反应的一项指标。

三、前列腺素

前列腺素在肾脏皮质和髓质均能合成,其产生的前列腺素有 A_2、E_2 和 $F_{2\alpha}$等,具有抑制血管平滑肌收缩、扩张血管、促进钠的排泄、对抗抗利尿激素、促进水排泄等作用。

(一)测定方法

各种前列腺素代谢产物的浓度均很低,因此临床上常采用放射免疫法测定,其灵敏性和特异性高,操作简便。目前临床上通过检测 TXB_2 及 6-酮-PGFLa 来判定 TXA_2 及 PGI_2 的水平,通过检测尿 PGE_2 来判定 PGE_2 的代谢情况。

(二)正常参考值

(1)血 TXB_2:男性为(132±55) pg/mL,女性为(116±30) pg/mL;尿 TXB_2 为(564±156) pg/mL。

(2)血 6-酮-PGFLa:男性(166.0±97) pg/mL,女性(115.7±49.7) pg/mL;尿 6-酮-PGFLa 为(102±38) pg/mL。

(3)尿 PGE_2:(610.5±323.5) ng/d。

(三)临床意义

(1)原发性高血压患者尿 TXB_2 排泄增加,尿 6-酮-PGFLa 和 PGE_2 降低,扩血管的前列腺素减少,缩血管的前列腺素增多,二者比例失调。

(2)肾病综合征患者尿 TXB_2 减少,尿 6-酮-PGFLa 和 PGE_2 排泄增多,表明扩血管前列腺素增多,利于增加肾血流,改善肾功能。

(3)慢性肾功能不全患者尿 TXB_2 和尿 6-酮-PGFLa 均降低,但尿 6-酮-PGFLa/Ccr 比值增加,尿 TXB_2/尿 6-酮-PGFLa 比值降低,说明肾脏合成前列腺素减少,但合成 PGI_2 较合成 TXA_2 活跃。尿 PGE_2 排泄降低,而 PGE_2/Ccr 比值升高,表明残存肾单位代偿产生了较多的 PGE_2。扩血管前列腺素(PGI_2、PGE_2)合成多于缩血管前列腺素(TXA_2)合成,利于扩张肾血管,增加肾血流。

(4)肾移植患者尿 PGF2 在移植 1～4 周内偏高,急性排异反应时大大增加。

(5)肝肾综合征患者尿 TXB_2 明显增高,可引起肾血管痉挛、肾血流下降。

四、1,25-二羟胆固化醇

具有较强生物活性的1,25-二羟胆钙化醇是调节机体钙磷代谢的重要激素。1,25-二羟胆钙化醇的功能包括：

(1)促进胃肠道的钙磷吸收,促进骨钙转移,促进骨骼生长及软骨钙化。

(2)促进肾小管对磷的重吸收,使尿磷排出减少。

(3)抑制甲状旁腺素的分泌。

(一)测定方法

采用 Sephadex LH-20 层析分离,然后用放射受体分析法测定。

(二)正常参考值

正常人血浆中1,25-二羟胆钙化醇的浓度为(82.5±22.64) pg/mL。

(三)临床意义

1.引起1,25-二羟胆钙化醇减少的疾病

(1)慢性肾衰竭患者 Ccr 为 50 mL/min 时,血浆1,25-二羟胆钙化醇水平明显降低。

(2)肾病综合征患者血浆1,25-二羟胆钙化醇水平降低。

(3)原发性甲状旁腺功能减退患者甲状旁腺素分泌减少,从而抑制了肾脏1,25-二羟胆钙化醇的生成和分泌;假性甲状旁腺功能减退患者血浆甲状旁腺素水平升高,而1,25-二羟胆钙化醇含量降低,提示肾小管对甲状旁腺素刺激存在不应性。

(4)抗维生素 D 佝偻病或软骨病患者血浆1,25-二羟胆钙化醇含量降低,血甲状旁腺素水平正常或轻度升高。

(5)维生素 D 依赖性或假性维生素 D 缺乏性佝偻病患者肾小管 1-α 羟化酶缺陷,导致1,25-二羟胆钙化醇合成减少。

(6)铅中毒可抑制肾脏 1-α 羟化酶,导致肾合成1,25-二羟胆钙化醇减少。

(7)Fanconi 综合征、Lower 综合征及肾小管酸中毒均可导致1,25-二羟胆钙化醇生成减少。

2.引起1,25-二羟胆钙化醇升高的疾病

(1)原发性甲状旁腺功能亢进患者甲状旁腺素水平升高,能刺激肾脏 1-α 羟化酶的产生,导致1,25-二羟胆钙化醇增多。

(2)结节病肉芽肿的结节可产生1,25-二羟胆钙化醇,导致血浆1,25-二羟胆钙化醇的水平升高。

(3)特发性尿钙增多症和低磷血症患者血浆1,25-二羟胆钙化醇的水平升高。

五、促红细胞生成素(EPO)

促红细胞生成素的主要作用是:①促使骨髓原始血细胞向原始红细胞分化;②促进骨髓红细胞的成熟以及血红蛋白的合成;③促进骨髓网织红细胞释放入血。

（一）检测方法

临床上常采用放射免疫测定或酶联免疫吸附法（ELISA）。

（二）正常参考值

血浆 EPO 正常值为 2～18 mU/mL。

（三）临床意义

（1）慢性肾功能不全导致贫血的患者血浆 EPO 水平可轻度升高、正常或降低。

（2）肾癌患者血 EPO 水平升高，原因是肿瘤压迫肾脏导致 EPO 产生增多，因此血清 EPO 水平可作为判断转移性肾癌是否复发的一个指标。

（3）肾动脉狭窄患者血 EPO 水平升高。

（4）肾移植术后者发生肾动脉狭窄或排异反应时均有血 EPO 水平升高，故观察血 EPO 水平变化对判断是否发生排异反应有一定意义。

第三章　肾脏的病理学检查

第一节　肾脏活体组织检查

一、肾活检的种类

（一）开放性肾活检

方法是通过外科手术暴露肾下极，然后直视取材并止血。有三种取材方式：

（1）刀切取材：全身麻醉，大手术切口，暴露肾下极后用刀楔形切取肾皮质，然后缝合止血。

（2）针吸取材：全身麻醉，小手术切口，暴露肾下极后用负压吸引针穿刺取材，同时获取皮、髓质，然后压迫止血。

（3）活体钳取材：局部麻醉，小手术切口，暴露肾下极后用杯口活体钳钳取肾皮质，电灼止血。

开放性肾活检的优点是：①直视下取材及止血，盲目性小，安全性好；②取材成功率高；③多部位取材，有利于对肾脏的局灶病变作出诊断。

（二）经皮肾穿刺活检

方法是用肾穿刺针经背部皮肤刺入肾下极取材。经皮肾穿刺活检是目前国内外应用最普遍的肾活检方法。

（三）经静脉活检

方法是局部麻醉后，将血管扩张器插入右颈内静脉，然后放入导管，在电视直视下将导管插入右肾静脉，并楔入肾下极。再从导管腔内放入经静脉穿刺针，使针尖抵达导管顶端，肾穿刺针的另一端于体外连接注射器。穿刺取材时，一边推进肾穿刺针刺入肾脏，一边用注射器抽负压吸取组织。

二、适应证和禁忌证

（一）适应证

肾活检的目的为明确诊断、指导治疗和判断预后，内科各种原发、继发及遗传性肾实质疾病均可做肾穿刺。

1.原发性肾脏病

（1）肾功能急剧转坏、疑急进性肾炎者及急性肾炎治疗3个月无好转者都应尽早做穿刺。

（2）成人肾病综合征患者、儿童肾病综合征已治疗4～6周效果不佳者、对激素不敏感的各种病理类型应做活检。

（3）无症状性血尿、变性红细胞血尿临床诊断不清者及无症状性蛋白尿、24小时尿蛋白定量持续大于1 g且诊断不清者应做活检。

2.继发性或遗传性肾脏病

（1）临床怀疑而无法确诊者均应做肾活检，如系统性红斑狼疮、紫癜性肾炎、结节性多动脉炎、Wegener肉芽肿、多种异常蛋白血症及糖尿病肾病等。

（2）临床确诊，但肾脏病理资料对指导治疗或判断预后有重要意义者应做肾活检，如急性肾衰竭患者临床及实验室检查均无法确定其病因时需尽早治疗和判断预后；临床疑似间质性肾炎但不能明确病因时，肾活检可协助诊断及指导治疗。

（3）肾移植患者出现以下情况时：肾功能减退明显，但原因不清者；出现严重排异反应决定是否切除移植肾者；怀疑原有肾脏病在移植肾中复发者。

（二）禁忌证

1.绝对禁忌证

明显出血倾向；精神病或不合作者；先天性孤立肾或后天性一侧肾功能不全患者；小肾。

2.相对禁忌证

高血压；活动性肾盂肾炎；肾结核；肾盂积水或积脓；肾脓肿或肾周围脓肿；肾肿瘤或肾脏动脉瘤；多囊肾或肾脏大囊肿；肾脏位置过高或游走肾；慢性肾衰竭；过度肥胖；重度腹水；心功能衰竭；严重贫血；低血容量；妊娠和年迈。

（三）重复肾活检适应证

（1）重症肾小球疾病，如新月体肾炎及重症Ⅳ型狼疮肾炎患者，治疗后好转应重复肾穿刺，以了解组织恢复情况，制订后续治疗方案。

（2）激素敏感性肾病综合征，如微小病变或轻度系膜增生性肾炎，多次复发后变为激素抵抗且怀疑病理类型转变者。

（3）激素治疗无效的患者，为追踪病变进展、估计预后可行重复肾活检。

（4）狼疮性肾炎患者，其病理类型随全身系统性红斑狼疮的活动及治疗缓解而转型，有重复肾穿刺的必要。

三、肾活检术操作

(一)术前准备

(1)向患者及家属说明肾活检的意义、穿刺的安全性和可能出现的并发症,消除患者的紧张心理。

(2)训练患者憋气,以利配合穿刺;训练患者卧床排尿,以利术后 24 小时内床上排尿。

(3)了解患者有无出血疾病史和出血疾病的体征。

(4)检查血红蛋白,血小板计数,出、凝血时间,凝血酶原时间及活动度,查血型。

(5)检查乙型肝炎五项指标和丙型肝炎抗体。

(6)检查肌酐清除率、血肌酐及尿素氮情况,以了解肾功能;查同位素肾图,了解分肾功能。

(7)行 B 超检查了解肾脏大小、位置及活动度。

(8)术前 2～3 天口服或肌注维生素 K。

(9)若选用静脉肾盂造影电视荧光屏方法定位时,穿刺前夜应服缓泻剂以清洁肠道。造影前应做碘皮试。

(10)做好相应的器械准备和药物准备工作。

(二)穿刺定位

一般选择右肾下极,因为此处穿刺不但术后并发症少,并可获得较多的肾皮质,而且可以避开肾门及集合系统,避免穿刺损伤大血管或穿入肾盏和肾盂内。

1. 经验定位

依靠身体体表解剖标志定位,可参考 X 射线片定位进行调整。穿刺点一般定在第 12 肋下缘与腰方肌及背长肌外缘构成的三角区内。临床上常直接用“经验穿刺点”,定在脊柱中线旁 6.5～7.5 cm 与第 12 肋下 1.5～2.5 cm 相交处,或脊柱中线旁开 6.5～7.5 cm 与第 12 肋下 0.5～1.0 cm 相交处。此经验穿刺定位点在具体应用时,仍须依照患者体型及腰背部宽窄进行调整。

2. 静脉肾盂造影电视荧光屏定位

静脉肾盂造影在电视荧光屏中进行直视穿刺,穿刺位点多定在肾下极的稍外下方。此法的优点是定位准确,能在直视下穿刺,并可了解进针方向和深度,还能再核对及调整穿刺点,从而提高穿刺的成功率;其缺点是工作人员和患者要接受一定量的辐射,妊娠患者不能用此法定位,肾功能不良时常显影不佳或不显影而致定位失败,碘过敏、骨髓瘤及严重肾衰竭者不能做静脉肾盂造影。

3. 超声定位

用此法定位时,若在沿肾脏长轴的纵剖面上,则穿刺点应定在集合系统下方;若在垂直长轴的横切面上,则穿刺点应定在断面的外部。B 型超声定位有以下三种方法:

(1)用B超确定皮肤穿刺点并测量皮肤至肾被膜的距离，然后取开B超探头进针。

(2)用穿刺探头导针直视穿刺，能清楚地看见进针途径，但操作难度较大。穿刺探头可能限制肾穿刺针在呼吸运动时的摆动而划破肾脏。

(3)背部定好穿刺点，B超探头放到侧腹部第12肋下，对准肾穿针进针途径监测进针。

移植肾穿刺时选择肾下极、肾上下极中点外侧缘或肾脏上极取材。常选用手触法定位、B超定位或X射线电视荧光屏定位。

(三)穿刺针的选择及用法

1. 分类

肾穿刺针多种多样，可归纳为以下五类：

(1)负压吸引针：包括Turkey针、Menghini针、Roholm针和Jamshidi针。

(2)切割针：包括Vim-Silverman分叶针和Tru-cut槽形针。

(3)负压吸引-切割针：Lee吸引-切割针和Tru-cut吸引-切割针。

(4)穿刺枪：包括Bard Biopsy穿刺枪和Roth穿刺枪。

(5)细针：穿刺细针。

2. 常用针型

目前使用比较普遍的是Menghini型穿刺针，Tru-cut型穿刺针和Jamshidi型穿刺针。简要介绍如下：

(1)Menghini型穿刺针：针长11～15 cm，外径1.6～1.8 mm，内径1.3～1.5 mm，针尖呈单斜面，锐利。穿刺时将针连同针芯刺入，抵达肾被膜后屏气拔出针芯，接上另一端连有注射器的硬橡皮管。在术者将针刺入肾脏的同时，助手用注射器抽负压吸取肾组织。

(2)Tru-cut型穿刺针：针芯前端为长0.5 cm的实体单斜面锐利针尖，其后为2 cm的凹陷取物槽，槽边锐利。套管针为紧套在针芯外的薄壁管，较针芯短2.5 cm，向前推进其尖端刚好与针芯尖端吻合，向后退刚好可露出全部取物槽。常用的是套管针长15.2 cm和11.4 cm两种型号。穿刺时套管连同针芯一同刺入，抵达肾被膜后屏气固定套管，将针芯刺进肾脏，使肾组织嵌入取物槽；再固定针芯，推进套管将取物槽内肾组织切下，最后将套管及针芯一同拔出。

(3)Jamshidi型穿刺针：针由7、10或15 cm长的穿刺针和带有锯齿状内芯的塑料注射器组成。穿刺时，先将针头刺入，抵达肾被膜后屏气接上塑料注射器。先将注射器内的1 mL生理盐水推入肾周，再提拉内芯形成所需的负压，并旋转内芯使其锯齿卡在注射器管壁上。然后连同注射器将针头刺入肾脏约2 cm再迅速拔出，肾组织即被负压吸入针头管腔内。

(四)穿刺步骤

(1)患者排尿后取俯卧位，腹下垫以10 cm厚硬枕，以将肾脏顶向背侧。

(2)肾盂造影定位时，先定位并标记龙胆紫，再用碘酒、酒精消毒，铺无菌手术巾。

B超定位时，先消毒、铺单，再向皮肤上倒无菌液状石蜡，后用消毒好的无菌穿刺探头定位。

(3)用2%的利多卡因皮内、皮下及肌肉逐层麻醉，然后用9 cm的腰穿刺针做探针逐层刺入，并在屏气后刺入肾周脂肪囊直达肾被膜。过脂肪囊壁时常有穿透感，达肾被膜时常有顶触感，此时针随呼吸同步运动，记录针刺深度，拔针。

(4)用手术刀尖切通穿刺点皮肤，将穿刺针刺入，参考腰穿针所测深度，屏气后刺入脂肪囊达肾被膜。确认穿刺针随呼吸同步运动后，再令患者屏气，刺入肾脏即完成穿刺。

(5)按压穿刺部位，绑腹带术者拔针后，助手立即持纱布按压穿刺部位10分钟，绑腹带，继续卧床15分钟，期间不宜搬运。

(五)肾穿刺后处理

1.对患者的处理

完成前述各项处理后，搬患者回病房，嘱其绝对卧床休息24小时。密切观察患者的血压、脉搏、呼吸，并连续留尿做3次尿常规检查。鼓励患者多饮水，目的是轻度利尿，避免肾出血后形成血块梗阻尿路。给抗生素及止血药2～3天预防感染和出血。

2.对肾组织标本的处理

在立体显微镜下切割标本。将两头的少许肾组织切下，置于3%的戊二醛中送电镜检查；剩余部分纵向切为两半，一半置于10%的甲醛中送光镜检查，另一半放在生理盐水纱布上，同时做冰冻切片，供免疫荧光检查。

四、肾穿刺并发症

(一)血尿

镜下血尿几乎每例都有，常在1～5日内消失；肉眼血尿发生率为2%～12%，多持续1～3日转为镜下血尿。一般肉眼血尿多数不会引起脉搏、血压的改变和血色素下降，无需输血，但应密切观察，并延长卧床时间直至肉眼血尿消失。若肉眼血尿持续不止或发生血块排出，应考虑损伤大血管和肾脏撕裂伤的可能，要给予输液、输血治疗，防止患者休克，同时维持足够的尿量。若患者出血不止且血压不能稳定时，应立即手术处理。

(二)肾周围血肿

肾穿刺后血肿的发生十分普遍，CT证实其发生率可达48%～85%，多为小血肿，1～2周内多自行吸收；有临床症状的血肿发生率为1.3%～7.8%，表现为持续性肋痛、腹痛、腹膜刺激征、恶心、呕吐、腰腹部压痛，并出现可触及肿块、血色素降低等。此时需积极进行内科治疗，如输血、补液、运用抗生素预防感染等。若仍不能止血者应手术切肾或引流。

(三)动静脉瘘

发生率为15%～19%，其中多数无症状，有典型临床症状者仅占0.1%～0.5%。典型表现为严重血尿或/和肾周血肿、顽固性高血压、进行性心力衰竭和腰腹部血管杂音。确诊应做动脉造影。无症状的小动脉瘘无需治疗，严重者需积极治疗，如选择性肾动脉分支栓塞治疗、结扎发生动静脉瘘的动脉血管、部分肾切除或全肾切除等。

（四）感染

穿刺后感染的发生率为2%～2.6%，多因无菌操作不严或原有肾脏感染穿刺后扩散所致。严格无菌操作非常重要，若穿刺后有发热、腰痛、尿频、尿急、尿痛、白细胞升高等现象，应及时选用抗生素。

（五）腰痛及腹痛

腰痛发生率为17%～60%，多因血肿、穿刺损伤和卧床时间过长所致，3～5日可消失。严重腰肋痛提示有肾周围大血肿的可能，应积极处理。腹痛多在下腹部及脐周围，严重腹痛表明肾周出血已流到腹膜后较广泛的区域。

（六）其他器官损伤

多因穿刺点选择不当或进针过深所致，可损伤肝、结肠、回肠、十二指肠、胰腺、胆囊、肾上腺、输尿管、肠系膜动脉、主动脉、胸膜腔等。

（七）其他少见并发症

可见肠梗阻、肾动脉瘤、穿通肾盏形成尿性囊肿、松动结石致肾绞痛及促进肿瘤扩散等。

（八）死亡

发生率为0.1%，多因严重出血、感染、脏器损伤或出现其他系统并发症而导致。

五、肾穿刺活检的意义

（一）明确诊断

肾活检可使84%的患者明确诊断，并对临床诊断进行修正。

（二）评价预后

肾活检可以发现肾脏疾病是否有活动，是否已发展成不可逆的慢性化肾病，肾活检还可确定肾组织病理损害发展的程度。

（三）监测疾病的进展情况

病理诊断及病理改变发展程度不同，治疗方案也不一致，肾活检可避免因诊断不明确而进行盲目治疗。详述如下：

（1）微小病变病和系膜增殖性肾炎常规使用激素治疗效果好。

(2)膜性肾病、膜增殖性肾炎和局灶节段硬化性肾小球肾炎患者对激素治疗不敏感。

(3)IgA 肾病应根据病理诊断的结果并结合临床制订完整的治疗方案。

(4)急性肾炎、狼疮性肾炎应根据病理改变来确定是否可应用大剂量的激素、血浆置换疗法等。

(5)有明显肾小球内凝血者可选用抗凝治疗。

(6)急性肾衰竭者,肾活检可确定是急性肾小球病变为主还是间质病变为主,为采用不同的治疗方法提供依据。

(7)肾活检可确诊引起间质损害的许多原因,并由此制订不同的治疗方案。

(8)移植肾的肾活检有助于判断肾损伤是排异、药物毒性还是过敏反应引起的,因此可为调整治疗方案提供依据。

肾活检不仅对肾脏病学的发展作出了重大贡献,而且在临床工作中对肾脏病的诊断、治疗及预后判断都有积极意义。

第二节 肾组织病理与免疫病理检查

一、肾活体组织标本的处理

(一)肾组织标本的判断

经皮肾穿刺活检术所得标本一般为 0.1 cm×(0.5～1.5) cm 大小,应判断其是肾组织还是其他组织:肾组织颜色暗红,比重较大,在解剖镜下可见暗红色的髓质及稍浅淡的皮质,在皮质部分可见肾小球呈模糊的小红点状结构,置于固定液内必沉于瓶底;脂肪组织呈黄白色,比重小,漂浮于固定液表面;结缔组织呈灰白色,较肾组织质地柔韧,不易切割;肌肉组织的颜色与肾组织相似,且两者比重相差不多,但镜下无肾组织的特点。

(二)肾组织标本的分配

目前肾组织标本应常规进行光镜、免疫荧光及电镜检查,因此肾活检标本应分为三部分。目前有以下四种切分方法:

(1)皮质端切 2 mm 作电镜检查材料,接着切下 4 mm 作为免疫荧光材料,其余为光镜检查材料。标本不足者先做光镜检查,再做免疫荧光检查。

(2)从皮质端依次切割长度为 1 mm、2 mm 及 4 mm 的数段,结果可得数十段。1 mm 者做电镜检查,2 mm 者进行免疫荧光检查,4 mm 者做光镜检查。此分切法可保证各检查标本中均含肾小球。

(3)先将标本纵向切为两半,一半供光学显微镜检查,另一半自皮质端切成长度为 1 mm和 2 mm 的数段,分别进行电镜和免疫荧光检查。

(4)从标本皮质端切下约 1 mm 供电镜检查,剩余部分纵向切为两半,一半供荧光检查,一半供光镜检查。

(三)肾组织标本的固定和保存

分切后的各种标本应尽快进行固定处理和保存,以防止组织自溶及腐败。

1.光镜检查标本

标本置入10%的中性甲醛缓冲液或95%的乙醇溶液中固定。也可置于FAA固定液(由4%的甲醛10 mL、冰醋酸5 mL和95%的乙醇85 mL混合而成)中固定,置于室温下或4 ℃的冰箱内长期保存。

2.免疫荧光检查标本

标本置于湿润的生理盐水纱布内或铺有湿润滤纸的带盖平皿中。可立即进行冰冻切片处理。若不能及时切片,可置于4 ℃左右的冰盒或冰箱中保存,一般以不超过24小时为佳。

3.电镜检查标本

标本置于2%~3%的戊二醛内初步固定,也可用1%的多聚甲醛或赖氨酸做初步固定,在4 ℃的环境下保存。

二、光镜标本的制作与观察

(一)标本的切片制作

(1)固定光镜标本:将标本置于前述固定液中,固定液要充分地漫过和浸泡标本,并振荡数次,防止标本黏附于容器壁而影响固定效果。穿刺肾标本浸泡时间应超过4个小时。

(2)脱水:固定后的标本含大量水分,不利于浸蜡时石蜡充分进入组织内,故需脱水处理。脱水剂是梯度乙醇,由低浓度开始,逐渐增加乙醇浓度,这样可避免组织过度收缩。乙醇浓度由70%→80%→90%→95%→100%,每个浓度梯度的脱水时间为20分钟。

(3)透明:脱水后及浸蜡前,需经过一个媒剂透明过程,其目的是使石蜡充分浸入组织,达到包埋支撑的作用。常用的透明媒剂有二甲苯、氯仿、苯和甲苯,透明时间为20分钟。

(4)浸蜡和包埋:经媒剂透明后的组织移入融化的石蜡内浸渗。浸蜡多选用熔点在58~62 ℃的石蜡,浸蜡时间应超过3小时。最后将浸过蜡的肾组织用石蜡包裹起来,称为“包埋”。

(5)切片:包埋好组织的蜡块经修整后即可在切片机上切片,切片厚度以1~3 μm为最佳,切好的组织片在30~35 ℃的温水中展开后置于载玻片上,于70 ℃的温箱中烤干待染色。

(二)肾组织切片的染色

肾组织切片只有经过染色,才能观察各种成分和病变。染色前应脱蜡,其程序与脱水包埋的顺序相反:先将石蜡切片浸入二甲苯中使石蜡溶解,继而浸入乙醇,从无水乙醇至70%的乙醇递减，最后用蒸馏水冲洗后便可染色。

肾组织光镜检查常规应用的染色方法有苏木素伊红染色(HE)、过碘酸雪夫反应染色(PAS)、六胺银染色(PASM)和马松(Masson)三色染色。

1. 苏木素伊红染色(HE)

切片脱蜡后入苏木素液染核，染完核水洗3分钟后置于1%的盐酸分化液中分化，再移至1%的氨水中进行蓝化，再用1%的伊红染胞浆2分钟左右，然后水洗、过无水乙醇及二甲苯溶液，留置二甲苯溶液中4小时以上，最后取出切片用树脂胶封片。

HE染色是各种组织病理检查中的常规染色。染完色后的组织细胞核呈紫蓝色，细胞质呈粉红色，基底膜、胶原纤维及肌纤维亦呈粉红色。HE染色可清楚地显示细胞核的形态，而细胞核又是细胞的主体，所以观察肾组织内细胞成分和特点时，应以HE染色为基本染色方法。

2. 过碘酸雪夫反应染色(PAS)

切片脱蜡后入1%的过碘酸10分钟，然后水洗5分钟除去过碘酸，再在待染组织上滴加新配制的Schiff试剂2～3分钟，加0.5%的偏重硫酸钠溶液洗切片2次，每次2分钟，然后水洗3分钟，苏木素液染核5分钟后，流水冲洗，再用1%的盐酸分化，1%的氨水蓝化，最后用乙醇脱水，二甲苯透明后封片。

PAS染色可充分显示组织内的糖蛋白成分，有利于观察肾小球毛细血管基底膜及系膜基质。PAS常以苏木素复染，可观察肾组织内的细胞成分，细胞核呈蓝紫色，基底膜、胶原纤维及肌纤维均呈红色。

3. 马松(Masson)三色染色

切片脱蜡后入2%的碘酒5分钟，然后水洗2分钟，用5%的海波浸泡5分钟后水洗切片，再用苏木素液染核5分钟，水洗后盐酸分化，氨水蓝化，再用Masson染液染色10分钟，然后用1%的醋酸液洗2次，1%的亮绿染色5分钟，1%的醋酸液洗2次，最后脱水、透明和封片。

Masson染色可观察基底膜、肾小球系膜及胶原纤维，而且可使肾内抗原抗体复合物显示出来。此染色可使细胞核呈紫红色，基底膜、肾小球系膜及胶原纤维呈蓝绿色，抗原抗体复合物呈红色。

4. 六胺银染色(PASM)

经前处理的切片入1%的过碘酸水溶液内染10分钟，再分别用自来水和蒸馏水洗，然后浸入5×铬酸水溶液中40分钟，浸完后可用1%的亚硫酸钠除掉铬酸，自来水洗数次，蒸馏水洗3～4次，入六胺银染液40分钟，20分钟后每5分钟镜下观察1次，观察前需用蒸馏水洗，直至基底膜被染为深棕色为止，蒸馏水洗4次，再入0.2%的氯化金水溶液1～2分钟，蒸馏水洗3次，再入五水硫代硫酸钠水溶液1～2分钟，用自来水和蒸馏水各洗数次，最后复染HE，脱水、透明、封片。

PASM染色对显示网状纤维及前胶原物质有特殊功效，有利于对肾脏基底膜成分和系膜基质的观察。PASM染色结果为基底膜、网状纤维及系膜内纤维成分呈黑色，细胞核呈蓝色，背景呈粉红色。

三、免疫荧光标本的制作与观察

(一)标本的切片制作

肾组织免疫荧光标本应在肾穿刺术后尽快切片保存。多数应用恒温冷冻切片,因其标本的抗原保存效果令人满意,故为最常见的免疫病理检查方法。

对未经任何处理的新鲜组织标本,先以浸透生理盐水的纱布包裹置于液氮内固形,然后在－20 ℃的恒低温冰冻切片机中切成 3～4 μm 厚的冰冻切片待用或保存。若标本不能及时切片,则应将包埋固形后的组织块置于－20 ℃以下的冰箱内密封保存。

(二)标本染色

1. 直接免疫荧光

用荧光素标记的相应的抗体直接与肾组织切片作用。一般常用羊抗人或兔抗人的免疫球蛋白、补体及纤维蛋白原的抗血清,以异硫氰荧光素或异硫氰四乙基罗达明作为标记荧光素。如果肾组织中含有相应抗原,就会与荧光抗体相结合,在荧光显微镜下显示荧光。

目前常见的用于肾活组织检查的免疫荧光抗体有 7 种,即用异硫氰荧光素标记的羊抗体 IgG、IgM、IgA,补体 C3、C4、C1q 及纤维蛋白原 Fib。

2. 间接免疫荧光

先用无荧光素标记的多种抗体(第一抗体)与肾组织抗原相结合,形成不发荧光的抗原抗体复合物,然后令其与标有荧光素的与第一抗体有特异作用的抗抗体(第二抗体)相结合,形成可发荧光的抗原-抗体-抗抗体-荧光素复合物。

(三)免疫荧光的检查

在荧光显微镜下观察肾组织的免疫荧光表现时,应记录:

(1)显示抗体或补体的种类:直接法即荧光抗体的种类,间接法即第一抗体的种类。

(2)荧光显示的部位:包括肾小球毛细血管壁、系膜区、肾小囊基底膜、肾小管基底膜、肾间质血管壁及肾间质细胞等。

(3)荧光显示的图像:即细线状、颗粒状还是团块状。

(4)荧光显示强度:低倍镜下不显示,高倍镜下似乎可见为“±”;低倍镜下似乎可见,高倍镜下可见为“＋”;低倍镜下可见,高倍镜下清晰可见为“＋＋”;低倍镜下清晰可见,高倍镜下耀眼为“＋＋＋”;低倍镜下耀眼,高倍镜下刺眼为“＋＋＋＋”。

四、电镜标本的制作与观察

(一)标本的切片制作

(1)固定:组织标本应立即置于 2.5％的戊二醛缓冲液中固定 2 个小时以上,然后置于 1-锇酸固定液中在室温下固定 1 个小时。

(2)脱水和包埋:首先依次用50%、70%、95%、100%的乙醇进行脱水,标本在每种浓度的乙醇溶液中停留30分钟,然后用氧化丙烯透明3次,共30分钟,再将氧化丙烯与Epon812工作液等量混合,对组织进行1~2小时的浸透,再用新鲜配制的Epon812工作液包埋组织,并加入促进剂(1%的DMP-30Q)以加速聚合,使之固化,然后将包埋有组织的Epon812固化块逐渐加温(37 ℃、44 ℃、60 ℃各24小时)使之聚合变硬,最后呈淡黄色透明状。

(3)切片:先用切片机切出厚度为1 μm的半薄切片,0.5%的亚甲蓝液染色5分钟,在光镜下找出病变明显之肾小球,标记出病变小球在组织上的位置,再用超薄切片机切出厚度为50 nm的切片,置于铜网的火棉胶薄膜上。

(4)染色:用5%的醋酸铀溶液在室温下染色20~30分钟;再以枸橼酸铅在室温下染20分钟。

(二)观察

电镜能显示各部位的微细结构,可区分细胞的类型、观察组织损伤的程度及各种特殊物质的出现,其定性和定位诊断很精确,是其他检查方法所不能取代的。

(三)临床意义

临床上许多疾病的明确诊断需要依赖于电镜检查,如微小病变、Alport综合征、薄基底膜肾病等。此外,早期膜性肾病、IgA肾病、狼疮性肾炎、膜增殖性肾炎等的电镜检查也都具有重要的意义。

下篇

第四章　尿路感染

第一节　细菌性尿路感染的常规诊疗

尿路感染(简称“尿感”)一般指的是发生在尿路的细菌性感染。尿感是所有的细菌性感染疾病中最常见的一种,多见于女性患者。根据我国的普查数据统计,尿感的发病率约为0.91%。

一、分类

凡有真性细菌尿者,均可诊断为尿感。根据真性细菌尿是否伴有尿感症状,可将其分为无症状性细菌尿(又称“隐匿性细菌尿”)和症状性细菌尿,前者是指患者有真性细菌尿而无尿感的临床症状,后者则既有真性细菌尿又有临床症状。此外,根据有无尿路功能上或解剖上的异常,尿感还可分为复杂性尿感和非复杂性尿感。复杂性尿感包括三种情况:①尿路有器质异常或功能异常,引起尿路梗阻,尿流不畅;②尿路有异物(如结石等)停留在导尿管中;③肾内有梗阻,如在慢性肾实质疾病基础上发生的尿感。非复杂性尿感则无上述情况。根据尿感是初发还是复发,可将其分为初发尿感(首次发作)和再发性尿感,后者又可分为复发和重新感染。复发是指治疗后尿菌转阴,但不久原先的致病菌又出现而引起尿感;重新感染是指治疗后尿菌转阴,另一种与原先不同的致病菌重新侵入尿路引起感染。

根据感染发生部位的不同,尿感又可分为下尿路感染和上尿路感染。前者主要指膀胱炎,后者主要指肾盂肾炎。肾盂肾炎又可分为急性和慢性。急性肾盂肾炎是指细菌入侵肾脏,引起急性间质-肾小管炎症;至于慢性肾盂肾炎,目前多数学者认为是下述情况所致:①反流性肾脏病;②慢性梗阻性肾脏病;③特发性慢性肾盂肾炎。其中以①最为常见,而③最为罕见。慢性肾盂肾炎通常发生在尿路存在解剖性或功能性梗阻的基础上,非复杂性尿路感染不论病史长短通常不会发生慢性肾盂肾炎。

二、致病菌

任何入侵尿路的细菌均可引起尿感。笔者曾报告过,常见的尿感致病菌是革兰阴性杆菌,占80%以上,其中以大肠杆菌最为常见,其他可见克雷白杆菌、产气杆菌、产碱杆菌和绿脓杆菌等;5%～10%的尿感由革兰阳性细菌引起,主要是粪链球菌和葡萄球菌,金黄色葡萄球菌很罕见。腐生性葡萄球菌引起的尿感较常发生于性生活频繁的女性。大肠杆菌最常见于无症状细菌尿、非复杂性尿路感染，或首次发生的尿感。医院内感染的尿感、复杂性尿感、复发性尿感和尿路器械检查后发生的尿感多为粪链球菌、变形杆菌、克雷白杆菌和绿脓杆菌所致，其中绿脓杆菌感染尤其常见于尿路器械检查后。变形杆菌多见于伴有尿路结石者，金黄色葡萄球菌则常见于败血症等血源性尿感。各种厌氧菌很少引起尿感。超过95%的尿感是由一种致病菌引起的，尿培养发现多于一种细菌同时生长时，很可能是收集标本时的污染所致，应注意排除。如反复培养结果均相同，且各菌种的菌落数均很多，则可拟诊为混合感染，膀胱穿刺尿培养可确诊。混合感染仅见于少数情况，如可发生于长期留置导尿管者，或肿瘤、尿路结石引起的尿路梗阻及神经性膀胱等。

三、发病机制

（一）感染途径

致病菌可经由以下途径进入尿路引起感染：

1. 上行性感染

是指肾的感染起源于粪源性微生物。粪源性致病微生物首先移行至尿道入口及其周围组织和前尿道，接着上行到膀胱，然后从膀胱上行至肾盂，最后侵入肾髓质部位。

由于女性生殖泌尿道特殊的生理、解剖特点，其肛门近端和粪便中的菌丛可能会移行至尿道入口处、阴道前庭和前尿道。男性由于尿道口与肛门在解剖上距离较远、尿道长及前列腺分泌液具有杀菌作用，因此通常不易发生尿路感染。细菌尿不常见于无前列腺病变或其他尿路内在性异常的患者。但对有同性恋性行为的男性而言，由于肛交使得粪便菌丛向包皮及前尿道移行变得很容易，因而同性恋男性尿路感染的发生率明显高于常人；女同性恋者亦因交叉感染而使尿路感染发病率增加。

2. 血行感染

细菌从体内的感染灶侵入血流并到达肾脏引起的感染。此种途径少见，在所有尿感中所占比例在3%以下。大肠杆菌一般不会引起血源性肾盂肾炎。临床上的血源性感染者多为金黄色葡萄球菌败血症患者。此外，变形杆菌、绿脓杆菌和粪链球菌偶尔也可引起感染。

3. 邻近器官感染

盆腔器官炎症、阑尾炎和结肠炎时，细菌可能通过淋巴管感染肾脏，但此种可能性很小。

（二）机体的防御

虽然细菌常可进入膀胱，但不一定都会发生尿感，这与机体的防御功能有关，具体表现在：①排尿可冲洗出绝大部分细菌，故当尿路通畅时，细菌难于在尿路停留；②动物实验证明，膀胱黏膜能分泌抑制致病菌的有机酸、IgG、IgA，亦可通过吞噬细胞的作用来杀菌；③尿液含高浓度的尿素和有机酸，pH低，均不利于细菌的生长；④男性前列腺液具有抗革兰阴性肠道细菌的作用。在排尿终末期，前列腺收缩可将前列腺液排入后尿道，起杀菌作用，这可能是男性尿感发生率低的主要原因之一。

（三）易感因素

1. 尿路梗阻

尿路梗阻为最重要的易感因素，有尿路梗阻者尿感的发生率较正常者高数倍。尿路梗阻可由尿路解剖或功能异常引起，包括结石、肿瘤、狭窄、先天性畸形或神经性膀胱等。尿路梗阻可导致尿流不畅，细菌不易被冲洗清除，在尿流淤积处大量繁殖，再加上梗阻以上部位的尿路组织所受的压力增加，影响了组织的血液供应和正常的生理功能，降低了黏膜的抵抗力，故易发生感染。

2. 膀胱输尿管反流及其他尿路畸形和结构异常

膀胱输尿管有反流者可因膀胱含菌尿液上行进入肾盂而引起感染。其他如肾发育不全、多囊肾、海绵肾、马蹄肾、游走肾以及其他肾、肾盂和输尿管畸形等患者均易发生尿感。

3. 尿路器械的使用

使用器械检查尿路不但会把细菌带入后尿道和膀胱，而且常会引起尿路损伤，故易发生尿感。尿管停留 1 天感染率可达 50%，停留 3～4 天则可达 90%以上。膀胱镜检查和逆行肾盂造影也容易引起感染，故应严格掌握适应证。

4. 代谢因素

慢性失钾可导致肾小管病损而易发生尿感；高钙血症可引起肾钙质沉着，易发生尿感；糖尿病患者无症状细菌尿的发生率为 20%，而且易出现并发症如肾脓肿、肾周脓肿和急性肾乳头坏死等。

5. 妊娠

妊娠是尿感的重要诱因。一般约 7%的孕妇有无症状细菌尿，年龄大者和经产妇发病率更高。这是因为：①妊娠时黄体素分泌增加，致使输尿管平滑肌松弛和蠕动减慢；②尿液化学成分的改变有利于细菌的生长；③妊娠子宫压迫输尿管。由于妊娠所致的尿路解剖和生理改变可持续至产后 8 周，故产后也常发生尿感。

6. 其他因素

任何慢性肾脏病均易发生肾盂肾炎，这是由于各种慢性肾脏病引起肾实质瘢痕，使部分肾单位尿流不畅（肾内梗阻）及肾血流不足所致；女性尿道旁腺炎、妇科炎症等均易引起尿感，细菌性前列腺炎是青年男性最常见的易感因素；降低全身抵抗力的因素，如需要长期卧床的严重慢性疾患、长期使用免疫抑制剂等也易引发尿感。

（四）病原菌的致病力

大肠杆菌是尿感最主要的致病菌。大肠杆菌的致病力与其菌体抗原（O 抗原）类型和荚膜抗原（K 抗原）有关。

细菌黏附于尿道上皮细胞表面的能力在尿感的发病中起重要作用。这种黏附性与细菌表面的纤毛关系密切。已知尿路上皮细胞表面的甘露糖受体对细菌有吸附作用，而细菌表面的纤毛可使细菌与甘露糖受体结合，纤毛越多，与甘露糖受体的结合力越大。在无膀胱输尿管反流的情况下，纤毛黏附于尿路上皮细胞的甘露糖受体是细菌上行至肾脏的重要机制。细菌入侵肾脏后，可直接破坏肾小管上皮，而死菌及其碎片可沉积在肾小管上皮表面并损伤肾小管，细菌内毒素通过激活补体系统破坏肾小管上皮导致肾盂肾炎和肾内瘢痕形成。

（五）免疫反应

在尿路感染，尤其是肾盂肾炎的病程中，常有局部或全身免疫反应的参与，包括体液免疫、细胞免疫和自身免疫反应。免疫反应会引起慢性肾盂肾炎。

四、流行病学

1岁以前尿感发生率为1%，男性与女性之比为3∶1，这是由于男性先天性尿路畸形较多之故。婴儿期以后则主要见于女性，从1岁以后到10岁，女性尿感发生率为1.2%，其中约70%为无症状细菌尿，男性仅为0.04%。女童在首次发生菌尿后，约80%有1次以上再发，再发中的80%为重新感染。未婚女青年尿感的发病率为2%，而已婚女性的发病率增至5%，这与女性成年后开始月经周期、性生活和妊娠等有关。60岁以上女性尿感的发生率为1%，但不一定有临床症状，有临床症状的尿感仍多见于生育年龄（18～40岁）的已婚妇女。约20%的妇女一生中可有1次以上有症状的尿感史，每年约10%的生育年龄妇女有1次以上的尿感发作。孕妇细菌尿的发生率为4%～10%。

成年男性除非存在慢性细菌性前列腺炎，否则极少发生尿感；至50岁以后，因常有前列腺肥大，尿感发生率随之增高，约为7%。总体来说，男性的发病率远较女性低，二者之比约为1∶10。

接受了肾移植的患者有35%～79%会发生尿感，是肾移植后最常见的细菌感染性疾病。在发生败血症的患者中，有60%是由此引起的。

五、临床表现

（一）临床表现

膀胱炎即通常所说的下尿路感染，是成年女性尿感的主要类型，占尿感总数的50%～70%。主要表现为排尿不适感，常伴有尿频、尿急和膀胱区不适，多有白细胞尿，偶可有血尿；常无明显的全身感染症状，但极少数患者可有腰痛和发热（通常不会超过38 ℃）；血白细胞计数常正常。膀胱炎常发生于性生活后，亦可见于妇科手术后、月经后及老年妇女有外阴瘙痒者。致病菌多为大肠杆菌，但在青年妇女中约有25%为凝固酶阴性之腐生葡萄球菌，偶可为变形杆菌、绿脓杆菌等。约40%的膀胱炎为自限性，在7～10天内可不治自愈。女性膀胱炎经治疗尿菌转阴之后，可再度发生（再发性膀胱炎）。再发的80%以上是重新感染。男性再发多是因为存在慢性细菌性前列腺炎。尿感在再发时常有症状。

（二）急性肾盂肾炎

该症状多发生于生育年龄妇女，临床表现有两组症状群：①尿路局部症状，表现为尿频、尿急和尿痛等下尿路症状，常伴有腰痛和叩痛；②全身感染症状，表现为寒战、发热、头痛、乏力、厌食、恶心、呕吐，常伴有血白细胞计数升高、血沉增快。有些肾盂肾炎患者的临床表现与膀胱炎类似，仅凭临床表现难以鉴别，需进一步做定位检查。

不典型尿感的临床表现多种多样，较常见的有以下几种：①以全身急性感染症状为主要表现，如寒战、发热、恶心、呕吐等，而尿路局部症状，如尿频、排尿不适、腰痛等不明显，易误诊为感冒、伤寒和败血症等；②尿路症状不明显，而主要表现为急性腹痛和胃肠功能紊乱的症状，易误诊为阑尾炎、胆囊炎和急性胃肠炎等；③以血尿、轻度发热和腰痛等为主要表现，易误诊为肾结核。

（三）无症状细菌尿

无症状细菌尿又称"隐匿性细菌尿"，指患者有真性细菌尿而无任何尿感症状。常在健康人群中进行筛选时，或因其他疾病作常规尿细菌学检查时发现。其发生率随年龄的增长而增加，超过 60 岁的妇女发生率可达 10%～12%。孕妇约有 7%有无症状细菌尿。

六、实验室和其他检查

（一）尿细菌培养

是诊断尿感的关键。凡是有真性细菌尿者，均可诊断为尿感。真性细菌尿是指清洁中段尿细菌定量培养的结果大于 10^5/mL。

（二）尿常规检查

尿色可混浊，常有白细胞尿，约半数患者有镜下血尿，多为 2～10 个/HP，常见于尿感急性发作时。极少数患者（不超过 5%）可有肉眼血尿，较多见于急性膀胱炎。尿蛋白常阴性或微量。如尿中有较多鳞状上皮细胞，表示尿液已被白带污染，要另取尿标本做检查。

（三）白细胞尿

白细胞尿即脓尿，指尿沉渣镜下白细胞大于 5 个/HP，对尿感的诊断有一定意义。临床医生初步诊断尿感常凭借症状和脓尿。

（四）其他检查

1. 血常规检查

急性肾盂肾炎患者血白细胞轻或中度增加，中性分叶核粒细胞增多，可有核左移，血沉加快。急性膀胱炎常无上述改变。

2. 肾功能检查

急性肾盂肾炎患者偶有尿浓缩功能障碍，但治疗后可恢复。

(五)影像学检查

尿路影像学检查的主要目的是了解尿路情况,以发现易感因素如结石、膀胱输尿管反流及尿路畸形等,有些因素经适当的内科或外科处理可以纠正。对女性患者而言,静脉肾盂造影的适应证为再发性尿感;而男性尿感患者首次发作也应做 X 射线和超声检查。长期反复尿感发作者,尤其是儿童有复发性尿感者,应作排尿期膀胱输尿管反流造影。在非常必要时才行逆行肾盂造影。在尿感急性期不作静脉肾盂造影。若患者急性肾盂肾炎症状持续 24 小时不减轻,应做超声检查以排除梗阻。

七、诊断与鉴别诊断

(一)诊断

尿感的诊断不能单纯依靠临床症状和体征,还要依靠实验室检查。凡是有真性细菌尿者,均应诊断为尿感。真性细菌尿是指:①膀胱穿刺尿定性培养有细菌生长;②导尿细菌定量培养菌落计数不低于 10^5/mL;③清洁中段尿培养菌落计数不低于 10^5/mL,但若临床上无尿感症状,则要求两次中段尿培养的菌落数均不低于 10^5/mL,且为同一种细菌。

(二)尿感的定位诊断

真性细菌尿的存在只表明有尿感,但菌尿究竟来自上尿路(肾盂肾炎)还是下尿路(膀胱炎)还需要进一步确定,即进行尿感的定位诊断。根据临床表现定位常不准确,因为上、下尿路感染的临床症状可有重叠。可以从临床方面定位,有下述三点者可拟诊为肾盂肾炎:①发热体温大于 38 ℃:有明显的肋脊角疼痛、叩痛和(或)压痛;②有尿感复发史者;③单剂或 3 日疗法失败者。有下述两点者可拟诊为肾盂肾炎:①致病菌为变形杆菌等少见细菌者;②复杂性尿感。在临床工作中,主要依靠下述方法定位:如为生育年龄妇女,以尿频、尿急和尿痛为主要症状者,可先给予单剂或 3 日疗法,如能治愈者,则多为膀胱炎;如在停止治疗 1 月内复发(绝大多数在 1 周内复发)者,则多为肾盂肾炎。

(三)鉴别诊断

有典型临床表现及尿细菌学检查阳性者诊断不难,但在不典型病例中易误诊为其他疾病。误诊或漏诊的原因主要是对本病临床表现的多样化认识不足,对本病的流行病学及易感因素注意不够,以及未及时做有关的实验室检查。尿感主要应与下列疾病相鉴别:

1. 尿道综合征

尿道综合征是指妇女有尿频、排尿不适等症状,多次定量培养结果阴性,而又排除了假阳性的可能。如以尿急、排尿不适为主诉,则约 70%的患者是真正的尿感患者,而剩下约 30%的患者是尿道综合征。该综合征有两种情况:①有白细胞尿者,在排除肾结核后可拟诊为微生物所致的尿道综合征,患者和其配偶多有不洁性交史,其病原体多为沙眼衣原体等微生物；②无白细胞尿者多为非微生物所致的尿道综合征，其病因未明，可能是一种焦虑性精神状态。尿道综合征在临床上很常见，常见于生育年龄的妇女，抗生素治疗无效，但常被误诊为尿感而长期使用抗生素。

2. 肾结核

肾结核的膀胱刺激征更突出，晨尿结核杆菌培养可呈阳性，而普通细菌培养阴性。尿沉渣可找到抗酸杆菌，静脉肾盂造影可发现肾结核虫蛀样 X 射线征。部分患者可有肺、生殖器等肾外结核病灶，且抗结核治疗有效，以此可用来进行鉴别诊断。但要注意的是，肾结核常可与普通尿感并存，因此当尿感患者经积极抗菌治疗后仍有尿频、排尿不适症状或尿沉渣异常时，应高度注意存在肾结核的可能，宜做相应检查。

八、治疗

尿感的主要治疗药物为抗生素。随着新的、更加有效的抗生素不断问世，对尿感的治疗效果也在不断提高，同时带来的不良反应也越来越多。怎样合理使用抗菌药物，以最低的不良反应取得最好的治疗效果，是一个非常值得重视的问题。

临床上，在无尿培养和获得药物敏感试验结果之前，一般宜选用对革兰阴性杆菌有效的抗生素，因尿感大多由大肠杆菌等革兰阴性杆菌引起，尤其是首发尿感患者多数可以治愈。如治疗 72 小时症状无改善，则应按药物敏感试验结果来选药，如已奏效则不必改药。一般尿体外药敏试验结果和临床效果的符合率仅为 70%～80%。药物治疗效果常受菌种和有无尿路梗阻等因素影响。复杂性尿感或在医院获得的感染耐药菌株较多，致病菌常为变形杆菌、绿脓杆菌等可对多种抗生素产生耐药性的细菌，故需根据药敏试验结果选择抗生素。

抗生素在尿和肾内的浓度要高，膀胱炎为膀胱浅层黏膜感染，仅要求抗生素在尿中有高浓度。肾盂肾炎是肾实质深部感染，因此要求抗生素在尿内和血中均有较高浓度，只有这样，才能使肾内达到有效浓度。对肾盂肾炎最好能选用杀菌剂。如头孢霉素类和喹诺酮类抗生素在血中浓度较高，且对常见的尿感有效，故为临床所常用。

尿感的疗效评定标准为：①见效是指抗生素治疗后复查尿菌阴性；②治愈是指抗生素治疗后尿菌转阴，在治疗后 1 周和 1 个月再追踪复查 1 次，如没有菌尿，或仅为重新感染，则可认为原先的尿感已治愈；③治疗失败是指在治疗后仍持续有菌尿存在或在追踪期间复发。

尿感的治疗目的包括预防或治疗全身败血症、缓解症状、清除潜伏的感染灶、消灭阴道中的致病菌株，预防长期可能出现的并发症等。急性尿感有发热等感染症状者应卧床休息。鼓励患者多饮水，勤排尿，每 2～3 小时排尿 1 次。可每日 3 次服用碳酸氢钠 1.0 g 以碱化尿液，减轻膀胱刺激征。

下面对临床上各类尿感的治疗分别予以阐释：

（一）年轻妇女急性单纯性膀胱炎

临床表现为尿频、尿急、夜尿和排尿不适，其他方面无异常。治疗目的有两方面：①清除下尿路表浅黏膜的感染；②根除阴道和下消化道致病性菌株。抗生素的选择目前倾向首选氟喹诺酮类抗生素，疗程目前临床上首选短程疗法，短程疗法又分两种：单剂疗法和三日疗法，且三日疗法较单剂疗法优越。已有研究表明：虽然两种方法对清除膀胱感染的疗效相同，但单剂疗法在清除肠道或阴道菌丛中的致病菌株方面疗效不佳，因此使用单剂疗法的尿感妇女更易发生尿感早期再发。

1. 单剂疗法

通常用头孢克肟 0.2 g 顿服，或左氧氟沙星 0.2 g 一次顿服。单剂疗法的优点是方法简便，患者易于接受，且对绝大多数尿感有效。但是，使用单剂疗法后必须在第 4～7 天复查，如无症状且尿培养阴性，则无需给予治疗；如有真性菌尿，则为隐匿性肾盂肾炎，应予以相应的抗生素治疗 14 天；如复查时有尿感症状，则需做尿定量培养和尿常规，如皆阴性，很可能是非微生物所致的尿频、排尿不适综合征；如仅有脓尿而无菌尿，可按衣原体所致之尿频、排尿不适治疗。应注意的是，单剂疗法的最大缺点是早期尿感复发率高。

2. 三日疗法

采用头孢克肟 0.2 g，每日 2 次；或左氧氟沙星 0.2 g，每日 2 次，均连用 3 天。

短程疗法不能用于下列有深部组织感染的高危险性尿感：所有的男性尿感患者；有明显肾盂肾炎症状的尿感；病程超过 7 天的尿感；尿路存在结构和功能缺陷的尿感；使用免疫抑制剂时发生的尿感；导尿管长期停留并发的尿感；疑似耐药性病原体引起的尿感。

（二）老年妇女急性单纯性膀胱炎

绝经后的妇女由于生育和骨盆肌张力下降，导致排尿终末期膀胱残余尿量明显增多，再加上雌激素缺乏引起阴道局部菌丛变化，阴道局部 pH 升高，以致尿道和阴道上皮细胞对病原体的易感性明显增加。因此，老年妇女有症状性或无症状性菌尿的发生率都较高。而且，老年妇女的下尿路症状（特别是有脓尿和尿细菌培养阴性时）除了可由细菌和衣原体引起外，还必须考虑其他可能，如生殖泌尿道结核、全身性真菌感染和侵犯到膀胱或尿路的憩室炎或憩室、脓肿。

治疗年轻妇女急性单纯性膀胱炎的方案同样也适用于老年妇女急性膀胱炎。有研究表明，雌激素替代疗法（阴道局部使用雌激素霜剂和口服治疗）可恢复绝经后妇女泌尿生殖道萎缩的黏膜，使阴道菌丛重现乳酸杆菌，降低阴道 pH，因而有利于预防尿感再发。

由于老年妇女的无症状性细菌尿特别常见，因此目前不主张使用抗生素治疗。

（三）女性急性单纯性肾盂肾炎

该疾患属于组织深部感染，有发生菌血症的危险，必须使用强力抗生素治疗。治疗的主要原则是尽早把对致病菌敏感的有效浓度抗生素输送至血液循环和尿路，最好使用静脉途径用药。

抗生素治疗有三个目的：①控制或预防尿路败血症的发生；②根除入侵的致病菌；③预防再发。为了完成上述目标，治疗方案的确立一般分为两部分：①为迅速控制全身性败血症，首先应予胃肠外给药；②在控制了全身性败血症以及肾盂肾炎引起的急性炎症并发症后，改为口服抗生素清除致病菌以预防早期再发。

开始治疗选用的抗生素应满足下面两个要求：①致病菌应该对所选用的抗生素敏感；②对特殊的患者，应该能够保证所选用的抗生素在血液循环中迅速达到充分有效浓度。可以选用头孢克肟和喹诺酮类抗菌药物，口服治疗完成整个疗程。一旦发热消退达24小时，就应避免继续进行胃肠外给药治疗，此时可改用口服头孢克肟或1种喹诺酮类药物，并完成14天的疗程。对于病情复杂、以前有急性肾盂肾炎反复发作和最近有过尿道器械检查史的急性肾盂肾炎患者，可选用广谱的头孢菌素三代（如头孢曲松和氨曲南）以及亚胺培南/西司他汀复方制剂（倍能）等。

（四）妊娠合并尿感

妊娠合并尿感在治疗上与一般尿感类似，宜选用毒性较小的抗菌药物。由于妊娠妇女合并尿路感染最常见的致病菌是大肠杆菌，故初发者或单纯性尿路感染患者推荐使用三日疗法而不主张用单剂疗法；复发性尿感应予以恰当的抗生素药物治疗6周；反复发作的尿路感染建议预防性使用抗生素；有专家推荐患急性肾盂肾炎的孕妇首选第二、三代头孢菌素静脉滴注，并住院治疗。

（五）再发性尿感

再发性尿感在女性中很常见，其中80%的患者是重新感染。再发性尿感患者应做尿路X射线检查，必要时还要做其他有关的泌尿系统检查，以确定尿路有无畸形、梗阻或膀胱输尿管反流等可引起尿流不畅的易感因素。如有畸形或梗阻等应予以纠正，否则尿感治疗后又容易再发。尿感再发可分为复发和重新感染两种。

1. 重新感染

重新感染是指尿感经治疗后症状消失，尿菌转阴，而经过一段时间（多超过1个月）后另一种与原先不同的细菌重新侵入尿路引起感染。其治疗方法与首次发作相同。药物预防应选用低剂量时就有效、不良反应少、对大肠内菌丛的构成和对抗菌药物敏感性影响甚少的药物。例如，可每晚使用左氧氟沙星0.2 g作预防性治疗，服用半年。

2. 复发感染

复发感染是指经治疗后症状消失、尿菌转阴后，在1个月内尿感再次出现，且其致病菌与原先的致病菌相同。复发感染时，多数患者有尿感症状。复发感染常见于肾盂肾炎，特别是复杂性肾盂肾炎患者。女性患者复发的主要原因是：①肾的深部组织感染，14天抗菌疗程仅能抑制而未能肃清致病菌；②尿路有解剖上或功能上的异常，如肾结石等。对复发的治疗与重新感染不一样，应按药敏试验结果选择敏感抗生素，并口服在允许范围内的最大剂量，行6周疗程。

（六）男性尿感

患者多为年轻男性，引起尿感的病原体往往是经性传播微生物（如沙眼支原体）；而大于35岁的男性尿感的致病菌主要是各种球菌。50岁以前的男性尿感相当少见，发生者常伴有前列腺炎或尿路异常；50岁以后的男性由于前列腺增生，因此易发生尿感。治疗尿感的抗菌药物起初对急性前列腺炎的疗效会很好，然而在常规疗程后尿感经常会复发。患有慢性细菌性前列腺炎的青壮年男性尿感患者的感染源是前列腺，由于绝大多数抗革兰阴性菌的抗菌药物不能进入前列腺液内，故难以治愈。男性尿感患者可选用喹诺酮类药物，治疗方法如下：①选用长程低剂量抗菌疗法；②每次复发均给予同样的疗程；③如有手术指征，应尽量用外科手术纠正尿路的异常。

（七）留置导尿管引起的尿路感染

在医院内获得的感染中，由留置导尿管而引起的尿路感染是最常见的一种。留置导尿管易并发尿感的主要原因如下：①引流系统不合理；②女性患者；③糖尿病患者；④机体抵抗力低下；⑤尿道周围革兰阴性杆菌繁殖；⑥留置尿管使得尿路上皮与病原体之间的附着关系改变；⑦留置导尿管时间过长。如患者有尿感症状（症状性尿感，主要表现为发热等），应立即予以抗生素治疗。对无症状的细菌尿患者应暂不治疗，直至导尿管拔除后再治疗，因为治疗只会导致发生耐药性细菌感染。

（八）无症状性菌尿

绝大多数学者认为，在成人的无症状性菌尿中，只有孕妇需积极治疗，因治疗对保护母亲和胎儿均有好处。如有真性细菌尿，不论有无症状，都应给予 14 天抗菌药疗程。如经治疗后仍有菌尿，则应进行长程低剂量预防性治疗。非妊娠妇女的无症状菌尿一般不予治疗，因经长期观察发现，即使不治疗也未见明显的不良后果。老年人的无症状菌尿一般不予治疗，因老年人不能长期持续保证没有菌尿，且治疗与否与其寿命无关。尿路有复杂因素的患者不少有无症状菌尿，因常不能根治，故一般也不宜给予治疗。

（九）无菌性尿频、排尿不适综合征

本病亦称“尿道综合征”，约占尿频、排尿不适女性患者的 25%。如能排除结核菌、真菌和厌氧菌等感染，则可分为由微生物引起的尿道综合征和由非微生物引起的尿频、排尿不适综合征两类。前者可选用左氧氟沙星 0.2 g，每日 2 次，连服 7～14 天，且夫妇双方同时服药，常能奏效；后者使用抗菌药物无效，

九、尿感的病程、经过和预后

经抗菌等治疗后，90%的非复杂性急性尿感患者可被治愈，约 10%可转为持续性细菌尿或反复再发。

复杂性尿感临床治愈率低，也容易复发，除非纠正了尿路解剖上或功能上的异常，否则极难治愈。持续性细菌尿或反复复发的尿感患者中，复杂性尿感患者超过半数。

十、尿感的并发症

重症肾盂肾炎患者经治疗后，若仍有持续性高热和血白细胞显著增加，应警惕发生并发症的可能。尿感的严重并发症主要有：

(一)肾乳头坏死

肾乳头坏死是肾盂肾炎最严重的并发症之一,常发生在严重肾盂肾炎伴糖尿病或尿路梗阻时。可并发革兰阴性杆菌败血症,或导致急性肾衰竭。

(二)肾周围脓肿

肾周围脓肿常由严重肾盂肾炎直接扩展而来(占90%),致病菌多是革兰阴性杆菌,以大肠杆菌为最常见。患者多有糖尿病和尿路结石等易感因素。临床表现除肾盂肾炎症状加剧外,还常出现明显的单侧腰痛和压痛,向健侧弯腰时疼痛加剧。X射线腹部平片、超声检查、肾盂造影和(或)肾断层照片有助于诊断。治疗时宜及时给予强有力的抗生素并加强支持疗法,有适应证时应外科手术切开引流。

(三)肾盂肾炎并发感染性结石

变形杆菌等可分解尿素的细菌所致之肾盂肾炎常可引起该并发症。由此引起的肾结石(占结石病因的15.4%)为感染性肾结石,这种结石的成分以磷酸铵镁为主,结石的小裂隙内常藏有致病菌。因抗菌药物不易到达该处,故常导致尿感治疗失败。感染加尿路梗阻可导致肾实质较快被破坏,肾功能损害。

(四)革兰阴性杆菌败血症

该症多发生于急性症状性尿感患者,特别是使用膀胱镜检查或使用导尿管后(长期留置导尿管者更易发生)。严重的复杂性肾盂肾炎,特别是并发急性肾乳头坏死者也易发生革兰阴性杆菌败血症。偶可见于严重的非复杂性肾盂肾炎。革兰阴性杆菌败血症来势凶险,表现为突然寒战、高热,常引起休克,预后较差。

十一、预防

尿感致病菌的入侵途径主要是上行性感染,故预防的方法包括:

(1)坚持多饮水,每2～3小时排尿1次,以冲洗膀胱和尿道,避免细菌在尿路繁殖。这是最实用和有效的预防方法。

(2)注意阴部清洁,以减少尿道口的细菌群。特别是女性患者在月经、妊娠和产褥期尤应注意。男性如包皮过长应注意清洁,包茎者应予以矫治。

(3)尽量避免使用尿路器械。必需使用时,要严格无菌操作。在尿路器械使用48小时后,宜做尿培养,以观察有无尿感发生。在尿路器械检查之前已有菌尿者,应先服抗菌药以控制感染。以往有反复尿感史或尿路有异常者,在尿路器械检查前后48小时内宜服用抗生素以预防感染。

(4)必须留置导尿管时,在插导尿管的同时服用抗菌药可延迟尿感的发生。但3天后虽继续服用抗菌药仍无预防作用。

(5)与性生活有关的反复发作的尿感患者,于性生活后宜立即排尿,并按常用量服用1个剂量的抗菌药作预防。

第二节 慢性肾盂肾炎的常规诊疗

慢性肾盂肾炎的诊断标准为：有一般慢性间质性肾炎的表现，同时有肾盂、肾盏纤维化和变形，再加上病史或细菌学上有明确的尿感证据。

一、病因

尿路无复杂情况时极少发生慢性肾盂肾炎，有复杂情况时则会发生。因此，慢性肾盂肾炎主要包括以下三种情况：①梗阻性肾盂肾炎，是由于尿路梗阻并发感染引起的；②伴有反流的肾性肾盂肾炎，是由于膀胱、输尿管反流引起的；③少数特发性慢性肾盂肾炎，其发病机制不明。

二、病理改变

慢性肾盂肾炎，除一般慢性间质性炎症改变外，肾外观可凹凸不平，两侧肾可大小不等，有不规则皮质瘢痕，可导致肾盏、肾盂变形，肾盂、肾盏有慢性炎症和纤维化，皮质厚薄不规则，双肾不规则缩小，导致固缩肾。

三、临床表现

在慢性肾盂肾炎漫长的病程中，大部分时间可无明显的临床症状，主要临床表现可分为两大类：①直接与感染相关的临床表现；②与肾组织损伤程度及定位有关的临床表现。尽管有时出现急性肾盂肾炎发作，但与感染相关的临床症状及体征往往较轻微，常见无症状性细菌尿、下尿路刺激症状（如尿频和排尿困难、腰部和腹部不适）以及间歇性低热等。相反，与长期的小管间质损害所致的生理性异常相关的临床表现更为显著，如高血压、钠丢失、浓缩功能减退及易发生高钾血症和酸中毒等。慢性肾盂肾炎患者出现上述异常往往与肾衰竭程度不成比例，而且常可出现明显的多尿、夜尿增多、高钾血症和酸中毒。此外，这部分患者由于肾浓缩功能障碍，特别容易出现脱水。

四、实验室检查

（一）尿与肾功能化验

化验项目与一般的慢性间质性肾炎相同，但可间歇出现真性细菌尿。在急性发作时，患者表现与急性肾盂肾炎相同，尿培养多有真性细菌尿。24 小时尿蛋白定量是慢性肾盂肾炎的一个重要预后指标，大部分患者尿蛋白小于 1 g/24h。小部分患者可出现严重蛋白尿，甚至肾病综合征。

（二）影像学检查

影像学检查（如 X 射线、静脉肾盂造影、CT、超声等）具有重要的意义，可发现慢性肾盂肾炎征象，即局灶的、粗糙的皮质瘢痕，伴有邻近的肾盏变钝或呈鼓槌状变形。肾盂有时亦可变形，出现扩大、积水等现象。

(三)肾活检

肾活检对确诊慢性肾盂肾炎的意义不大。

五、诊断

慢性肾盂肾炎的确诊依赖于病理学检查或出现特征性排泄性尿路造影的放射学发现。病理学检查可发现肾脏皮质部瘢痕及相应部位下面的乳头收缩和肾中盏变钝、扩张，且瘢痕最常见于肾脏的上、下极部位。

六、治疗

在有症状尿感发作时即予以治疗，方法同尿感。症状性尿感再发频繁者，宜采用长程低剂量抑菌疗法。其他一般治疗与尿路感染相同。

第三节　真菌性尿路感染的常规诊疗

全身性真菌感染常可经血流侵入尿路，这种情况颇为常见；但局限于尿路的真菌感染则甚罕见，其常为上行性感染，发病人数约为尿路感染患者总数的0～4.8%。

一、病因

许多真菌都可引起尿路感染，但最常见的是白色念珠菌。常发生于糖尿病、留置尿管、恶性肿瘤、免疫功能障碍和自身免疫性疾病者，亦易发生于长期使用抗生素、激素及免疫抑制剂的病者。

二、临床表现

全身性真菌感染可无症状而仅有脓尿，亦可有明显尿路感染症状，甚至发生肾衰竭。临床可分为以下几个类型：

(1)肾盂肾炎型：临床表现与细菌性肾盂肾炎相同，可表现为急性或慢性，女性较多见。

(2)膀胱炎症型：有膀胱刺激征，有时在膀胱内可发现大量的真菌球。

(3)输尿管梗阻型：由真菌球引起典型的急性输尿管梗阻，可导致肾盂积液甚至无尿。

(4)肾乳头坏死型：临床表现与一般肾乳头坏死相同，X射线静脉肾盂造影可发现多个不规则的小空洞。

三、诊断

提高真菌性尿路感染诊断率的关键在于提高对本病的警惕性，在有基础疾病（如糖尿病等）和医源性因素（如长期使用激素或抗生素）者、尿中有少量白细胞而细菌培养呈阴性者、镜检小便有大量真菌者均需警惕真菌性尿路感染的发生。在男性的清洁中段尿标本或女性导尿标本中，凡真菌培养阳性都意味着是真菌感染。真菌所致的尿路感染可由血液播散，亦可发生上行性感染。如果是局限性尿路感染，则多为上行性，故真菌性阴道炎和肠道真菌感染患者均易发生真菌性尿路感染。

四、一般治疗

真菌性尿路感染，如能早期诊断、治疗，疗效佳。

1. 除去不利因素

方法包括治愈或控制基础疾病（如控制糖尿病）、除去医源性因素（如停用激素和抗生素）等，均有助于真菌性尿路感染的治疗。

2. 药物治疗

药物治疗包括全身和局部使用抗真菌药，如可用两性霉素 B(50 mg/100 mL)冲洗膀胱。若需全身用药时，可用静脉滴注氟康唑、酮康唑等方法进行治疗。此外应碱化尿液。用药至症状消失，尿无真菌（每周检查 1 次，连续 2 次）时，方可停药。

第四节 尿路感染的中医辨证施治

尿路感染属于中医“淋证”“腰痛”等病证的范畴。如《金匮要略》指出：“淋之为病，小便如粟状，小腹弦急，痛引脐中。”本病的内因是素体禀赋不足，肾元亏虚，外因是湿热之邪下注膀胱。如《诸病源候论》指出：“肾虚则小便数，膀胱热则水下涩，数而且涩，则淋沥不尽。”因肾与膀胱互为表里，肾脏虚损，膀胱气化失利，湿热之邪则易侵入膀胱，导致膀胱气机不畅。反之，若膀胱受邪，湿热内蕴，可波及于肾。因此，本病主要的中医病机是湿热毒邪蕴结肾与膀胱所致，属于实证居多。根据“急则治其标”的原则，治疗以清利下焦湿热为主，邪去则正安。慢性肾盂肾炎属中医“劳淋”病证范畴，病变过程中多为虚证，故治疗中应标本兼顾，且应多考虑治本。

一、辨证施治

（一）膀胱湿热

1. 症状

尿频，尿急，尿痛，小腹胀痛，小便混浊或短赤，大便秘结，常伴畏寒发热，口渴或有腰痛拒按，舌质红，苔黄腻，脉滑数。

2. 治法

清热泻火，利湿通淋。

3. 方药

八正散：

车前子 30 g	石韦 12 g	瞿麦 9 g	萹蓄 9 g
通草 12 g	栀子 9 g	甘草 3 g	蒲公英 30 g
金银花 20 g	连翘 20 g	半枝莲 15 g	

随证加减：

见寒热口苦者加柴胡 20 g、黄芩 10 g、半夏 10 g；口舌生疮者加淡竹叶 10 g、黄连6 g；小腹坠胀者加乌药 9 g、川楝子 12 g；小便红赤者加茜草 9 g、白茅根 15 g。

（二）肝胆郁热

1. 症状

寒热往来，尿频而痛，不思饮食，恶心呕吐，口干口苦，小腹胀痛，舌质红，苔黄，脉弦数。

2. 治法

清利肝胆，解毒通淋。

3. 方药

龙胆泻肝汤：

龙胆草 6 g	泽泻 9 g	通草 12 g	车前子 15 g
柴胡 6 g	黄芩 10 g	栀子 10 g	生地 10 g
半枝莲 15 g	甘草 5 g	蒲公英 30 g	

随证加减：

热重者加金银花 30 g、连翘 15 g、土茯苓 15 g；湿重者加滑石 10 g、蔻仁 10 g；呕吐者加竹茹 10 g、陈皮 10 g。

（三）气阴两虚、膀胱湿热证

1. 症状

尿频，尿色黄赤，遇劳加重或复发，倦怠乏力，小腹不适，手足心热，舌质红、少津和（或）脉沉细或弦数或滑数。

2. 治法

益气养阴，清利湿热。

3. 方药

葵花五淋散加减：

天葵子 15 g	野菊花 30 g	连翘 15 g	苦参 6 g
生地 15 g	石苇 12 g	海金沙（包煎）15 g	萆解 12 g
党参 15 g	山药 30 g	甘草 6 g	

(四)肾阴不足、膀胱湿热证

1.症状

尿频而短,腰酸痛,手足心热,小腹不适,尿热,口干舌燥,小便涩痛,舌红少苔和(或)脉细数或滑数。

2.治法

滋补肾阴,清利湿热。

3.方药

知柏地黄汤加味:

知母 12 g	黄柏 6 g	生地 15 g	熟地 15 g
山药 30 g	山萸肉 12 g	丹皮 12 g	茯苓 18 g
泽泻 12 g	车前子(包煎)30 g	瞿麦 12 g	萹蓄 12 g
半枝莲 15 g			

(五)阴阳两虚、湿热下注证

1.症状

尿频,欲出不尽,遇冷加重;小腹凉;腰酸痛;夜尿频;舌质淡,苔薄白和(或)脉细弱或沉细。

2.治法

滋阴助阳,清利湿热。

3.方药

肾气丸加减:

熟地 15 g	山萸肉 12 g	枸杞子 15 g	山药 30 g
巴戟天 12 g	淫羊藿 12 g	制附子 9 g	车前子(包煎)30 g
瞿麦 12 g	萹蓄 12 g	薏苡仁 30 g	败酱草 30 g
半枝莲 15 g			

二、我科经验及各家学说

董志刚教授[1]认为,对于久治不愈、极易复发的尿路感染大多可以从肝论治。在病因病机上,从肝经循行、肝主疏泄以及肝主藏血三方面进行论述。在辨证治疗上,根据患者所处的不同病理阶段和临床表现,常将再发性尿路感染分为肝气郁结证、肝火炽盛证、肝胆湿热证、肝血虚证、肝肾阴虚证以及肝阳上亢证,分别采用疏肝理气、清肝泻火、清热利湿、养血柔肝、滋补肝肾和平肝潜阳的治法。董教授认为湿邪贯穿劳淋始终,所以无论在任何证型的治疗中均应适量加入淡渗利湿之品,并根据患者病情少佐扶助正气、活血化瘀之品。

董园莉等[2]对和法通淋汤(黄芩 15 g、金银花12 g、紫花地丁 12 g、瞿麦12 g、篇蓄 12 g、白花蛇舌草 30 g、白茅根 30 g、淡竹叶 12 g、野菊花 12 g、半枝莲 12 g、炒车前子 30 g、连翘 12 g、泽泻 12 g、牛膝 12 g、金钱草 15 g、益母草 12 g、甘草 12 g)治疗108 例寒热错杂型复发性泌尿系感染患者的结果进行了分析后发现：近期治愈率治疗组为89.81％，对照组为62.4％，差异有显著性意义；总有效率治疗组为96.30％，对照组为78.70％，差异有显著性意义，且治疗组复发率低于对照组。同时，治疗组对尿频、尿急、尿痛等主要临床症状及寒热错杂证的主要证候（下肢冷、口干、心烦等）的消除率优于对照组，两组均于治疗前后检测血常规及肝、肾功能，未见明显异常。这表明和法通淋汤治疗寒热错杂型复发性泌尿系感染临床疗效显著，且安全可靠。

康开彪等[3]对清利通淋汤（金银花、连翘、车前草、白茅根、虎杖、生地黄各30 g，黄芩10 g，竹叶、甘草各6 g）加减治疗120例泌尿系感染患者进行了临床观察后发现：痊愈率治疗组为81.67％，对照组为62.50％；总有效率治疗组为95.00％，对照组为95.83％。两组比较，差异均有显著性意义；两组治疗前后尿频、尿急、尿痛等临床症状差异显著；两组均于治疗前后行血、尿常规及肝肾功能检查，未见明显异常。这表明清利通淋汤治疗泌尿系感染（热淋）临床疗效显著，可明显改善临床症状，提高病菌清除率，且安全可靠。

周鹰[4]通过对临床患者进行观察、分析、总结后认为，虽然淋证的病因病机复杂，又有气、血、膏、石、热、劳等之分，其病机总括言之，不外正邪两端。“正气存内，邪不可干，邪之所凑，其气必虚”，正气之虚，以脾肾为主，兼及于肝，脾失健运，肾阴亏虚多见，邪气之实，在于湿热、瘀血、气结。在淋证的发生发展过程中，脾运不足、肾阴耗伤、湿热内困、膀胱气化不利是淋证贯穿始终的主要特点。

魏道祥[5]应用开泄复方治疗了81例尿路感染热淋证患者，其中治疗组55例，以开泄复方治疗，方药为薤白25 g、瓜蒌仁20 g、滑石（包煎）15 g、茯苓12 g、泽泻12 g、石菖蒲12 g、黄柏12 g、栀子12 g、制半夏10 g、桔梗6 g、甘草梢3 g；对照组26例，采用西医常规治疗。结果发现，治疗组的临床疗效、治疗后症状体征消失时间、实验室检查转阴时间均明显优于对照组。这说明开泄复方具有清热利湿通淋的功用，且功效优于西药治疗，完全可用于尿路感染热淋证的治疗。

董襄国教授[6]认为，老年性尿路感染为湿热下注和肾虚。因湿热长期不去，虚耗肾气，肾气不足，易染湿热。治疗时不可苦寒、清利太过，以免重伤肾气，应以补肾为法，调补真元，于补肾之中佐以利湿行气之品。

周家俊[7]认为，本病病机在于肾虚，而以肾精不足与肾气亏虚两方面为主要表现。相对于肾虚为致病之本，膀胱湿热则为致病之标。周家俊认为膀胱湿热的范畴于劳淋急性发作时应包含湿、热、毒三邪。

翟晓丽[8]研究了六味地黄丸对68例绝经期后反复尿路感染患者的防治作用，其中治疗组36例，口服六味地黄丸（浓缩丸）；对照组32例，口服谷维素，观察2个月。两组均予对症处理。结果表明：治疗组尿路感染次数显著减少，对照组变化不大，且治疗组尿感次数显著低于对照组；治疗组每次尿感的近期治愈时间显著短于对照组，治疗组中医证候积分值较治疗前下降显著，且其下降幅度亦显著优于对照组；治疗组尿SIgA及血雌二醇水平均提高显著，而对照组变化不明显。这说明六味地黄丸对绝经期后发生的反复尿路感染有显著的预防与治疗作用，值得在临床上推广应用。

王欣益[9]应用益气通淋汤（黄芪30 g、党参20 g、车前草20 g、石韦20 g、黄芩15 g、柴胡15 g、麦冬15 g、败酱草30 g、白头翁30 g、灯芯草9 g、黄连6 g、肉桂6 g、天花粉

15 g)治疗 58 例慢性尿路感染患者的总有效率为 96.50%,这表明益气通淋汤可有效治疗慢性尿路感染,并预防其复发。

参考文献

[1]李婷婷.董志刚教授从肝论治再发性尿路感染经验介绍[J].辽宁中医药大学学报,2012,01:145-146.

[2]董园莉,王少杰,段振静,等.和法通淋汤治疗寒热错杂型复发性泌尿系感染 108 例[J].环球中医药,2014,02:130-132.

[3]康开彪,潘文,王煜,等.清利通淋汤治疗泌尿系感染 120 例临床观察[J].新中医,2010,11:47-48.

[4]马燕.周鹰治疗淋证临床经验总结[D].北京中医药大学硕士学位论文,2008.

[5]魏道祥.开泄复方治疗尿路感染热淋证 55 例[J].辽宁中医杂志,2011,02:302-304.

[6]郑燕,王进波,董襄国.董襄国治疗老年性尿路感染经验[J].浙江中医杂志,2014,12:901.

[7]刘妍妍,周家俊.周家俊治疗绝经后反复尿路感染经验[J].山东中医杂志,2015,08:620-621.

[8]翟晓丽.六味地黄丸对绝经期后反复尿路感染防治作用的临床研究[J].世界科学技术,2006,02:99-101.

[9]王欣益.益气通淋汤治疗慢性尿路感染 58 例[J].中国当代医药,2010,06:85-88.

第五章　隐匿性肾炎

第一节　隐匿性肾炎的常规诊疗

隐匿性肾小球肾炎又称无症状性蛋白尿及(或)血尿，是指轻至中度蛋白尿和(或)血尿，不伴有水肿、高血压和肾小球滤过率减少。本病多偶然地被发现，可呈持续性或反复发生。

一、临床表现

隐匿性肾小球肾炎大多起病隐匿，或突然出现肉眼血尿，无其他泌尿系统症状，肾功能大多正常，主要临床表现为尿异常。临床上可分为三种类型。

(一)无症状性血尿

此类患者多为青年人，患者无临床症状和体征，偶于体检时发现有镜下肾小球源性血尿，持续性或反复发作。部分患者于剧烈运动后、高热、上呼吸道感染、饮酒等情况下可出现一过性的肉眼血尿，并于短时间内迅速消失。血尿发作时可出现腰部酸痛。因反复发作，故又称良性复发性血尿。这种类型多见于 IgA 肾病，亦可见于非 IgA 系膜增生性肾小球肾炎、局灶性节段性肾小球肾炎、薄基底膜肾病。

(二)无症状性血尿和蛋白尿

本病的血尿呈发作性，蛋白尿可持续存在。在血尿发作期间，蛋白尿也加重，血尿消失后蛋白尿随之减轻，病情及预后较单纯性血尿明显严重。又由于其不伴高血压、水肿、肾功能减退等，因此患者往往不能及时就诊，易造成早期漏诊，临床上对此应高度警惕。此类型多见于系膜增生性肾炎、局灶性肾小球硬化症及 IgA 肾病。

(三)无症状性蛋白尿

本病多见于青年男性，呈持续性蛋白尿，尿蛋白定量通常在 2 g/d 以下，以白蛋白为主，尿沉渣无红细胞或少见。无症状性蛋白尿可以持续多年，预后良好。组织学上多为微小病变和轻度系膜增生性肾炎、IgA 肾病早期，有的甚至无任何明显病变。

二、诊断及鉴别诊断

隐匿性肾炎诊断较为困难，需进行多种检查，排除其他疾病，方可确诊。

（一）尿红细胞

无症状性血尿患者的血红细胞形态对区分肾小球源性或非肾小球源性血尿有帮助，但不绝对，仅可供筛选。原发性肾小球疾病尿红细胞形态变化多端，但需排除各种继发性肾小球疾病（如过敏性紫癜、系统性红斑狼疮等）及遗传性肾脏疾病（如遗传性进行性肾炎等）。肾活检可帮助确诊。对红细胞形态正常的血尿患者，应先做尿路检查，包括彩超、静脉肾盂造影、膀胱镜、前列腺检查等，必要时行肾动脉造影、肾脏 CT 或核磁共振（MRI）检查，以排除结石、结核、肿瘤等疾病。老年患者尤应首先做上述检查，并连续观察数年以上，方可排除泌尿外科疾病所致血尿。

（二）尿蛋白

无症状性蛋白尿应多次检测尿蛋白，以肯定是否为持续性蛋白尿，排除发热、剧烈运动等所致的一过性蛋白尿。儿童及青少年可发生体位性蛋白尿。功能性蛋白尿和体位性蛋白尿在诊断时必须慎重，应长期随访。对持续性蛋白尿患者要进行尿蛋白定量及成分分析，尿蛋白 2 g/d 以上者多为肾小球疾病所致。可通过凝胶电泳区分大、中、小分子蛋白，并用放射免疫法测定各种特异性尿蛋白。肾小球疾病所致蛋白尿多以白蛋白为主，是非选择性蛋白尿，含免疫球蛋白 IgA 成分；肾小管性蛋白尿主要成分为小分子蛋白和 β_2-微球蛋白，尿中溶菌酶含量增高，而血中水平正常。糖尿病肾病早期可以在很长时间内表现为微量白蛋白尿，狼疮性肾炎等继发性肾小球疾患均可表现为无症状性血尿和蛋白尿，需根据各自的基础病变表现进行相应检查以逐一排除。原发性肾小球疾病所致的无症状性蛋白尿患者一般不需要立即进行肾活检，随访中若发现蛋白尿加重或伴血尿、高血压、水肿等表现，应及时进行肾活检，以明确病理类型及病变程度。

三、一般治疗

无症状性血尿无有效治疗方法，但总的预后较好。急性感冒时应及时控制炎症，注意勿过劳；对无症状性血尿伴蛋白尿者，行肾活检明确病理类型后应给予相应治疗。无症状性蛋白尿患者因 24 小时尿蛋白定量不多，所以初期不必应用肾上腺皮质激素及细胞毒性药物进行治疗，可试用雷公藤多苷。

第二节　隐匿性肾炎的中医辨证施治

隐匿性肾小球肾炎属于中医“血尿”“腰痛”等病证范畴，其病因为肾元亏虚，肾之气阳不足和封藏失职，精关不固，感受风寒湿等邪气。其病位在肾，涉及肝脾，发作期多因外感诱发，稳定期以脾肾亏虚、气阴两虚为主。治法宜疏风清热，凉血止血，健脾补肾，益气养阴。

一、辨证施治

(一)脾肾气虚

1. 症状

腰酸腿软,耳鸣头晕,食欲缺乏,面色萎黄,神疲体倦,少气懒言,舌淡胖有齿印,苔白,脉沉缓。

2. 治法

健脾固肾。

3. 方药

大补元煎加减:

党参 18 g	北芪 30 g	熟地 15 g	杜仲 12 g
枸杞子 15 g	当归 10 g	白术 10 g	茯苓 15 g
炙甘草 6 g			

(二)气阴两虚

1. 症状

神疲体倦,少气懒言,口干咽燥,手足心热,舌质偏红,少苔,脉细弦。

2. 治法

益气养阴。

3. 方药

生脉散加减:

党参 12 g	麦冬 24 g	五味子 6 g	山药 30 g
生地 12 g	茯苓 12 g	泽泻 10 g	黄芪 20 g
旱莲草 12 g	女贞子 10 g		

(三)肝肾两虚

1. 症状

腰膝酸软,头晕耳鸣,视物昏花,口干咽燥,手足心热,舌红少苔,脉细数。

2. 治法

滋养肝肾。

3. 方药

杞菊地黄丸加减:

生地 15 g	山萸肉 15 g	山药 30 g	丹皮 10 g
茯苓 10 g	泽泻 10 g	女贞子 15 g	菊花 10 g
枸杞子 12 g			

(四)阴虚火旺

1. 症状

小便频数、短赤、带血,头晕目眩,耳鸣,神疲乏力,口干心烦,颧红潮热,腰膝酸软,舌质红,少苔,脉细数。

2. 治法

滋阴降火,凉血止血。

3. 方药

知柏地黄丸加减:

知母 12 g	黄柏 9 g	地黄 24 g	山萸肉 12 g
山药 30 g	丹皮 12 g	泽泻 9 g	茯苓 9 g
白茅根 30 g	旱莲草 15 g		

(五)湿热内蕴

1. 症状

胸脘烦闷,口苦口干,小便热黄或见血尿,舌红,苔黄腻,脉滑数。

2. 治法

清利湿热。

3. 方药

小蓟饮子加减:

生地黄 30 g	小蓟 30 g	蒲黄 9 g	藕节 30 g
山栀子 9 g	通草 12 g	滑石 12 g	淡竹叶 12 g
甘草 6 g	白茅根 30 g	苍术 10 g	黄柏 6 g

二、我科经验及各家学说

陈杰等[1]选择了 120 例隐匿性肾炎单纯性血尿且在中医辨证上属于“湿热证、血瘀证”的患者,并将其平均分成三组,每组 40 例:①西药对照组,口服西药双嘧达莫片治疗;②中成药对照组,口服肾炎康复片(由西洋参、人参、生地、杜仲、土茯苓、白花蛇舌草等组成)治疗;③中药治疗组:使用化止利方(三七粉 4 g、琥珀粉 4 g、血余炭 15 g 打粉,充分混合后冲水吞服)治疗。治疗前后对中医证候进行比较后发现,中药治疗组有效率为 85.0%、西药对照组有效率为 67.5%。治疗前后尿红细胞疗效评价中中药治疗组有效率为 75.0%,西药对照组有效率为 57.5%。

张裕林[2]选取了 56 例隐匿性肾炎风热型患者,分为治疗组(28 例)和对照组(28 例),治疗组在口服血尿安胶囊的基础上加用自拟利咽汤(金银花 15 g、连翘 10 g、牛蒡子 10 g、桔梗 10 g、板蓝根 10 g、蒲公英 15 g、小蓟 15 g、蒲黄 10 g、淡竹叶 15 g、白茅根 30 g、甘草 10 g),对照组以口服血尿安胶囊治疗为主。治疗组 28 位患者中显效 7 例,有效 16 例,无效 5 例,总有效率为 82.1%;对照组 28 位患者中显效 5 例,有效 14 例,无效 9 例,总有效率为 67.9%;治疗组总有效率显著高于对照组。

匡调元教授[3]将隐匿性肾炎患者的中医体质分为六种：①气虚表现为主的倦恍质；②热性体质的燥红质；③阳虚为主的迟冷质；④湿浊内停的腻滞质；⑤瘀血阻滞的晦涩质；⑥气血平和、阴平阳秘的正常质。

刘晓萍[4]观察了以四君子汤合黄芪六味地黄汤为基础方自拟的"健脾益肾汤"（太子参 30 g、熟茱萸 15 g、黄芪 30 g、白术 15 g、茯苓 30 g、淮山药 30 g、牡丹皮 15 g、金樱子 15 g、芡实 30 g、当归 15 g、煅龙骨 15 g、益智仁 15 g、杜仲 15 g、甘草 6 g）对 30 例隐匿性肾炎（蛋白尿属脾肾气虚证）患者的治疗效果，结果有效率为 83.3%。

法文喜[5]选用二黄四草汤（生黄芪、黄柏、仙鹤草、败酱草、旱莲草、马鞭草）治疗了 30 例焦湿热型隐匿性肾小球肾炎血尿患者，结果发现中医症状的改善率为 93.1%。

孙燕、蒲瑞生[6]以加味四物汤（当归 10 g、熟地 15 g、川芎 10 g、白芍 10 g、生蒲黄 10 g、丹参 10 g、琥珀粉 3 g 冲服、三七粉 5 g 冲服）联合悬灸血愁穴治疗了 40 例血尿型隐匿性肾炎患者，结果治愈 10 例，显效 15 例，有效 12 例，无效 3 例，总有效率 92.5%。

罗长江[7]将 92 例隐匿性肾小球肾炎患者随机分成观察组和对照组（各 46 例），且对所有的患者均进行抗感染治疗，并让患者充分休息，避免过度劳累和剧烈运动，且在治疗的过程中让患者清淡饮食，戒烟戒酒。对照组患者进行西药治疗，每日一次口服阿司匹林，两次口服依那普利，三次口服双嘧达莫；观察组在对照组的基础上加服中药，中药汤剂的基本方为小蓟 30 g、白茅根 30 g、黄芪 30 g、土茯苓 20 g、白花蛇舌草 20 g、丹参 15 g、半枝莲 15 g、蝉蜕 15 g、当归 10 g、川芎 10 g，对照组总缓解率为 30.40%，观察组总缓解率为80.40%。可见观察组患者的缓解率明显高于对照组。

王益俊等[8]用参芪地黄汤合萆薢分清丸（黄芪 40 g、党参 20 g、乌药 20 g、益智仁 20 g、地黄 30 g、山药 15 g、山茱萸 15 g、茯苓 15 g、泽泻 15 g、牡丹皮 15 g、萆薢20 g）加减治疗了 44 例蛋白尿型隐匿性肾炎患者，总有效率为 86.4%。

李树年主任[9]认为，"本虚标实"为本病的特点，提出"脾肾两虚"为本，"六淫邪气、水湿湿热、瘀血"为标，强调辨证论治，发作早期当以祛邪为主，兼以扶正活血；缓解期当以扶正为主，兼以祛邪通络。临床辨证中注重遣方用药，方可取得较好的临床疗效。此外，根据辨证论治的基本原则及本虚标实的发病机制，结合多年临床实践，确立了本病当以"扶正祛邪"为治疗原则，并创立了临床经验方（生黄芪、山茱萸、茯苓、白术、丹参、牡丹皮、鲜白茅根），随证加减，取得了良好的疗效。

参考文献

[1]陈杰，蔡艳，路建饶，等．叶氏化止利方治疗隐匿性肾炎单纯性血尿的临床研究[J]．辽宁中医杂志，2015，10：1910-1911.

[2]张裕林．从咽论治隐匿性肾炎 56 例临床观察[J]．青海医药杂志，2015，04：70-71.

[3]陈宗标，李伟．隐匿性肾炎的中医体质调治[J]．浙江中医药大学学报，2012，06：646-647.

[4]刘晓萍．健脾益肾汤治疗脾肾气虚型隐匿性肾炎蛋白尿的临床研究[D]．云南中医学院硕士学位论文，2013.

[5]法文喜.二黄四草汤治疗下焦湿热型隐匿性肾小球肾炎血尿的临床研究[D].山东中医药大学硕士学位论文,2014.

[6]孙燕,蒲瑞生.加味四物汤联合悬灸血愁穴治疗隐匿性肾炎血尿疗效观察[J].中国实用医药,2015,17:197-198.

[7]罗长江.中西医结合治疗隐匿性肾小球肾炎46例[J].中国卫生标准管理,2015,12:89-90.

[8]王益俊,赵世华,萧汉达,等.滋肾健脾分清泌浊法治疗蛋白尿型隐匿性肾炎[J].吉林中医药,2014,05:453-455.

[9]朱丽丽,刘志,沈娟,等.李树年主任辨治隐匿性肾炎经验拾萃[J].新中医,2014,03:34-36.

第六章　急性肾小球肾炎

第一节　急性肾小球肾炎的常规诊疗

急性肾小球肾炎即急性感染后肾小球肾炎，临床上表现为起病急，以血尿、蛋白尿、高血压、水肿、少尿及氮质血症为特点的肾小球疾病。这一组临床综合征又称为急性肾炎综合征，其中以链球菌感染后肾炎最为常见。

急性肾小球肾炎在我国是一种常见病，好发于5～14岁的儿童，2岁以下较少见，男女比例约为2∶1。链球菌感染后肾炎多数为散发，但可呈流行性发病。我国北方患者90%以上发生于呼吸道链球菌感染之后，冬、春季多见；南方不少患者发生于脓疱病之后，多见于夏季。

一、病因及发病机制

急性肾小球肾炎常于感染后发病，最常见的致病菌为β-溶血性链球菌，偶见于肺炎球菌、葡萄球菌、伤寒杆菌、克雷白杆菌及病毒、立克次体、支原体、原虫等。流行病学、免疫学及临床方面的研究表明，绝大多数急性肾炎与β-溶血性链球菌A族感染有关。

(一)免疫复合物型肾炎

本病属于抗原抗体复合物所引起的一种肾小球毛细血管炎症病变，证据有以下几方面：①前驱链球菌感染后的潜伏期相当于首次感染后机体产生免疫的时间；②疾病早期循环免疫复合物呈阳性，血清补体降低；③免疫荧光检查可见IgG、C3等呈颗粒状沿毛细血管襻及系膜区弥漫性沉积；④电镜下可见免疫复合物呈驼峰状沉积于上皮下。

本病的主要发病机制是某些特殊的链球菌致肾炎菌株刺激机体产生相应抗体，形成的抗原抗体复合物沉着在肾小球上并激活补体，引起一系列免疫损伤和炎症。

(二)肾小球内炎细胞浸润的作用

在感染后肾炎肾小球内单核细胞及T淋巴细胞浸润增多。研究表明，各型增殖性肾小球肾炎均有明显的肾小球及间质炎细胞浸润，且肾小球内T淋巴细胞与单核细胞数目之间有很强的相关性。在急性链球菌感染后肾炎早期肾活检中，单核细胞的集聚与$CD4^+$淋巴细胞一同出现；而在急性期后的肾活检中，则罕见单核细胞与$CD4^+$淋巴细胞，提示细胞免疫在本病中起一定作用。

（三）激活的补体成分直接致肾炎

在抗原、抗体反应的作用下，急性肾炎患者呈低补体血症。此外，链球菌的菌体外毒素可以直接通过旁路系统激活补体，补体系统被激活后可引起一系列免疫病理改变：C3、C5a及过敏毒素的产生导致组胺释放，增加毛细血管的通透性；补体的终末成分C5a-C9复合体（膜攻击复合体）对肾小球基底膜有直接损伤作用。

（四）免疫介导的炎症反应

沉积在内皮下及系膜区的免疫复合物可以通过免疫及化学机制吸引循环中的炎症细胞，这些炎症细胞及病变的肾小球细胞可产生一系列炎症介质（如细胞因子、蛋白酶类及活性氧代谢产物等）并引起肾小球病变。

（五）遗传因素

人类白细胞抗原（HLA）与本病之间的关系至今尚未确定。研究表明，仅DR4见于一些无血缘关系的该病患者。

二、临床表现

大部分患者有前驱感染史，轻者可无感染的临床表现，仅抗链球菌溶血素O滴度升高，且肾炎的严重程度与前驱感染的严重程度并不相关。上呼吸道链球菌感染后潜伏期为1～2周，皮肤链球菌感染者潜伏期为3～4周。

（一）典型症状

前驱感染后经1～3周无症状潜伏期而急性起病。患者表现为急性肾炎综合征，主要有血尿、蛋白尿、水肿、少尿、高血压及肾功能减退等。

1. 血尿

血尿常为起病的第一个症状，几乎全部患者均有血尿，约40％为肉眼血尿。尿色呈均匀的棕色，混浊或呈洗肉水样，无血凝块，持续1～2周，镜下血尿可持续1～3个月，少数病例可持续半年或更久，但绝大多数均可痊愈。

2. 蛋白尿

几乎全部患者均有不同程度的蛋白尿，但多数低于3.0 g/d，少数患者超过3.5 g/d，常为非选择性蛋白尿。部分患者就诊时尿蛋白已转至微量。

3. 水肿

水肿常为起病早期症状，轻者为晨起眼睑水肿，严重时可延及全身，稍有可凹性，少数患者可出现肾病综合征。若水肿持续发展，常提示预后不良。水肿主要是由于肾小球滤过率下降，同时肾小管（特别是远曲小管）重吸收能力上升引发的肾功能失衡所致。患者全身毛细血管的通透性增加、低蛋白血症及心力衰竭等因素均可加重水肿。

4. 高血压

70％～80％的患者可出现高血压，多为轻中度的血压增高，偶可见严重的高血压。

一般恢复较迅速，高血压与水肿的程度常平行一致，并且随利尿治疗的进行而恢复正常。若血压持续升高2周以上无下降趋势，表明肾脏病变较严重。

5. 少尿

多数患者起病时尿量减少，且伴有一过性的氮质血症，2周后尿量渐增，肾功能恢复。

6. 肾功能减退

患者常为一过性的氮质血症，伴有尿素氮及血肌酐的轻度升高。若尿素氮高于21.4 mmol/L，肌酐高于352 μmol/L，应警惕急性肾衰的发生。

7. 全身表现

患者常有疲乏、厌食、恶心、呕吐、头晕、头痛等症状，偶与风湿热并存。

（二）非典型表现

最轻的亚临床型仅于链球菌感染后出现镜下血尿，甚或尿检也正常，仅血C3呈规律性改变，急性期明显下降，6～8周恢复。肾活检有典型病理改变。

（三）实验室检查

1. 尿常规检查

尿蛋白多在（＋）与（＋＋＋）之间。镜检除大量红细胞外，还可见颗粒管型、细胞管型及肾小管上皮细胞及白细胞。尿常规改变常迁延数月。

2. 血液化验

本病常见轻度贫血，主要与水钠潴留、血液稀释有关，白细胞计数可正常或增加，血沉于急性期常增快。急性期肾小球滤过率（GFR）下降，部分患者可有明显的氮质血症，血中BUN、Ccr增高，一般可出现轻度高血钾、稀释性低钠血症、高氯性酸血症，血浆蛋白可轻度降低。

3. 细菌学及血清学检查

未经抗生素治疗的患者，约半数做咽部或皮肤脓痂处培养可获阳性结果。链球菌的菌体外抗原成分进入人体后，能刺激机体产生相应的抗体。这种抗体可作为近期链球菌感染的证据，常用的有抗链球菌溶血素O（ASO）。ASO于链球菌感染后3周滴度上升（超过1∶200），3～5周达高峰，以后逐渐下降，6个月内约有半数患者恢复正常。

（四）病理改变

本病急性期病理表现为弥漫性毛细血管内增生性肾小球肾炎，光镜下可见肾小球增大，细胞成分增多，血管襻肥大，内皮细胞肿胀，系膜细胞及系膜基质增生，毛细血管有不同程度的阻塞。此外常伴有渗出性炎症，可见中性白细胞浸润、增生、渗出的程度不同：轻者仅有部分系膜细胞增生；重者内皮细胞也增生，并可部分甚至全部阻塞毛细血管襻，更严重者会形成新月体。临床表现为急进过程者则有广泛的新月体形成。电镜检查于上皮下可见本病典型的驼峰样改变（即上皮下有细颗粒的电子致密物沉积），驼峰一般于病后6～8周消失。免疫荧光检查可见弥漫的呈颗粒状的沿毛细血管襻及系膜区的IgG、C3、备解素及纤维蛋白相关抗原沉着，偶见IgM、IgA、C1q、C4等轻微沉着。

（五）急性期主要的并发症

1. 严重的循环充血和心力衰竭

由于水钠潴留，临床上可出现水负荷过度的征象，如较重的水肿及循环充血、心力衰竭，直至肺水肿。患者表现为呼吸短促、平卧不适、胸闷及咳嗽、肺底湿啰音、心界扩大、肝大、心率加快、奔马律等。早期出现的循环充血征象一般于1～2周内随利尿作用可得到相应的缓解。

2. 高血压脑病

一般血压超过18.7/12 kPa，同时伴视力障碍、惊厥、昏迷三项症状之一者即可确诊。患者常表现为剧烈头昏、呕吐、嗜睡、神志不清、黑蒙，严重者有阵发性惊厥及昏迷，眼底检查常见视网膜小动脉痉挛。

3. 急性肾衰竭

患者表现为少尿或无尿、血尿素氮增高、不同程度的高钾血症及代谢性酸中毒等尿毒症改变。

三、诊断及鉴别诊断

具有典型临床症状的急性肾炎不难诊断。患者于链球菌感染后1～3周出现血尿、蛋白尿、少尿、水肿、高血压等急性肾炎综合征，有关链球菌培养及血清学检查阳性，血清补体下降等表现都可确诊本病。临床表现不典型者，需根据尿液检查及血清补体动态改变作出诊断。血清补体测定可作为评价急性肾炎的第一线检测，因90％的急性链球菌感染后肾小球肾炎患者均有低补体血症。诊断急性肾炎需与以下疾病鉴别：

（一）全身感染性发热疾病

各种感染引起发热时，肾血流量及肾小球通透性可增加，可能出现一过性的蛋白尿，此种改变发生于高热、感染的早期，退热后尿液恢复正常，不出现急性肾炎综合征的其他症状。

（二）以急性肾炎综合征为表现的多种原发性肾小球疾病

1. 系膜毛细血管性肾炎

该病起病过程与急性肾炎相似，但低补体血症持续时间较长，且无自愈倾向。将大量蛋白尿与持续低补体血症结合起来考虑有助于诊断。肾活检可明确诊断。

2. 急进性肾炎

该病起病类似急性肾炎，但症状较重，呈进行性少尿、无尿、急骤发展的肾功衰竭，肾活检可及时确诊。

3. IgA 肾病

该病多于急性上呼吸道感染后1～3天内出现血尿，有时伴有蛋白尿，血清补体正常，血IgA水平可升高，病情易反复发作。

(三)慢性肾小球肾炎急性发作

此类患者既往可能有肾脏病史和类似发作,常在感染后迅速发病而无潜伏期,多伴有贫血、持续性高血压及肾功能不全。B超检查示两肾脏缩小。

(四)全身系统性疾病

系统性红斑狼疮肾炎、过敏性紫癜肾炎可出现急性肾炎综合征,这两种疾病多出现明显的皮肤病损,同时多有关节酸痛及关节炎症状,前者血中狼疮细胞及抗 DNA 抗体阳性,后者束臂试验阳性。只要详细询问病史及进行有关检查便可作出正确的诊断。

四、治疗

本病是一自限性疾病,目前尚缺乏针对肾小球免疫病理过程的有效措施,以对症治疗为主,其主要环节为预防和纠正水钠潴留,控制循环血容量,以减轻症状,防治急性期并发症,去除各种加重肾脏病变的因素,促进病肾组织学及功能上的修复。

(一)休息

急性期患者必须卧床休息,待肉眼血尿消失、水肿消退、血压恢复正常后方可逐步增加活动量,3 个月内宜避免剧烈的体力活动。

(二)饮食

给予患者含丰富维生素的低盐饮食,维持充足的热量。蛋白质饮食应适当,但过量限制蛋白质摄入量对肾单位的修复不利,同时过高的蛋白摄入则增加肾脏负担。蛋白质摄入量应保持在 1 g/(kg · d),但氮质血症患者应将蛋白质摄入量限制在 0.6 g/(kg · d),并给予优质蛋白(含必需氨基酸的蛋白质,如牛奶、鸡蛋等)。急性肾小球肾炎患者应限制摄入含钾食品;水肿、高血压患者应采用无盐或低盐饮食,直至利尿开始;水肿严重且尿少者应使摄入水量不超过尿量加不显性失水量(500 mL)。

(三)感染灶的治疗

在急性肾炎的治疗中,应使用青霉素或大环内酯类等针对链球菌的抗生素,一般应坚持用药 2 周或直到治愈。对于病症迁延 2 个月以上,或病情常有反复而且扁桃体病灶明显者,可以考虑进行扁桃体切除术。手术时机选择以肾炎病情稳定、无临床症状及体征、尿蛋白少于(+)、尿沉渣红细胞少于 10 个/高倍视野且扁桃体无急性炎症时为宜。手术前后 2 周给予患者青霉素预防感染。

(四)利尿剂的应用

急性肾炎时主要的病理生理变化为水钠潴留,细胞外液量增加,因而可导致水肿、高血压,甚至发生循环负荷过重乃至心功能不全等并发症,故应用利尿剂不仅可达到消肿利尿的作用,还有助于防治并发症。

临床上常用噻嗪类利尿剂，此类利尿剂作用于远端肾小管，但当肌酐清除率低于25 mL/min时常不能产生利尿效果，此时可用襻利尿剂（如呋塞米）等。呋塞米在肾小球滤过功能严重受损、肌酐清除率为 5～10 mL/min 时仍有利尿作用。呋塞米可口服或注射，30 分钟起作用，作用短暂，必要时可重复使用，但应注意大剂量时可致听力及肾脏的严重损害。

（五）降压药的应用

血压不超过 18.7/12 kPa 者可暂时观察。若经休息、限水盐、利尿而血压仍高者，应给予降压药。可根据高血压的程度和起病缓急选用以下降压药物。

1. 血管紧张素Ⅱ受体拮抗剂（ARB）

此为 WHO 推荐的一线药物。大量研究证明，ARB 具有独特的强效降压作用和可靠的耐受性，具有高效、长效、平稳降压等特点，降压的谷峰比值较高（为 65%～80%）且相当稳定，亦不影响心率、心律、心率变异性和血压的昼夜节律。长期服用不仅耐受良好且不良反应轻微，还可增加尿酸排泄，降低血尿酸。常用的 ARB 类药物有缬沙坦（口服剂量为 80～160 mg，每日 1 次）、厄贝沙坦（口服剂量为 150 mg，每日 1 次）和替米沙坦（口服剂量为 40～80 mg，每日 1 次）。

2. 钙通道阻滞剂

这类药物通过阻断钙离子进入细胞内而干扰血管平滑肌的兴奋-收缩偶联，降低外周血管阻力而使血压下降，并能较好地维持心、脑、肾的血流量。常用的有氨氯地平（每次 5～10 mg，每日 1 次）、硝苯地平控释片（30～60 mg，每日 1 次）和非洛地平（5～10 mg，每日 1 次）。该类药可与β-受体阻滞剂合用，以便进一步提高疗效，并减轻其引起的心率加快。

3. 血管紧张素转换酶抑制剂（ACEI）

这类药物通过抑制血管紧张素转换酶Ⅰ的活性而抑制血管紧张素扩张小动脉，适用于肾素-血管紧张素-醛固酮系统介导的高血压，对肾素依赖性高血压的治疗效果好，可用于合并有心力衰竭的患者。常用药物为依那普利、贝那普利、培多普利、福辛普利等，贝那普利用量为每次 10～20 mg，每日 1 次，常见不良反应有高血钾、皮疹、瘙痒、干咳、味觉减退等，粒细胞降低少见。

4. 硝普钠

该类药用于严重高血压患者，使用时常以 50 mg 溶于 50 mL 葡萄糖液中静脉泵入，先从小剂量开始，以 1 μg/(kg・min)的速度持续静脉泵入，依血压情况调节速度，数秒内即可起作用。此药的优点是作用快、疗效高且毒性小，既作用于小动脉的阻力血管，又作用于静脉的容量血管，在降低外周阻力的同时并不引起静脉回流增加，故尤其适合于伴有心力衰竭的患者。使用时药品宜新鲜配制，且注意输液瓶避光。

（六）严重并发症的治疗

1. 急性严重循环充血的治疗

嘱患者严格卧床，限制钠、水摄入量，使用强利尿剂。心衰患者可使用地高辛或毛花苷 C，危重患者可采用轮流束缚上下肢的方法减少静脉血液回流，以减轻心脏负担和肺瘀血。应用酚妥拉明或硝普钠可减轻心脏的前后负荷。保守治疗无效时,可采用腹膜透析或血液滤过的方法进行脱水治疗。

2.高血压脑病的治疗

除采用上述药物积极降压外,要注意对症止痉,持续抽搐者常选用安定静脉注射,每次 0.3 mg/kg,总量不超过 10～15 mg。本症常伴脑水肿,宜采用强利尿剂。

3.急性肾衰竭的治疗

详见本书第十八章。

(七)透析治疗

本病出现以下两种情况时可采用透析疗法:①少尿性急性肾衰竭,特别是高血钾时;②严重水钠潴留引起急性左心衰竭者。值得注意的是,本病不宜应用糖皮质激素、非固醇类消炎药(如吲哚美辛等)和山莨菪碱类药物治疗。

五、预防

预防链球菌感染可使本病的发病率明显下降。应做好呼吸道隔离,防止猩红热和化脓性扁桃体炎传播,注意保持皮肤清洁,预防脓疱病。一旦发生链球菌感染应及早给予青霉素治疗,大剂量的青霉素治疗能阻止肾炎菌株的流行,对降低肾炎发病率有一定的作用。

第二节 隐匿性肾炎的中医辨证施治

急性肾小球肾炎属中医“水肿”“血尿”等病证范畴。素体禀赋不足,外邪易于侵入;或劳累汗出,忍饥入睡,风寒袭表;或涉水冒雨,衣着湿冷,复感风寒;或罹患疮疖脓疡,湿毒未除,复感风热等均可使水液运化失司而发病。或年老体衰,久病体弱,劳欲过度,致使肾元受损,水运失司成本病。风邪与寒、热、湿、毒等邪气侵袭是本病的主要病因,肾元亏虚是发病的内因,过度劳累、汗出当风、冒雨涉水则是发病的诱因。一般起病急骤,尤以风热湿毒为甚,病情变化多端。病本在肾,常涉及肺、肝、脾、三焦等脏。病性肾元亏虚为本,风寒湿热毒邪为标,由表及里,从上而下,最终损伤肾元。治宜清热解毒,清利湿浊,疏散外邪等。

一、辨证施治

(一)风热化毒

1.症状

素体阴虚或病前外感风热后,突发尿色黄赤;腰酸痛而卧不能减;轻度水肿,头痛,急躁易怒。舌红苔黄,脉弦数。

2. 治法

清热解毒，活血散风。

3. 方药

银翘散加减：

金银花 30 g	连翘 15 g	黄芩 10 g	牛子 15 g
猪苓 30 g	淡竹叶 6 g	桔梗 6 g	芦根 30 g
丹皮 10 g	玄参 30 g	半枝莲 15 g	赤芍 15 g
小蓟 30 g	白茅根 30 g		

（二）风热挟湿

1. 症状

腰膝重着酸痛，卧不得减，面部水肿，尿浊短赤，脘腹痞满，纳谷不香，神疲乏力，时有眩晕。舌胖嫩红，苔黄黏腻，脉弦滑数。

2. 治法

疏风清热，清利湿浊。

3. 方药

藿香正气散加减：

藿香 12 g	佩兰 12 g	厚朴 6 g	金银花 30 g
连翘 15 g	黄芩 10 g	苏叶 6 g	桔梗 6 g
桑白皮 15 g	猪苓 30 g	陈皮 10 g	泽泻 15 g
半枝莲 15 g			

（三）风寒化热

1. 症状

外感风寒后，突发尿少黄浊，面部水肿，渐及全身，疲乏无力。舌苔黄白相间，脉数。

2. 治法

疏散风寒，清热利水。

3. 方药：

麻黄连翘赤小豆汤加减：

炙麻黄 9 g	连翘 30 g	赤小豆 30 g	金银花 30 g
黄芩 10 g	半枝莲 15 g	白茅根 30 g	车前草 15 g

（四）风寒挟湿

1. 症状

腰膝重着酸痛，疲乏无力，全身水肿，尿少混浊，纳呆，舌胖苔白腻，脉滑。

2. 治法

疏风散寒，通阳利水。

3.方药

五苓散加减：

茯苓 30 g	桂枝 9 g	猪苓 30 g	陈皮 10 g
泽泻 15 g	炙麻黄 6 g	苏叶 6 g	黄芪 30 g
半枝莲 15 g	白术 12 g		

（五）风热湿毒

1.症状

感受风热继而发生尿少，水肿，发热恶寒，舌红，苔黄，脉浮滑数。

2.治法

清热解毒，散风化湿。

3.方药

荆防败毒散加减：

荆芥 12 g	防风 12 g	羌活 12 g	柴胡 15 g
猪苓 15 g	金银花 30 g	连翘 15 g	黄芩 10 g
蒲公英 30 g	茯苓 15 g	半枝莲 15 g	白茅根 30 g
桔梗 6 g	甘草 6 g		

二、我科经验及各家学说

温西浩、陈雪莲、张鹏洲[1]对 40 例肾炎蛋白尿患者进行了随机对照试验，意在探讨中医清利湿热法治疗肾炎蛋白尿的临床效果。对照组用强的松治疗，观察组患者行中医清利湿热法治疗，然后比较两组患者的治疗效果。结果表明，在肾炎蛋白尿患者的临床治疗中，采用中医清利湿热法进行治疗能够有效提高对患者的治疗效果，值得借鉴。方药为炙甘草 5 g、红花 6 g、炒陈皮 8 g、泽泻 12 g、丹参 13 g、车前草 14 g，茯苓 14 g、怀山药 14 g、白花蛇舌草 14 g、凤尾草 17 g。随证增减：湿热严重的患者可在药方中加入适量的黄柏和滑石；镜下血尿患者可去除药方中的丹参并加入白茅根、茜草炭和小蓟；水肿严重的患者可在药方中加入适量猪苓和益母草；中药平均每天服用一剂，分早晚两次用水煎服，持续治疗 4 个月。

葛建国[2]选取了 130 例肾炎水肿患者开展随机对照试验，以探讨中医治疗肾炎水肿的临床效果。对照组患者采用常规治疗，治疗组患者在常规治疗的基础上采用中医辨证疗法。对比两组患者的临床疗效可知，中医辨证疗法治疗肾炎水肿具有较好的临床效果，值得在临床上推广应用。急性肾炎水肿风寒患者采用散寒疏风方法进行治疗的方药为杏仁 22 g、大腹皮 11 g、浮萍 13 g、桑白皮 14 g，苍术 7 g、茯苓皮 14 g、麻黄 9 g、藿香叶 8 g、桂枝 6 g，由于患者肾炎外加水肿，所以在原来药方的基础上增加了利水渗湿的麻黄加术汤和五皮饮进行加减治疗。对于水肿比较严重的患者，可加入茯苓、猪苓、薏苡仁，每日煎服两次，治疗 6 个月。

陆阳海[3]选取了 52 例急性肾小球肾炎患者进行随机对照试验，意在观察中西医结合治疗急性肾小球肾炎的临床疗效。对照组给予抗感染、降压、利尿等西医对症支持治疗；治疗组在西药治疗的基础上加用芳化清利药材进行中医治疗，疗程1～2个月。结果表明，在西药治疗的基础上加用中药治疗急性肾小球肾炎，见效快、疗程短、疗效显著，值得推广运用。治疗组在西医治疗的基础上加用芳化清利的中药，包括白术15 g、薏苡仁15 g、陈皮12 g、石苇10 g、茯苓皮10 g、猪苓10 g、佩兰叶10 g、益母草10 g、连翘10 g、泽泻10 g、金银花10 g、姜皮9 g、丹参6 g。随证加减：有肉眼血尿者加藕节、白茅根等；高血压者选加枳实、龙胆草、厚朴等；食欲缺乏或腹胀者加木香、川朴等；腹水者加玉米须；有感染者加车前草、鱼腥草、半枝莲等；水肿较重者加车前子、通草、滑石等。用水煎服，每天一剂，疗程1～2个月。

张时文[4]主张从脾胃论治，以健脾利湿为治疗的入手点，急性肾炎患者虽然临床症状多为表证，但常有脾胃虚弱在先，常用四君子汤、三仁汤加减药物如党参、茯苓、白术、白扁豆、杏仁、蔻仁、薏苡仁等。如兼风热之邪，合用越脾汤加减；兼风寒之邪，则合用麻黄连翘赤小豆汤加减。重视调肝药物的应用，常用四逆散、小柴胡汤、逍遥散，药物如柴胡、枳实、芍药、甘草、黄芩、法夏、香附等加减化裁；活血化瘀治疗贯穿始终，活血药物在急性肾炎治疗过程常用泽兰、益母草、赤芍、丹皮、丹参、茜草、川芎、红花等加减化裁。

练英[5]对60例肾炎蛋白尿患者进行了随机对照试验，以观察中医清利湿热法治疗肾炎蛋白尿的临床效果。其中对照组患者30位，用强的松进行治疗；观察组患者30位，用中医清利湿热法进行治疗。结果表明，中医清利湿热法治疗肾炎蛋白尿具有较好的临床效果，且治疗安全性高，值得在临床上广泛推广。对照组予以强的松，口服给药，每日1次，每次30～60 mg，2个月后根据患者的病情逐渐替减用药量；观察组患者以中药进行治疗，方药为生黄芪、白花蛇舌草各20 g，萆薢、凤尾草各15 g，车前草、怀山药、茯苓各12 g，炒陈皮6 g，红花、炙甘草各4 g。每日一剂以水煎服，连续用药4个月。

邓军、牛立新[6]将急性肾炎分为风水泛滥型、湿热内蕴型和脾肾阳虚型。风水泛滥型的治疗宜解表散寒，择用开鬼门之法，主用自拟解表清毒汤，方药为麻黄6 g、桂枝6 g、荆芥9 g、防风9 g、苏叶10 g、蒲公英12 g、连翘12 g、白花蛇舌草30 g、益母草20 g、桑白皮10 g、茯苓10 g、泽泻10 g、通草10 g。随证加减：血尿明显者加大、小蓟各10 g，白茅根30 g，仙鹤草30 g；水肿严重者加车前子(另包)20 g，猪苓10 g。湿热内蕴型的治疗宜清热解毒利湿，方药为金银花12 g、蒲公英12 g、连翘12 g、白花蛇舌草30 g、生石膏30 g、枳实10 g、生牵牛子10 g、大黄10 g、焦三仙各10 g、桑白皮10 g、车前子20 g(包)、茯苓10 g、泽泻10 g、通草10 g、大小蓟各10 g，白茅根15 g、仙鹤草15 g。脾肾阳虚型的治疗宜温肾健脾、活血利湿，方药为黄芪30 g、太子参20 g、茯苓12 g、白术10 g、泽泻15 g、车前子(另包)15 g、桂枝20 g、陈皮10 g、白茅根30 g、桑白皮10 g、女贞子10 g、旱莲草10 g、益母草20 g、鸡血藤15 g、白花蛇舌草30 g。

钟文旗等[7]对72例急性肾小球肾炎患者进行了随机对照试验，意在观察急性肾小球肾炎并发急性肾衰竭中医辨证辅助治疗的疗效。对照组予以常规西医治疗，治疗组根据辨证分型加服中药。治疗4周后进行疗效比较时发现，急性肾小球肾炎并发急性肾衰竭采取西药联合中医辨证治疗可增强疗效。中药分型为：

(1)风水型：麻黄连翘赤小豆汤加减，兼咳嗽、气喘、恶寒等加苏叶、杏仁、桑皮等；咽红不适，尿赤、微恶风，身热者加薄荷、银花、黄芩、白茅根等。

(2)湿毒型:五味消毒饮加薏苡仁、石苇、桃仁、红花等。

(3)湿热痹阻型:用三仁汤加桃仁、红花、益母草等。

(4)寒湿壅滞型:用麻黄汤、胃苓散合方加减。

朱建明、庞浩龙、贡联兵[8]对急性肾小球肾炎的辨证施治如下

(1)风水泛滥证:宜选用银黄颗粒(片、口服液),每次1~2袋,每天2次,开水冲服;片剂,每次2~4片,每天4次;口服液,每次10~20 mL,每天3次。

(2)湿毒浸淫证:宜选用清开灵注射液,每次2~4 mL肌内注射,每天1~2次;重症患者每次20~40 mL加入10%的葡萄糖注射液200 mL或生理盐水注射液100 mL静脉滴注,每天1~2次。

(3)水湿浸渍证:宜选用香砂六君子丸,每次6~9 g,每天2~3次;参苓白术丸(散),丸剂每次6 g,每天3次,散剂每次6~9 g,每天2~3次。

(4)湿热内壅证:宜选用肾炎四味片,每次8片,每天3次;肾炎康复片,每次5片,每天3次。

(5)下焦湿热证:宜选用三金片(胶囊),片剂每次3~5片,每天3~4次,胶囊剂每次2粒,每天3~4次;八正合剂(胶囊),每次15~20 mL,每天3次,用时摇匀,胶囊剂每次4粒,每天3次,7天为一个疗程。

(6)阴虚湿热证:宜选用二至丸,每次3~9 g,每天2~3次。六味地黄丸(颗粒、胶囊、片、口服液),大蜜丸每次1丸,每天2次;浓缩丸每次8丸,每天3次;颗粒剂每次1袋,每天2次,开水冲服;胶囊剂每次2粒,每天2次;片剂每次8片,每天2次;口服液每次10 mL,每天2次。

何文兵、刘光陵[9]将急性肾炎急性期的基本证型分为风水相搏证和湿热内侵证。风水相搏证的治法为疏风宣肺、利水消肿。主方为:风寒偏甚证用麻黄汤合五苓散加减;风热偏甚证用麻黄连翘赤小豆汤合越婢汤加减。常用药:麻黄、桂枝、连翘、杏仁、赤小豆、茯苓、猪苓、泽泻、车前子(包煎)、桑白皮、大腹皮、陈皮、生姜皮、甘草。湿热内侵证的治法为清热利湿、凉血止血。主方:五味消毒饮合小蓟饮子加减。常用药:金银花、野菊花、蒲公英、紫花地丁、紫背天葵、生地黄、小蓟、滑石、淡竹叶、通草、蒲黄(包煎)、当归、甘草。

吴寅保[10]将急性肾炎辨证分为风热化毒证、风热挟湿证、风寒化热证和风寒挟湿证。风热化毒证方药为金银花20 g、连翘20 g、黄芩10 g、菊花15 g、猪苓30 g、蝉衣10 g、地龙10 g,丹皮10 g、元参10 g。随证加减:咽痛咳嗽者加杏仁9 g、荆芥6 g;血尿明显者加小蓟30 g、白茅根30 g。风热挟湿证方药为金银花20 g、连翘20 g、黄芩10 g、藿香10 g、佩兰10 g、厚朴10 g、猪苓30 g、地龙10 g、茯苓30 g、鸡血藤30 g。随证加减:肢节疼痛明显者加桑枝30 g、羌独活各10 g。风寒化热证方药为麻黄10 g、连翘10 g、赤小豆30 g、金银花20 g、黄芩10 g、猪苓30 g、山楂20 g、蝉衣10 g。随证加减:腰痛怕冷者加桂枝10 g、生姜10 g。风寒挟湿证方药为麻黄10 g、蝉衣10 g、桂枝10 g、茯苓20 g、黄芪20 g、泽泻10 g、猪苓20 g、陈皮10 g、防己10 g。随证加减:形寒肢冷、四末不通者加熟附片10 g。

参考文献

[1]温西浩,陈雪莲.张鹏洲中医清利湿热法为主治疗肾炎蛋白尿疗效初步观察与评估[J]. World Latest Medicine Information,2015,15(60):142.
[2]葛建国.中医辨证治疗肾炎水肿65例临床分析[J].亚太传统医药,2015,11(1):60.
[3]陆阳海.中西医结合治疗急性肾小球肾炎[J].中国民族民间医药,2010,19(12):81.
[4]张时文.急性肾炎中医药诊治思路探析[J].辽宁中医药大学学报,2011,13(4):128.
[5]练英.观察中医清利湿热法为主治疗肾炎蛋白尿的疗效[J].大家健康,2014,8(21):45.
[6]邓军,牛立新.贾启宇教授治疗急性肾炎经验[J].光明中医,2011,26(2):215.
[7]钟文旗,张祥文,彭爱民,等.急性肾小球肾炎并发急性肾衰竭中医辨证辅助治疗体会[J].疑难病杂志,2015,10(9):662.
[8]朱建明,庞浩龙,贡联兵.急性肾小球肾炎中成药的合理应用[J].人民军医,2014,3(3):328.
[9]何文兵,刘光陵.急性肾小球肾炎中医诊疗指南[J].中医儿科杂志,2011,7(2):1.
[10]吴寅保.辨证治疗体会急性肾小球肾炎中医[J].中西医结合与祖国医学基层医学论坛,2008,12(5):436.

第七章 急进性肾小球肾炎

第一节 急进性肾小球肾炎的常规诊疗

急进性肾小球肾炎(RPGN)为一组病情发展急骤，由血尿、蛋白尿迅速发展而出现无尿或少尿等急性肾衰竭表现的肾小球肾炎。患者在临床上表现为肾功能急剧进行性恶化(3个月内肾小球滤过率下降50%以上)，常于数周或数月内发展至终末期肾衰竭，预后差。病理上表现为新月体广泛形成，故又称“新月体性肾炎”(CGN)。

一、病因

本病有多种病因，明确原发病因者称为“继发性急进性肾炎”，病因不明确者称为“原发性急进性肾炎”。多数患者有上呼吸道前驱感染史，其中少数是典型链球菌感染，另有一些患者是病毒性呼吸道感染，有人发现本病患者中有柯萨奇病毒B5。免疫遗传因素也可能与本病有关。

二、发病机制

(一)抗肾小球基底膜(GBM)抗体的沉积

约1/3的RPGN患者在GBM上有线性免疫球蛋白沉积，主要成分为IgG，偶为IgA，常伴C3，有人观察到C3可呈颗粒状沉积，并伴电镜下电子致密物沉积。循环抗GBM抗体阳性。

(二)肾小球免疫复合物的沉积

这类患者约占本病总数的30%，我国患者主要为本型。患者的血清免疫复合物可呈阳性，肾小球毛细血管襻和系膜区出现颗粒样免疫球蛋白沉积，主要成分为IgG和IgM，偶有IgA，伴有C3。

(三)中性粒细胞和中性粒细胞胞浆自身抗体

在缺乏免疫沉积的肾小球毛细血管襻，往往有明显的局灶节段性坏死和多形核白细胞渗出。血管炎相关性肾炎患者的血清中常常可以观察到中性粒细胞胞浆自身抗体(ANCA)。

（四）细胞免疫介导的机制

约1/3的RPGN患者缺乏肾小球免疫复合物的沉积，此类RPGN及其他类型患者的肾小球和肾间质中可出现大量单核巨噬细胞和T淋巴细胞的浸润。T细胞浸润与巨噬细胞常呈一致性，主要是$CD4^+$、$CD8^+$及IL-2受体阳性的细胞。

三、病理改变

光镜下可见部分或全部肾小球包曼囊腔内细胞和纤维成分聚集，形成两层以上的细胞层，这些细胞层围绕和压迫肾小球毛细血管襻，形成新月体。细胞新月体可提示肾脏病变的活动性。细胞纤维性和纤维性新月体往往出现在病变末期，一般新月体数量会超过肾囊面积的50%，受累肾小球的数量超过50%，肾小球毛细血管襻呈局灶节段性坏死，大量纤维蛋白沉积。

肾小球内皮细胞和系膜细胞增生，GBM断裂，肾小球毛细血管襻由于受到新月体的挤压而闭塞，而在感染后肾炎患者毛细血管襻增生明显，肾小管上皮细胞可出现滴状变性、脂肪变性、萎缩甚至坏死等变化。肾小管病变与肾小球及肾间质的病变严重程度有相应关系：肾间质初期变化常见数目不等的中性白细胞和嗜酸性粒细胞浸润；疾病进展期则有弥漫性或局灶性单核巨噬细胞、淋巴细胞及浆细胞浸润、间质水肿和纤维化，在病变肾小球周围尤为明显。肾间质病变对肾功能和预后的影响比肾小球病变更为重要。

电子显微镜可见肾小球内皮细胞与GBM分离，基底膜断裂、纤维素性沉积及系膜基质溶解或增生，为本病特征性改变。系膜区和内皮下可见散在的电子致密物沉积。

四、临床表现

本病较少见，约占肾活检病例总数的2%。好发年龄有青年及中老年两个高峰，如儿童发生RPGN则多为链球菌感染后肾炎。男女发病之比为1∶2。

患者发病前常有上呼吸道感染症状，部分患者有有机溶剂接触史、心肌梗死或肿瘤病史。全身症状较重，如疲乏无力、精神萎靡、食欲缺乏等，可伴发热、酸痛、皮疹，但以严重的无尿、少尿并迅速发展至肾衰竭为突出表现。发展速度一般为数周至数月，最快者数小时。临床表现为急进型肾炎综合征，部分患者有肾病综合征的表现。

尿常规检查可见大量红细胞或肉眼血尿，常见红细胞及白细胞管型，同时伴蛋白尿，10%～30%的患者24小时的尿蛋白大于3 g。贫血较重，为正细胞性贫血，有时伴白细胞及血小板增多。

肾功能损害呈进行性加重，血尿素氮、肌酐均进行性增高。循环抗GBM抗体阳性，循环免疫复合物阳性，补体成分下降，抗中性粒细胞胞浆抗体（ANCA）在无免疫复合物沉积型患者中阳性率达80%。近年来屡有报告称抗基底膜型及免疫复合物型血ANCA的阳性率也较高，提示两种发病机制并存。抗链O正常，抗DNA抗体阴性，尿纤维蛋白降解产物阳性。

腹部平片及肾脏超声检查可发现肾脏增大，或大小正常且轮廓清晰，但皮髓交界不清。

五、诊断及鉴别诊断

急进性肾小球肾炎的诊断要点为：

(1)临床上有急进性肾炎综合征的临床表现。

(2)肾活检病理，大量肾小球新月体形成(大于50%)。

(3)排除其他原发性肾小球疾病。

(4)排除继发性肾小球疾病。

在作出诊断时，需排除以下疾病：

1.非肾小球损害引起的急性少尿或少尿性肾衰

(1)急性肾小管坏死。本病的特点为：①常有明确的发病原因，如中毒因素、休克、挤压伤、异型输血等；②尿少且尿比重低于1.010，尿钠大于20 mmol/L；③可见大量特征性的肾小管上皮细胞。

(2)急性间质性肾炎：伴血尿时出现的肾功能不全易与急进性肾炎混淆，但常伴发热、皮疹、嗜酸性粒细胞增高等过敏表现，可出现白细胞尿，尿中嗜酸性粒细胞增高，肾活检病理可进一步鉴别。

(3)肾后性肾衰：常见于肾盂或输尿管双侧结石，或一侧无功能。若伴有另侧结石梗阻、膀胱或前列腺肿瘤压迫梗阻等，可进一步通过超声波检查、X射线平片、膀胱镜逆行肾盂造影等鉴别病因。

(4)血栓性微血管病：包括血栓性尿毒症、血栓性血小板性紫癜、急性产后肾衰、恶性高血压等。这组疾病的共同特点是具有急性肾功能不全以及微循环溶血的表现，因而通常伴有血小板减少、破碎红细胞及其他溶血性贫血的实验室检查异常，肾活检呈特殊的血管病理改变。

2.继发性急进性肾炎

较常见的有狼疮性肾炎、过敏性紫癜性肾炎、IgA肾病、膜性肾病、韦格纳肉芽肿及肺出血-肾炎综合征。上述疾病有原发疾病的相应表现，肾活检对诊断极有帮助。由于RPGN病情进展迅速，因此一定要尽快明确诊断，争取早期治疗。血清学检查及免疫病理对其鉴别诊断有意义。

一旦诊断为本病，应进一步判定其免疫类型、病情的发展阶段和病变程度，以选择合理的治疗并评价预后。

六、治疗

原则上为早诊断、充分治疗，有针对性地进行联合治疗，对急性和慢性肾小球损伤区别对待。大量细胞新月体和纤维素样坏死提示病变处于活动期，应予以积极治疗；纤维性新月体和肾间质纤维化提示病变进入慢性期，应注意保护肾功能；伴有全身症状的患者应选用环磷酰胺和甲泼尼龙尽快控制症状。

(一)皮质激素与免疫抑制剂

在类固醇激素及细胞毒性药物常规治疗的基础上加用甲泼尼龙冲击治疗，即甲强龙

1 g 静脉滴注，每日 1 次，3 次为一疗程，间隔 3～4 天再重复 1～2 个疗程，治疗期间及治疗后以强的松 1 mg/(kg·d)维持。此疗法应用于血肌酐低于 707 μmol/L 的患者，否则将影响疗效。甲泼尼龙冲击治疗对于Ⅱ型及Ⅲ型急进性肾小球肾炎疗效较好，对于Ⅰ型疗效不明显。联合使用环磷酰胺(CTX)治疗可使疗效增强，肾功能好转，尿蛋白减少，细胞新月体数量减少，CTX 根据患者的体表面积用药，用量为 0.5～1 g/m^2，每月 1 次，共 6 次。

(二)四联疗法

皮质激素、细胞毒性药物、抗凝与抑制血小板聚集的药物联合使用。具体方法为：

(1)肝素入 5%的葡萄糖溶液 250～500 mL 静脉滴注，以凝血酶原时间延长 1 倍为药量调节指标，全日总量 5000～20000 U，5～10 日后改为口服抗凝药如华法林等。

(2)应用抗血小板聚集药物如双嘧达莫、阿司匹林等。

(3)可用环磷酰胺进行冲击治疗。

(4)强的松 60 mg，每日 1 次，或用泼尼松冲击治疗。

有报告称，应用四联疗法可收到利尿及改善肾功能及预后的效果。

(三)血浆置换疗法

可去除循环中的抗原、抗体、免疫复合物及炎症介质，并可促进网状内皮系统的吞噬功能，稳定机体内环境，有利于病情恢复。本方法对Ⅰ型急进性肾小球肾炎有较好的疗效，特别是在早期尚未发展成为少尿性肾衰竭的患者，在血肌酐低于 530 μmol/L 时开展治疗可使大部分病情获得好转，循环中的抗体可于 1～2 周内消失。抗体转阴后，继续用强的松治疗数月后撤下，同时可使用免疫抑制剂(如环磷酰胺)。

(四)血液透析

当血肌酐大于 530 μmol/L 时，应及早开始血液透析治疗，为诊断及治疗创造条件。如果肾功能不能恢复，则需长期依赖透析治疗。

(五)肾移植

本病进行肾移植后易复发，尤其是Ⅰ型急进性肾小球肾炎患者，肾移植后复发率达 10%～30%。Ⅰ型患者应监测血抗 GBM 抗体滴度，待其降至正常后再继续用药数月，可使复发率降至 10%以下。应在病情稳定半年后再进行移植。对于Ⅲ型急进性肾小球肾炎患者，应监测 ANCA 水平以决定停药及移植时机。

本病预后不良，影响预后的因素有：

(1)病理变化：严重而广泛的肾小球硬化、肾小管萎缩、间质纤维化及小动脉硬化预后差。

(2)疾病类型：抗 GBM 型(Ⅰ型)预后较Ⅱ、Ⅲ型均差，后两者部分对治疗反应较好，肾功能可稳定在一定程度。

第二节 急进性肾小球肾炎的中医辨证施治

急进性肾小球肾炎属中医“水肿”“癃闭”“关格”等病证，多因禀赋不足、肾元亏虚、新感风热毒邪而发。邪气留滞三焦，水湿毒邪伤及全身而成病。起病急骤，发展迅速，病位以肾为主，与肝、脾、肺、三焦、膀胱等脏腑相关。邪毒伤肾，气化失司，湿浊热毒停聚，阻于三焦，后期则脏气衰败，浊毒内停。治宜疏风清热，利水解毒；滋阴潜阳，补肾泄浊。

一、辨证施治

（一）邪滞三焦

1. 主症

水肿，发热，咽痛，小便短赤，或呕恶胸闷，尿少，头晕，头痛。舌苔白腻，脉滑。

2. 治法

疏风清热，利水解毒。

3. 方药

麻黄连翘赤小豆汤加减：

炙麻黄 6 g　连翘 30 g　赤小豆 30 g　黄连 6 g
陈皮 10 g　姜半夏 10 g　竹茹 10 g　茯苓 30 g
泽泻 15 g　柴胡 10 g　枳壳 10 g　厚朴 10 g
白蔻 10 g

（二）阴虚阳亢

1. 主症

眩晕头痛，尿少或无尿，恶心呕吐，乏力，腰膝酸痛，甚而抽搐，神昏，舌淡苔腻，脉弦细。

2. 治法

滋阴潜阳，补肾泄浊。

3. 方药

羚羊钩藤汤加减：

羚羊角粉 0.5～1 g(冲服)　钩藤 30 g　石决明 30 g　地龙 30 g
玄参 20 g　生地 30 g　赤芍 15 g　白芍 15 g
牛膝 15 g　白茅根 30 g　生大黄 6 g　菊花 10 g
茯神 10 g

二、我科经验及各家学说

陈兴强、叶任高[1]认为，在整个病程中，由于病情发展的阶段不同，应分期对急进性肾小球肾炎进行辨证施治：早期正盛邪实，治当祛邪为主；中期邪实正虚，治当扶正祛邪；后期正虚为主，治当温补脾肾之阳。但由于本病的病情变化极为迅速和复杂，各期常纵横交错，故治疗以温补肾阳、益气健脾、解毒泄浊为宜，药选附子、肉桂、仙灵脾、仙茅、补骨脂、菟丝子、枸杞子、黄芪、党参、白术、半枝莲、白花蛇舌草、瞿麦、金银花、黄芩、六月雪、大黄。因为急进性肾小球肾炎的发病机制与凝血和纤溶系统有密切关系，故应在辨证的基础上使用活血化瘀疗法。急进性肾小球肾炎的毛细血管内皮细胞增生，血小板凝集，纤维蛋白渗出，新月体形成压迫血管造成血流障碍，中医上认为此与血液瘀滞有关，故可应用活血化瘀的中药，如丹参、桃仁、红花、川芎、赤芍、益母草。由于患者在大剂量激素治疗的初始阶段表现出阴虚火旺，故可应用生地、知母、黄柏、牡丹皮、玄参等。在使用细胞毒性药物的过程中易发生骨髓抑制和细胞减少症，可加用补益气血的中药如当归、黄芪、黄精、鸡血藤、淫羊藿等，若出现胃肠道反应可加陈皮、半夏、竹茹、紫苏梗等。

钟颖[2]提出，中药治疗以贝蝎汤（土贝母、土茯苓、全蝎、蜈蚣、白花蛇舌草）加减，水肿、少尿严重者加车前草、赤小豆、大腹皮；血尿严重者加田三七、炒蒲黄、小蓟；大量蛋白尿者加玉米须、鹿含草、石苇；尿毒症者加大黄。每日 1 剂，疗程 1 个月，治疗 3 个疗程。此外，可将复方丹参注射液 16 mL 入 5%的葡萄糖液中静脉滴注，每日 1 次，10 次为一个疗程，每月 1 疗程。若采用激素治疗可将地塞米松 10 mL 入 5%的葡萄糖液中静脉滴注，连用 3 天后减量，出现肾病综合征表现的患者改为常规口服强的松。根据少尿、水肿、高血压等不同情况对症给予利尿消肿、降血压等处理。3 个疗程结束时总结疗效后发现：治愈 1 例，随访 4 年未复发；好转 15 例；无效 5 例；总有效率 76%。

邓跃毅等[3]观察了经肾穿刺确诊为急进性肾炎的 7 位患者接受中西医结合治疗后的效果。这 7 位患者病理检查均有纤维性新月体或细胞纤维性新月体，间质有大量细胞浸润伴纤维化。中药治疗方面参照陈以平教授的经验方，以清热解毒、活血利湿为主，主要药物为白花蛇舌草、半枝莲、忍冬藤、紫地丁、赤芍、生地、黄精、党参、丹参、槟榔、木瓜、制军、藿香等。对尿检有尿糖或比重低、pH 偏高者可加用桑螵蛸、菟丝子、蝉花等。7 例中有 6 例用甲强龙冲击治疗（剂量为 160～480 mg/d），3 天后口服强的松治疗（剂量为 0.8～1 mg/kg），按常规减量，其中 3 例加服骁悉（初始剂量为 1.5 g/d），3 例加用环磷酰胺冲击治疗，剂量为 0.8 g/m^2，1 例未用免疫抑制剂治疗。西药治疗方面另给予营养治疗、降压治疗、对症治疗等。结果表明，7 例患者血肌酐从就诊初期的（604.0±342.0）mmol/L 降为统计时的（294.0±181.9）mmol/L，经统计学分析发现存在明显差异（$p<0.05$）。发病时有 2 例患者各行血液透析十余次，后均停止透析。7 位患者中 4 位有不同程度的贫血，经治疗后患者尿量增加，尿比重和 pH 有不同程度的改善，但尿比重和 pH 的好转及贫血的改善较慢。因此，中西药合用治疗急进性肾炎具有较好的疗效。

梁贻俊、侯丕华、刘春芳[4]认为，急进性肾炎属中医学“水肿”的范畴，但又不同于一般的水肿，其病机为水湿浊邪郁闭，致三焦水道受阻，治疗宜采用三焦同开法：用麻黄汤（以桔梗易桂枝）开上焦，助其开肺气之力；用辛开行气理中焦，以陈皮、木香、半夏、砂仁辛开降逆行气以降浊；用五苓散加减通下焦，因秽浊内停，故不用苦温健脾之白术，加大腹皮、泽泻增其制以加强化气行水之功，水为阴邪，加肉桂以温肾助膀胱气化。本法药力迅猛，适用于体实、病急、无尿、肿重之人，中病即止，不宜久服，以免竭阴。肿退后应酌情加入育阴解毒之品以巩固疗效。该法在临床上取得了良好的疗效。

参考文献

[1]陈兴强，叶任高. 急进性肾炎的中医治疗[J]. 吉林中医药：2000，4(16)：21.

[2]钟颖. 中西医结合治疗急进性肾炎21例临床观察[J]. 湖南中医药导报：2002，8(4)：179.

[3]邓跃毅，陈以平，沈玲妹，等. 中西医结合治疗急进性肾炎7例[M]. 第七届全国中西医结合肾病会议论文汇编：8.

[4]梁贻俊，侯丕华，刘春芳. 用“三焦同开法”治疗急进性肾炎无尿症的体会[J]. 新中医：2001，33(7)：3.

第八章　慢性肾小球肾炎

第一节　慢性肾小球肾炎的常规诊疗

慢性肾小球肾炎简称慢性肾炎，是由多种病因导致的原发于肾小球的一组疾病，包括多种类型。慢性肾炎的临床特点是病程长、进展缓慢，多有一个无症状的尿检异常期，可出现不同程度的蛋白尿、镜下血尿，伴高血压、水肿和（或）氮质血症，肾功能损害呈进行性加重。

一、病因与发病机制

本病病因不明，起病前多有上呼吸道感染或其他部位感染，少数慢性肾炎可能是由急性链球菌感染后肾炎演变而来，但大部分慢性肾炎并非由急性肾炎迁延而来，而由其他原发性肾小球疾病直接迁延发展而成。

慢性肾炎不是一个独立的疾病，其发病机制各不相同，大部分是由循环系统内的可溶性免疫复合物沉积于肾小球导致的，或由抗原与抗体在肾小球原位形成免疫复合物，激活补体引起组织损伤而导致。该病也可不通过免疫复合物，而由沉积于肾小球局部的细菌毒素、代谢产物等通过“旁路系统”激活补体，从而引起一系列的炎症反应并导致肾小球炎症。

此外，非免疫介导的肾脏损害在慢性肾炎的发生和发展中亦会起到很重要的作用，这种非免疫机理包括下列因素：

（1）肾小球病变引起的肾内动脉硬化：肾内动脉硬化可进一步加重肾实质缺血性损害。

（2）肾血流动力学代偿性改变引起肾小球损害：当部分肾小球受累时，健存肾单位的肾小球滤过率代偿性增高，这种高灌注、高滤过状态可使健存肾小球硬化，最终导致肾衰竭

（3）高血压引起肾小动脉硬化：长期高血压状态引起缺血性改变，导致肾小动脉狭窄、闭塞，加速了肾小球硬化；高血压亦可通过提高肾小球毛细血管静水压引起肾小球高滤过，从而加速肾小球硬化。

（4）肾小球系膜的超负荷状态：正常肾小球系膜细胞具有吞噬、清除免疫复合物的功能，但当负荷过重时则可引起系膜基质及细胞增殖，终至硬化。

二、病理改变

慢性肾炎是临床表现相似的一组肾小球疾病，其病理类型各不相同。可分为如下几种类型：①系膜增殖性肾炎（免疫荧光检查可将其进一步分为 IgA 沉积为主的系膜增殖性肾炎和非 IgA 沉积的系膜增殖性肾炎）；②膜性肾病；③局灶节段性肾小球硬化；④系膜毛细血管性肾小球肾炎；⑤增生硬化性肾小球肾炎。病变可持续发展，导致肾小球毛细血管逐级破坏，系膜基质和纤维组织增生，最终使整个肾小球纤维化、玻璃样变，肾小管萎缩、间质炎症细胞浸润及纤维化，最后肾组织严重破坏形成终末性固缩肾。

三、临床表现

本病的临床表现很不一致，在早期可能仅表现为尿蛋白增加，尿沉渣红细胞增多，可见管型。有时伴乏力、倦怠、腰酸、食欲缺乏，水肿时有时无，有的患者可无明显症状。肾小球滤过功能及肾小管浓缩稀释功能正常或轻度受损。

部分患者突出表现为持续性中等程度以上的高血压，可出现眼底出血、渗出，甚至视盘水肿。有的患者可表现为大量蛋白尿（24 小时尿蛋白大于 3.5 g），甚至呈肾病综合征表现。此外慢性肾炎患者易有急性发作倾向，在非特异性病毒和细菌感染后数日内（2～5天）病情急骤恶化，这时患者出现大量蛋白尿甚至肉眼血尿，管型增加，水肿加重，高血压和肾功能恶化。经适当处理病情可恢复至原有水平，但部分患者可能会因此导致疾病进展，进入尿毒症阶段。

慢性肾炎可因病损的性质不同导致病程经过有显著差异。从首次发现尿异常到发展至慢性肾衰可历时数年，甚至数十年。导致慢性肾炎加速转变为慢性肾衰有下列因素：①高血压，愈严重愈甚；②感染；③饮食上不能恰当地控制好蛋白质及磷的摄入；④应用肾毒性药物；⑤持续蛋白尿。

四、诊断及鉴别诊断

根据慢性肾炎的临床表现不难诊断：起病缓慢，病情迁延，有尿检异常，常有蛋白尿，可伴血尿、水肿和高血压，随着病程进展出现不同程度的肾功能损害。鉴别诊断应排除下列疾病：

1. 原发性高血压继发性肾损害

该疾患对鉴别诊断尤为重要。本病高血压发生在先，而肾损害发生在后，多在高血压 5 年后才出现肾损害；尿蛋白量常较少，一般低于 1～1.5 g/d；肾小管功能损害一般早于肾小球，夜尿增多，呈低比重尿。临床上发现的高血压患者应常规做尿检及肾功能检查，必要时行肾穿刺以明确诊断。

2. 系统性红斑狼疮性肾炎

本病多发于青年女性，可伴发热、皮疹、关节炎、多浆膜腔积液及血液、肾脏、神经系统损害等。抗核抗体阳性，ds-DNA 核抗体系列阳性，血清补体下降，肾脏组织学检查可见免疫复合物广泛沉积于肾小球各部位，免疫荧光检查呈“满堂红”表现。

3.其他继发性肾脏疾病

应注意排除如过敏性紫癜性肾炎、糖尿病肾病、痛风肾、多发性骨髓瘤肾损害等。

4.慢性肾盂肾炎

慢性肾盂肾炎晚期可查出较大量的蛋白尿、血尿及高血压,与慢性肾炎的鉴别方法是:慢性肾盂肾炎多见于女性患者,有反复尿路感染,尿细菌培养及尿沉渣镜检对诊断有帮助,肾损害多以肾小管受损为主,氮质血症和尿毒症较轻,进展缓慢,静脉肾盂造影和B超、核素肾图可发现两侧肾脏损害不对称。

五、治疗

本病的治疗应以防止或延缓肾功能进行性损害、改善或缓解临床症状及防治并发症为主,对患者应强调休息,避免剧烈运动,限制饮食,预防感染,采取综合治疗措施。

1.限制高蛋白饮食

对肾功能不全患者应及早予以低蛋白饮食。低蛋白饮食可减轻尿蛋白排泄量,从而避免小管高代谢状态,并减少近曲小管内氨的生成,减轻氨通过旁路途径激活补体而造成肾小管间质炎性损伤,延缓肾衰的进展。一般而言,蛋白质的摄入量应限制在0.6～0.8 g/(kg·d),应提供优质蛋白如蛋、奶、瘦肉等,并加用必需氨基酸。同时,适当增加糖类的摄入量以满足机体的基本需要,防止出现负氮平衡。如有大量蛋白尿而肾功能正常者,蛋白质摄入量可适当放宽至0.8～1.0 g/(kg·d)。

在低蛋白饮食的同时,应注意限制磷的摄入并补充钙剂,纠正高磷低钙状态,减轻继发性甲状腺功能亢进。低嘌呤饮食可减少尿酸的生成和排泄,减轻高尿酸血症,应格外注意。

2.控制高血压

慢性肾炎在进展过程中,健存肾单位处于代偿性高血流动力学状态,全身性高血压可进一步加重病变,导致肾小球发生进行性损伤。积极地控制高血压可防止肾功能损伤加重。对水钠潴留明显者可首选利尿剂,若肾功能好可加噻嗪类药物;对于肾功能差者(GFR $<$25 mL/min)者应改用襻利尿剂。注意预防电解质紊乱,高脂血症加重及高凝倾向。

近年来系列研究证实,血管紧张素转换酶抑制剂(ACEI)、血管紧张素Ⅱ受体拮抗剂(ARB)、钙拮抗剂治疗高血压和延缓肾功能恶化有较为肯定的疗效,多数医生已将此类药物作为一线降压药物。ACEI、ARB除降压作用外,还有减轻尿蛋白,降低肾小球高滤过,减轻肾动脉硬化的作用;钙拮抗剂具有抑制 Ca^{2+} 内流的作用,能直接松弛血管平滑肌,扩张周围小动脉,降低外周血管阻力,从而使全身血压下降。但有医生认为二氢吡啶类(如硝苯地平)在使用过程中可能出现肾小球高滤过状态加重、心血管危险性增加等不良反应,故此类药物对肾功能的影响似有必要进行长期的观察。

β-受体阻滞剂如阿替洛尔、美托洛尔、比索洛尔等有肯定的降压效果,此类药物虽降低心输出量,但不影响肾血流量和GFR,有减少肾素分泌的作用,可治疗肾实质性高血压。但应注意,在肾功不全时要调整剂量和延长用药时间。

3.ACEI和ARB

ACEI和ARB除有全身降压作用外,还可降低肾小球内压,减轻肾小球高血液动力学，降低尿蛋白，减轻肾小球硬化，从而延缓肾衰进展，其作用已通过大量动物实验和临床观察而被肯定。临床上常用道ACEI类药物有依那普利、贝那普利、培多普利、福辛普利等，常见不良反应有高血钾、皮疹、瘙痒、干咳、味觉减退，少见粒细胞减少，部分学者报道ACEI可引起间质性肾炎、一过性血肌酐增高等；临床上常用的ARB类药物有缬沙坦、氯沙坦、替米沙坦、厄贝沙坦等，常见的不良反应有高血钾、病毒感染、一过性血肌酐增高等。上述两类药物应慎用。

4.抗凝和抑制血小板聚集药物

慢性肾炎患者虽较少出现大量的血栓栓塞并发症，但肾组织病理检查常可发现肾小球毛细血管内血小板聚集和纤维蛋白、FRA沉积，因此肾小球内凝血在肾炎发生中起重要作用。

多数研究证实，抗凝和血小板聚集抑制药物可减轻肾脏病理损伤，延缓肾炎进展，保护肾功能，特别是对增生型肾炎患者尤为有效。对有明确高凝状态和某些易引起高凝状态的病理类型（如膜性肾病、系膜毛细血管增生性肾炎）可长时间用药。

常用抗血小板药物为双嘧达莫，使用方法为75～100 mg口服，每日3次；阿司匹林用作抗血小板药物时用量要少，通常为75～100 mg口服，每日1次。

常用抗凝药物为肝素，使用方法为1000～12500 U深部肌内注射，每8小时1次，或5000～6000 U入生理盐水100 mL静滴，滴速20～30滴/min；华法林的起始剂量为5～20 mg/d，维持量2.5～7.5 mg/d。

5.激素和细胞毒性药物

对于是否在慢性肾炎中应用此类药物目前尚无统一的看法。表现为肾病综合征的轻度系膜增生性肾炎患者可能对激素反应良好，局灶性节段性肾小球硬化、膜性肾病患者接受激素治疗后可能会有效。根据病理类型（如肾功能正常或轻度受损、24小时尿蛋白超过2.0 g等），无禁忌证者可试用激素及细胞毒性药物。

6.防治加重肾损害的其他因素

预防和积极地治疗感染（如上呼吸道感染、尿路感染等）可避免病情加重或肾功能急骤恶化。避免使用肾毒性或易诱发肾功能损伤的药物，如氨基苷类抗生素、非类固醇消炎药、磺胺药等。此外应维持水、电解质及酸碱平衡，去除梗阻因素，预防心衰等。

第二节　慢性肾小球肾炎的中医辨证施治

慢性肾小球肾炎属中医“水肿”“腰痛”等范畴，其发生主要由先天禀赋不足，久病体弱，过度辛劳，气机阻滞等所致。肾为先天之本，元阴元阳之根，肾元亏虚则外邪易于侵袭且不易被清除，日久发展为本病。该病发病隐匿，进展较慢，病位在肾，涉及肺、肝、脾。病性以虚为主，虚实夹杂。治宜扶正固本，健脾补肾，滋补肝肾之阴；清热解毒，利湿化痰，祛除外来之邪。

一、辨证施治

（一）脾肾阳虚证

1. 症状

神疲乏力，四肢沉重，腰膝酸软，怕冷，喜按喜温，易患感冒，多有水肿，甚则眩晕，纳少便溏，尿浊。舌胖暗，苔薄白，脉弱。

2. 治法

益气健脾，补肾利水。

3. 方药

济生肾气丸：

牛膝 15 g	车前子 30 g（包）	生地 15 g	熟地 15 g
肉桂 3 g	猪苓 30 g	丹皮 12 g	半枝莲 15 g
芡实 10 g	炒白术 10 g	川芎 12 g	石韦 15 g
黄芪 30 g			

随证加减：

便溏尿少、水肿明显者加泽泻 15 g、炒山药 30 g、仙茅 15 g；若患者胸脘满闷，纳呆，舌苔白厚腻，水肿明显，可先以五皮饮加减治疗，待水湿内停等症消除后再用上方治疗。

（二）肝肾阴虚证

1. 症状

眩晕耳鸣，神疲乏力，急躁易怒，五心烦热，口咽干燥，尿浊尿血，有时大便秘结。舌质红或有裂纹，苔黄，脉弦细或弦滑。

2. 治法

益气养肝，滋阴补肾。

3. 方药

杞菊地黄丸：

生地 30 g	女贞子 15 g	旱莲草 12 g	枸杞子 30 g
菊花 12 g	山药 30 g	山萸肉 12 g	茯苓 30 g
猪苓 30 g	白术 10 g	半枝莲 15 g	黄芪 30 g
丹参 15 g	石韦 30 g		

随证加减：

大便干结者加玄参 30 g、首乌 15 g；眩晕、腰痛明显者加钩藤 15 g、杜仲 12 g。

（三）肾阴阳两虚证

1. 症状

腰膝酸软，不耐寒热，时有水肿，尿浊，时有尿血，饮食时好时差，大便时溏。舌质暗红，脉细弱。

2. 治法

调补阴阳。

3. 方药

杞菊地黄丸：

枸杞子 30 g	菊花 12 g	生地 30 g	山药 30 g
丹皮 12 g	杜仲 15 g	川断 15 g	猪苓 30 g
石韦 15 g	丹参 30 g	仙灵脾 12 g	仙茅 12 g
半枝莲 15 g			

二、我科经验及各家学说

赵克勤[1]指出，慢性肾炎蛋白尿的治疗应重视脾肾，但对部分患者仍收效甚微，在加用了活血化瘀之品后疗效方显著。

柴瑞雾、柴浩然[2]将慢性肾炎蛋白尿患者分为两型：湿热内蕴、困遏脾气型患者用清利湿热方（白茅根、丝瓜络、茯苓、益母草、通草、路路通）；脾肾不足、阴阳两虚型患者用女贞子、沙苑子、枸杞子、菟丝子、车前子、黑豆以培补脾肾，益阴扶阳。

吴锦美[3]对 100 例慢性肾小球肾炎患者进行了随机对照试验，两组患者都给予低盐饮食、限制食物中蛋白质和磷的摄入、降压等基础治疗。在此基础上，对照组给予百令胶囊口服，每次 5 粒，每日 3 次；治疗组给予口服六味地黄丸合八正散加减的汤剂，方药为熟地 20 g、山药 25 g、黄芪 20 g、党参 20 g、山茱萸 20 g、丹皮 15 g、茯苓 15 g、小蓟 15 g、萹蓄 10 g、瞿麦 10 g、栀子 15 g、滑石 10 g、炒蒲黄 10 g、丹参 15 g、当归 15 g、川芎 15 g，由煎药室统一煎煮，每次 200 mL，每日 2 次，每日一剂。治疗 12 周后观察治疗前后两组患者的临床表现。结果表明：治疗组和对照组患者的各项指标都显著降低，治疗组降低更显著；治疗组患者总有效率显著高于对照组。

李立、张大宁[4]教授概括了慢性肾炎肾虚血瘀的病理实质，分析总结了以基本证型结合辨证论治的独特治疗方法治疗慢性肾炎，并以补肾活血汤（生黄芪 30 g、冬虫夏草 3 g、杜仲 30 g、丹参 30 g、川芎 30 g、三棱 30 g、山茱萸 30 g、白术 30 g）应用于临床，取得了理想的临床疗效。在肾虚血瘀的基础上对肺肾气虚、脾肾气虚、脾肾阳虚、肝肾阴虚、气阴两虚等证进行治疗，既强调本证的治疗，又强调辨证的灵活应用。

赵涛等[5]选取了 96 例肾小球肾炎患者以探究济生肾气丸治疗脾肾阳虚型慢性肾小球肾炎的临床疗效。其中对照组 48 例，予以治疗肾病的常规用药进行治疗，如激素、降压药、利水药和免疫抑制剂等；治疗组 48 例，在常规治疗的基础上加用济生肾气丸，方药为熟地黄 15 g、山茱萸（酒炙）15 g、山药 30 g、泽泻 15 g、茯苓 15 g、牡丹皮 15 g、桂枝 10 g、附子（炙）5 g、牛膝（去头）15 g、车前子（盐炙）15 g，沸水煎煮成 100 mL，每天一剂，分 3 次口服。两组均以 15 天为一个疗程，治疗 1 个疗程的结果表明：两组患者 24 小时尿蛋白含量均降低，且治疗组 24 小时尿蛋白含量下降比对照组更明显；两组患者治疗后的肾功能指标明显优于治疗前，且治疗组改善的效果好于对照组。

李艳[6]将国医大师李济仁对慢性肾炎蛋白尿的治疗常辨证与辨病相结合，既重视固本培元，又辨证灵活机变。用药常从脾肾入手，同时燮理气血，分清泌浊，顾护他脏，从而在治疗上形成了自身特色。李老拟定的“蛋白转阴方”药用十三味(黄芪 50 g、潞党参 20 g、炒白术 15 g、茯苓 15 g、川断 15 g、金樱子 15 g、诃子肉 15 g、乌梅炭 15 g、川萆薢 15 g、石韦 20 g、白茅根 20 g、墨旱莲 15 g、车前草 15 g)对于保护肾功能,延缓慢性肾衰竭的进程具有重要的意义,且疗效显著。

米齐悦、杨丽平、占永立[7]在肾炎急性发作期用风药以发汗解表,开鬼门以利水湿之邪,风寒者酌用荆防败毒散或麻黄加术汤;风热者以越婢加术汤或银翘散化裁;湿毒者用麻黄连翘赤小豆汤合五味消毒饮加减;表虚者以防己黄芪汤或玉屏风散益气行水。常用麻黄、浮萍、金银花、连翘、荆芥、防风等随证加减。风药的胜湿作用须与补脾药合用能取得理想疗效,如黄芪与升麻、柴胡配伍,以益气升阳除湿。常用祛风胜湿的方剂如独活寄生汤、羌活胜湿汤等,临床随证可配伍羌活、独活等。风药可通过祛瘀通络对延缓慢性肾脏病的进展起到重要作用,常用方剂如血府逐瘀汤配伍川芎、桔梗、柴胡以助血络畅达,临证配伍常选桂枝、川芎、细辛等。

王春然、车树强[8]对 60 例慢性肾小球肾炎蛋白尿患者进行了随机对照试验,以观察应用补肾活血法的治疗功效。对照组采用西医常规治疗,治疗组在西医常规治疗的基础上加用补肾活血法(方药为黄芪 40 g、防己 20 g、杜仲 30 g、牛膝 30 g、川芎 20 g、赤芍 20 g、桃仁 15 g、红花 15 g、熟地 15 g、山药 10 g,每天一剂,水煎后分早晚 2 次服用,4 周为 1 个疗程)治疗。对两组患者 24 小时尿蛋白定量、尿微量蛋白及临床表现进行观察后发现,补肾活血法治疗慢性肾小球肾炎有补肾益气、活血化瘀的功效,可使症状明显缓解,改善蛋白尿症状。

杨晖、徐舒蔓[9]对 76 例慢性肾小球肾炎脾肾气虚型患者进行了随机对照试验,以观察中西医结合治疗的临床效果。两组均用西医常规治疗,观察组加用健脾益肾汤治疗,方药为熟地 15 g、何首乌 20 g、枸杞子 20 g、山茱萸 18 g、当归 12 g、黄芪 20 g、阿胶 12 g、陈皮 8 g、鱼鳔 8 g、白术 12 g、人参 6 g。随证加减:少尿、水肿者加地龙 8 g、车前子 10 g;尿血者加仙鹤草 10 g、白茅根 8 g。每日早晚 2 次口服,20 天为一个疗程,连续治疗 3 个疗程。结论为:中西医结合治疗肾小球肾炎脾肾气虚型的疗效令人满意,并有利于肾功能的恢复。

韩冰、刘强[10]总结了赵振昌教授的经验,认为慢性肾小球肾炎患者脾肾、气血、阴阳虚损是病之本,风、热、火、湿、瘀、毒是病之标,治疗方法就是侧重于补脾气、滋脾阴,或温肾阳、补肾气,或滋肾阴,或脾肾、气血、阴阳、气阴双补,以扶正补虚作为主要的治疗方法。健脾方用香砂六君子汤、参苓白术散、黄芪大枣汤或补中益气汤等加减,兼阳虚者可加理中汤,兼血虚者加当归、白芍,兼阴虚者加用沙参麦冬汤。补肾方用六味地黄丸合二至丸、大补阴丸、杞菊地黄丸、左归饮加减。补肾阳,化气行水方用真武汤、金匮肾气丸、济生肾气丸、实脾饮等。阳虚酌加肉桂、鹿角霜。大量蛋白尿或长期不消失者加石苇、金樱子、芡实、莲须、紫河车,并加大黄芪用量。

谭忠德、张成国[11]对 85 例患者进行了随机对照试验,以分析真武汤加味对慢性肾炎的治疗效果。对照组给予常规治疗,如入院后注意合理饮食,充分休息,补充机体必要能量,给予优质低蛋白饮食,控制水肿,减轻炎症,控制血压、血糖、血脂,避免机体感染,纠正水电解质紊乱,维持酸碱平衡,必要时应用糖皮质激素、免疫抑制剂等,治疗组在此基础上联合真武汤加味治疗，方药为炮附子 10 g、生姜 10 g、白术 10 g、泽泻 10 g、黄芪 30 g、茯苓 20 g、白芍 15 g，随证加减：风邪外感明显者添加苏叶、麻黄；高血压者添加天麻、钩藤；血尿明显者添加山茱萸、桑螵蛸。每日一剂，用水煎煮两次，每次取药汁 150 mL，分早晚两次服用，治疗 1 个月为一个疗程，共治疗 2 个疗程。治疗组在对照组常规治疗的基础上联合真武汤加味治疗，结果发现：真武汤加味在降低慢性肾小球肾炎尿蛋白、血肌酐、尿素氮等指标方面的效果令人满意。

宋树斌等[12]研究了益气活血方对慢性肾小球肾炎患者血尿Ⅳ型胶原的影响。他们把 130 例符合标准的患者随机分为两组，两组均给予控制血脂、血压、尿蛋白及抗凝等治疗。在此基础上，治疗组加用益气活血的中药(黄芪、红花、丹参、桃仁)，通过观察两组治疗后各项生理化验指标的变化情况，他们发现活血化瘀中药能有效降低慢性肾小球肾炎患者的血尿Ⅳ型胶原，从而减慢肾功能损害的进程。

苏中昊、封舟、叶进[13]运用“脾统四脏，肾病治脾，脾肾同治”的指导思想，用健脾补肾法治疗慢性肾小球肾炎，方药中重用黄芪补气、利水，桂枝温中通经，配合其他补肾利水的药物，临床疗效较好。

陈建、曾莉、何立群[14]总结了童少伯先生从肺论治慢性肾炎的九法：辛温宣肺利尿法见于外感风寒证，方用射干麻黄汤合五苓散加减；固表祛邪利尿法见于表虚邪凑证，表虚卫外不固，方用玉屏风散合杏苏饮加减；辛凉肃肺利尿法于见外感风热证，方用桑菊饮合五皮饮加减等；宣肺清热利尿法见于外寒内热证，方用越婢汤合四苓散加减；清热解毒法用于慢性肾炎急性发作，方用银翘散加减；泻肺理气法用于慢性肾炎，水肿严重而肺气不利之时，方用葶苈大枣泻肺汤合三子养亲汤加减；滋养肺肾法用于慢性肾炎，证见肺肾阴虚者，方用沙参麦冬汤加减；疏风宣肺法用于风水相搏之水肿，治疗阳水初起，方用越婢加术汤加减；益气温阳利尿法用于慢性肾炎卫表气虚兼见阳虚者，方用防己黄芪汤或麻黄附子细辛汤。

巫文年[15]通过中医望、闻、问、切四诊合参，结合实验室尿常规、肾功能等检查，根据患者年龄、体质、季节等不同，以补脾益肾、祛湿利水、化瘀解毒为治法，所用中药有熟地黄、怀山药、山茱萸、茯苓、泽泻、牡丹皮、益母草、白花蛇舌草、白茅根、黄芪、白术、丹参、车前子等。随证加减：水肿明显酌情加猪苓、大腹皮、车前子；高血压酌情加钩藤、牛膝、白芍；血尿酌情加仙鹤草、玄参、三七；蛋白尿酌情加黄精、菟丝子、金樱子；肾功能不全酌情加杜仲、大黄、龟板；阳虚畏寒、肢体水肿酌情加附片、肉桂；阴虚烦热、头晕耳鸣酌情加鳖甲、女贞子、旱莲草。观察了 19 例患者的临床治疗有效情况后发现：治愈 5 例，有效 12 例，无效 2 例，总有效例数 17 例，占患者总数的 89.5%。

参考文献

[1]赵克勤.肾性蛋白尿的治疗体会[J].陕西中医杂志，1995，15(2)：563.

[2]柴浩然.对慢性肾炎蛋白尿的辨治体会[J].山西中医，1995，11(2)：1.

[3]吴锦美.补肾利湿活血法治疗慢性肾小球肾炎临床研究[J].中华中医药学刊，2015，33(1)：227.

[4]李立.国医大师张大宁教授治疗慢性肾炎经验[J].中国中医药远程教育,2015,13(18):26.

[5]赵涛,王鹏飞,温旭,等.济生肾气丸治疗脾肾阳虚型慢性肾小球肾炎赵涛,吉林中医药[J].2015,35(1):30.

[6]李艳.国医大师李济仁治疗慢性肾炎蛋白尿经验[J].中华中医药杂志,2010,25(1):83.

[7]米齐悦,杨丽平,占永立.风药在慢性肾小球疾病治疗中的作用特点[J].中医杂志,2015,56(2):166.

[8]王春然,车树强.应用补肾活血法治疗慢性肾小球肾炎蛋白尿30例临床观察[J].湖南中医杂志,2015,31(9):57.

[9]杨晖,徐舒蔓.中西医结合治疗慢性肾小球肾炎脾肾气虚型疗效分析[J].实用中医药杂志,2015,31(10):920.

[10]韩冰,刘强.赵振昌教授治疗慢性肾小球肾炎蛋白尿经验总结[J].中国中医药现代远程教育,2014,12(22):24.

[11]谭忠德,张成国.真武汤加味对慢性肾小球肾炎的治疗效果观察[J].中国继续医学效育,2015,7(23):170.

[12]宋树斌,冯慧琴,钟磊,等.益气活血方对慢性肾炎患者血尿Ⅳ型胶原和层粘蛋白的影响[J].中华中医药学刊,2014,32(6):1442.

[13]苏中昊,封舟,叶进.健脾益肾、通络蠲湿法治疗慢性肾小球肾炎[J].中国中医药信电杂志,2014,21(2):108.

[14]陈建,曾莉,何立群.童少伯从肺论治慢性肾炎经验初探[J].辽宁中医杂志,2015,42(10):1868.

[15]巫文年.慢性肾炎的中医治疗体会[J].世界最新医学信息文摘,2015,15(60):143.

第九章　肾病综合征

第一节　肾病综合征的常规诊疗

一、肾病综合征概述

肾病综合征是由于肾小球基膜损伤、肾小球滤过屏障破坏而引起血浆蛋白大量进入尿中丢失所产生的病理生理状态。临床上以大量蛋白尿（尿蛋白在 3.5 g/d 以上）、低蛋白血症（血浆总蛋白在 60 g/L 以下、白蛋白在 30 g/L 以下）、明显水肿和高脂血症为特征。

由于肾病综合征的临床表现都直接或间接地与肾小球滤过膜对血浆蛋白的滤过增加致使大量白蛋白从尿中丢失有关，并且大量蛋白尿为肾小球疾病的特征，在肾血管疾病或肾间质疾病中罕见大量蛋白尿的出现，而低蛋白血症、水肿和高脂血症的发生都与大量蛋白尿有关，因此我们认为大量蛋白尿和低蛋白血症为诊断肾病综合征的必要条件，水肿和高脂血症为诊断的参考。

二、病因

许多因素均可引起肾小球毛细血管滤过膜的损伤，导致肾病综合征。

（一）感染

细菌性感染包括链球菌感染后肾小球肾炎、感染性心内膜炎、麻风、梅毒、结核等；病毒性感染包括乙型肝炎病毒、巨细胞病毒、传染性单核细胞增多症、带状疱疹、人类免疫缺陷病毒等；原虫感染包括疟疾、弓形虫病等；蠕虫感染包括血吸虫病、丝虫病等。

（二）系统性疾病

系统性红斑狼疮、混合性结缔组织病、皮肌炎、全身性坏死性血管炎、过敏性紫癜、肺出血—肾炎综合征、疱疹样皮炎、溃疡性结肠炎、不完全性脂肪营养不良、类淀粉样变、类肉瘤病、干燥综合征、类风湿关节炎等。

（三）药物

单质汞、有机金、青霉胺、海洛因、丙磺舒、卡托普利、非甾体抗炎药、氯磺丙脲、利福平、甲苯磺丁脲、华法林、可乐定、高氯酸盐、三氯乙烯、干扰素、造影剂等。

(四)毒素及过敏

蜜蜂刺伤、蛇毒、花粉、血清病、白喉、百日咳、破伤风类毒素、疫苗、毒常春藤、毒橡树等。

(五)肿瘤

实体瘤,如肺、胃、结肠、乳腺、子宫颈、肾、甲状腺、前列腺、肾上腺、鼻咽、卵巢的癌症及黑色素瘤、嗜铬细胞瘤;白血病及淋巴瘤,如霍奇金病、慢性淋巴细胞白血病、多发性骨髓瘤、淋巴瘤等。

(六)家族遗传及代谢性疾病

糖尿病、甲状腺功能低下、甲状腺功能亢进、遗传性肾炎、镰状细胞贫血、脂肪营养不良、先天性肾病综合征、家族性肾病综合征等。

(七)其他因素

子痫、移植肾慢性排斥、恶性肾硬化症、先天性心脏病、单侧肾血管性高血压、甲状腺炎、黏液性水肿、小肠淋巴管扩张、反流性肾病、肾乳头坏死、严重充血性心衰、缩窄性心包炎等。

以上多种因素均可引起肾小球毛细血管滤过膜的损伤而导致蛋白尿。因此,肾病综合征不是一个独立的疾病,而是许多疾病过程中因损伤了肾小球毛细血管滤过膜的通透性而发生的一个症候群。临床上在作出肾病综合征的病因诊断时,需认真除外继发性肾病综合征的可能性。有时在临床上要除外继发性肾病综合征常比较困难,一些引起继发性肾病综合征的根底疾病,如乙型肝炎、肿瘤等常常早期难以确诊,引起肾病综合征的药物或毒素等的接触史因患者往往不能记忆而难以获得。对于不明原因的肾病综合征,肾穿刺活检有助于确诊。

三、临床表现

(一)大量蛋白尿

大量蛋白尿是肾病综合征的标志。蛋白尿的产生是由于肾小球滤过膜发生免疫性和非免疫性损伤引起肾小球滤过膜的分子屏障和电荷屏障发生异常而导致的,以免疫性损伤为主,非免疫性损伤主要包括糖尿病患者长期的高血糖状态引起肾小球基膜成分Ⅳ型胶原、层粘连蛋白、硫酸肝素多糖等异常,肾小球滤过膜阴离子电荷减少,以及遗传性肾炎患者异常的Ⅳ型胶原纤维形成等。

只要有一小部分滤过膜分子屏障发生缺陷使肾小球毛细血管壁的滤过孔直径异常增大,就会产生严重的蛋白尿,因此尿蛋白量的多少不能反映肾小球滤过膜的损伤程度。此外,肾病综合征患者的尿蛋白程度有很大的个体差异,尿蛋白排出的多少受肾小球滤过率、血浆白蛋白浓度和饮食中蛋白质摄入量多少的影响。肾小球滤过率的降低可减少尿蛋白的排出；严重的低蛋白血症时，尽管肾小球滤过膜的损伤程度没有明显变化，但尿蛋白的排出量将减少；高蛋白饮食会增加尿蛋白的排出。在临床工作中，经常使用的指标是 24 小时尿蛋白定量，并参考肾小球滤过率和血浆白蛋白水平进行评估。

（二）低蛋白血症

肾病综合征患者血清白蛋白水平在 30 g/L 以下。尿蛋白的排出量与低蛋白血症之间存在相关性，但并非所有的大量蛋白尿患者都会有低蛋白血症。平素体质健壮、患病时间较短而又摄入高蛋白饮食的患者可不出现低蛋白血症。肾病综合征患者每日肝脏合成的白蛋白可达 22.6 g，明显多于正常人的每日 15.6 g。临床上，只有肝脏的代偿作用不能弥补尿蛋白的大量丢失时，患者才会出现低蛋白血症。另外，由于低蛋白血症导致药物与血浆白蛋白的结合减少，因而血中游离的药物水平会升高，有可能增加药物的毒性反应。

（三）水肿

水肿的发生是由于毛细血管的滤过、吸收和淋巴回流三者间的失衡，只有当组织间隙体液的增加超过机体的抗水肿调节能力时才会发生水肿。一般来说，肾病综合征患者的水肿及严重程度与低蛋白血症的程度呈正相关。临床上，肾病综合征患者水肿的发生常呈渐进性：最初多见于踝部，呈凹陷性，也可表现为晨起时眼睑、面部水肿；随着病情发展，水肿可延至全身，出现胸腔、腹腔、阴囊，甚至心包腔的大量积液。

（四）高脂血症

肾病综合征患者存在明显的血脂异常，表现为血浆总胆固醇（TC）、三酰甘油（TG）、低密度脂蛋白（LDL）和极低密度脂蛋白（VLDL）升高；发生血脂异常的主要原因是：①低蛋白血症引起的低血浆胶体渗透压刺激肝脏合成蛋白增加；②调节脂蛋白合成的某些因子从尿中丢失；③外周组织利用、分解脂蛋白减少。此外，患者的年龄、吸烟史、营养状态、肥胖程度及是否合并糖尿病等因素都会影响肾病综合征患者的血脂水平。肾病综合征患者出现乳糜血症时，常常提示存在严重的低蛋白血症。肾病综合征患者高脂血症对心血管疾病发生率的影响主要取决于高脂血症出现时间的长短、高血压史及吸烟等因素。

四、治疗

肾病综合征患者因每天从尿中丢失大量白蛋白和其他血浆蛋白，故可引起多方面的病理生理变化，并可促进肾脏纤维化的发生，导致肾衰竭。因此，肾病综合征的治疗目的在于改善肾小球滤过膜的屏障功能，减少尿蛋白，纠正病理生理的异常，阻止或延缓肾脏纤维化进程，保护肾脏功能。具体治疗方法如下：

(一)治疗原发性疾病

应用糖皮质激素、细胞毒性药物和免疫抑制剂等。

(二)对症治疗

由于激素和免疫抑制剂对不少肾病综合征患者的原发性疾病疗效不佳,因此肾病综合征的对症治疗就显得特别重要。大量研究表明:合理的蛋白饮食可以有效地缓解负氮平衡及改善低蛋白血症;适当地限制钠的摄入及合理使用利尿剂可治疗水肿。

1. 饮食治疗

临床研究和动物实验均已证实,肾病综合征状态下,肝脏合成白蛋白的能力增加。如果饮食能给予患者足够的蛋白质和热量,则其每日可合成白蛋白 22.6 g,因而能有效地缓解负氮平衡和改善低蛋白血症。另一方面,蛋白质摄入增加可引起肾小球滤过率增加和肾小球内压升高,并且因尿蛋白排出增多导致尿蛋白对肾小管上皮细胞的损害增加,致使肾小管上皮细胞损伤、活化,加速肾小管上皮细胞向成纤维细胞转化,加重肾纤维化的进程和肾功能恶化。因此,合理的蛋白饮食对改善肾病综合征患者的临床症状,延缓肾纤维化进程甚为重要。一般来说,肾病综合征患者每日蛋白质摄入量应为每日每千克体重1.0 g;但在肾病综合征的早期和极期可给予较多的优质蛋白饮食(每日每千克体重 1～1.5 g)以缓解低蛋白血症和由此引起的并发症;而在肾病综合征的慢性期和非极期应给予较少的优质蛋白饮食(每日每千克体重 0.7～1.0 g)以减少尿蛋白对肾小管的损伤,保护肾功能。必须强调的是,除蛋白质外,患者每日摄入的热量必须充分,每摄入 1 g 蛋白质,必须同时摄入非蛋白质热量 138 kJ。只有如此,才能达到正氮平衡的目的。饮食中提供的蛋白质应为优质蛋白质,如鸡蛋、鱼和精肉等。

2. 水肿的治疗

肾病综合征治疗水肿的方法包括:

(1)限制钠的摄入:应给予低盐饮食(每日 3.0 g 以下)或戒盐饮食(即食物内不加食盐),实践中应根据患者的具体情况,以患者能够耐受且不影响患者的食欲为度。

(2)使用利尿剂以增加尿钠的排出:目前治疗肾病综合征水肿主要选择的利尿剂是袢利尿剂,其中最常用的是呋塞米。口服或静脉注射的袢利尿剂常常需要较大的剂量,一般可用呋塞米 20 mg,每日 2 次口服。袢利尿剂的有效剂量个体差异很大,若无效可增至 60～120 mg/d。呋塞米的不良反应有低钾血症、低血氯性碱中毒、高尿酸血症、血浆容量减少和耳毒性。

(3)静脉滴注白蛋白:静脉输入的白蛋白在 1～2 天内即可经肾脏从尿中丢失殆尽,只能维持很短的疗效;而且大量尿蛋白有可能损伤肾小管上皮细胞,促进肾纤维化的发生。因此,静脉输入白蛋白仅适应于下列情况:①肾病综合征患者有严重的全身水肿,而静脉注射呋塞米不能导致利尿消肿者;②进行利尿治疗后出现有效循环血容量不足表现的患者,临床上可在静脉滴注白蛋白后接着静脉注射呋塞米 100 mg,常可对原先呋塞米治疗无效的患者产生良好的利尿效果;③利用血液净化技术进行超滤治疗的患者。血液净化技术的发展提供了治疗肾病综合征水肿的新途径。对于全身水肿严重且伴有重度胸腔、腹腔、心包腔积液,以至影响呼吸、循环功能或出现急性肺水肿、左心功能衰竭的患者,实施超滤治疗能迅速减轻机体的水、钠负荷,改善患者的呼吸、循环功能,为抢救患者的生命及治疗肾病综合征争取更多的机会和时间。

(三)肾病综合征的并发症及其处理

1.感染

肾病综合征患者的抗感染能力低下,需采取积极的预防措施以防止感染的发生,包括预防接种流感疫苗和(或)注射血清免疫球蛋白等。一旦发生感染,应立即予以强有力的抗感染药物治疗。

2.高脂血症

如前所述,肾病综合征患者存在明显的血脂异常。因此,对血脂异常应积极给予降血脂治疗。

3.血容量不足和急性肾衰竭

肾病综合征患者的血容量可增多、正常或减少。血容量的改变情况不一定与水肿的程度相关,血容量减少者占少数。血容量增多的患者应用利尿剂治疗后症状常可改善,而血容量减少的患者应用利尿剂后血容量会进一步减少,导致心血管功能不稳定,甚至导致急性肾衰竭。对于存在大量蛋白尿和严重低蛋白血症的患者,即使没有应用利尿剂,也可发生明显的直立性低血压或周围循环功能衰竭,有些患者会发生可逆性急性肾衰竭。此时,宜注射血浆白蛋白等扩容药进行治疗。在给肾病综合征患者应用血管紧张素转换酶抑制剂(ACEI)后,若突然发生低血压和肾小球滤过率下降,则提示该患者血容量严重不足。

4.免疫异常

肾病综合征患者经常合并有体液和细胞免疫功能的异常,其具体机制尚不清楚,可能与肾病综合征发生时的低白蛋白血症、低转铁蛋白血症、锌缺乏、前列腺素合成增加、免疫抑制药物的使用及某些免疫调节物质增加等有关。

5.血栓、栓塞倾向

肾病综合征患者经常合并血栓、栓塞性疾病,不仅可合并浅表血栓性静脉炎及腘静脉、髂静脉、下腔静脉和肾静脉血栓,而且还可合并肺梗死等动脉血栓,并由此影响患者的生存。肾病综合征患者合并各种血栓、栓塞的发病率为10%～40%,具体与肾病综合征时的血液高凝状态有关。抗血小板治疗、抗凝治疗和促纤溶治疗不仅能预防和治疗血栓栓塞并发症,而且有利于减少尿蛋白,延缓肾纤维化的进展。抗血小板治疗可给予双嘧达莫75～100 mg,每日3次口服,抗凝治疗可给予低分子肝素(2500～5000 U,每日2次皮下注射)或华法林(2～7.5 mg,每日1次口服)。由于凝血亢进是肾病综合征凝血、纤溶异常的基础原因,因此促纤溶治疗应在抗凝治疗的基础上实施,可给予尿激酶每天60000 U,连续用药14天为一个疗程。可重复应用。

6.肾静脉血栓形成(RVT)

肾病综合征患者RVT的发生率为5%～62%。RVT不仅可增加尿蛋白,引起肾功能恶化而使肾病综合征转为慢性紧功能不全,而且会促进其他部位的血栓形成而增加患者的死亡率。RVT脱落引起的肺栓塞是合并RVT的肾病综合征患者主要的死亡原因。RVT最常见于膜性肾病、膜增生性肾炎、狼疮性肾炎及肾淀粉样变等，而在微小病变、局灶性节段性肾小球硬化和糖尿病肾病患者中则较少发生。总体来说，原发性肾病综合征患者发生RVT的可能性高于继发性肾病综合征，长期使用肾上腺皮质激素治疗和连续使用强利尿剂也是RVT形成的危险因素，妊娠是发生RVT的高危因素。此外，肾病综合征患者长期卧床、血流缓慢以及高度水肿压迫肾静脉、阻碍肾静脉回流等因素都将增加发生RVT的危险。

肾病综合征患者合并急性RVT时，可出现急性腰痛、血尿、尿蛋白突然增加及肾小球滤过率急剧下降等表现，引起血清肌酐、BUN升高。但慢性RVT临床上常常无特异性症状，诊断困难。患者如有下肢血栓性静脉炎、不对称性下肢水肿、肾区疼痛、精索静脉曲张、糖尿、高氯性酸中毒及咯血等肺栓塞的临床表现，则提示可能发生了RVT。

临床上一旦确诊RVT，应予以足够的重视。RVT的治疗原则为早期诊断、及时溶栓、长期抗凝。急性RVT以溶栓治疗为主，慢性RVT以抗凝治疗为主。对于急性RVT，在没有禁忌证的情况下，应积极实施溶栓治疗，可给予尿激酶首剂量每千克体重4400～15000 U，入20～40 mL生理盐水中30分钟内完成静脉注射，然后每小时每千克体重4400 U维持静脉滴注。

第二节 肾病综合征的中医辨证施治

本病在中医中多属“水肿”“虚劳”“腰痛”等范畴，笔者认为水肿、蛋白尿等均由水精输布失调所致，而肺、脾、肾是水精输布过程中的主要脏器，其标在肺，其制在脾，其本在肾，肺主气，为水之上源，故有通调水道、输布精微的功能。如遇外邪侵袭，风水相搏，肺气壅滞，失去宣肃功能，则可导致水肿；脾胃为生化之源，主运化水谷，转输精微，上归于肺，利水生金；若脾不运化，水谷不归正化，水湿内停，泛溢肌肤，则为水肿；肾为水脏，司开合而主水便，如肾气不足，则开合不利，水液代谢障碍，便可出现小便异常和水肿。若脾气下陷，肾气不固，升运封藏失职，则水谷精微随尿外泄。使用激素治疗可以出现气机逆乱，痰瘀交阻，阴虚阳亢，湿热内生诸证。若水病及血，久病入络，则又可见瘀血阻滞之证。水肿消退之后，脏腑虚损显露，可见肺脾气阴两虚，脾肾阳虚，肝肾阴虚等证。

一、辨证施治

（一）脾肾阳虚，水湿泛溢

1.症状

面色苍白，形冷怯冷，肢体或全身水肿，可伴有胸腹水，小便量少，腹胀神萎，或见腰酸腿软，纳少便溏，苔质淡胖，舌薄白或白腻而滑，脉沉细。

2. 治法

温阳实脾利水。

3. 方药

真武汤合二仙汤加减：

茯苓 15 g　白术 15 g　附子 10～15 g　生姜皮 6 g
桂枝 6 g　泽泻 12 g　党参 15 g　车前子 30 g
仙茅 15 g　仙灵脾 15 g

(二)脾虚胜湿，水湿逗留

1. 症状

肌肤或全身水肿，持续较久或全身轻度水肿，气短，乏力，纳呆，腰酸，面色萎黄少华，苔薄白，脉濡软。

2. 治法

益气健脾利水。

3. 方药

防己茯苓汤加减：

黄芪 30 g　白术 15 g　茯苓 30 g　猪苓 15 g
防己 15 g　泽泻 12 g　党参 15 g　赤小豆 30 g
大腹皮 15 g

(三)阴虚湿热

1. 症状

面红肢体水肿，怕热，汗出，五心烦热，心悸失眠，小便短赤，大便干结，舌质红，苔薄黄腻，脉弦滑数(多见于使用激素之后)。

2. 治法

滋阴清热利湿。

3. 方药

大补阴丸合猪苓汤：

黄柏 10 g　知母 10 g　龟甲 12 g　猪苓 15 g
泽泻 12 g　阿胶 9 g　茯苓 15 g　石韦 30 g
薏仁根 30 g

(四)气阴两虚

1. 症状

面色苍白，四肢倦怠，手足心热，口干，舌边红，苔白，脉沉细。

2. 治法

益气养阴。

3. 方药

生脉散加减：

党参 30 g	太子参 30 g	麦冬 15 g	五味子 6 g
地骨皮 20 g	黄芪 30 g	车前子(包煎)30 g	益母草 30 g
石韦 30 g	半枝莲 30 g		

(五)脾肾不足，气血两虚

1. 症状

面色苍白，神疲乏力，腰酸腿软，畏寒怯冷，纳食欠佳，便溏腹胀，脉沉细，苔薄白，舌胖嫩。

2. 治法

温补脾肾，益气养血。

3. 方药

右归丸合参苓白术散加减：

党参 30 g	黄芪 30 g	白术 15 g	山药 30 g
山萸肉 12 g	茯苓 15 g	熟地 15 g	当归 15 g
杜仲 12 g	苁蓉 12 g	巴戟天 12 g	肉桂 3 g

(六)肝肾阴虚

1. 症状

五心烦热，腰膝酸软，眩晕耳鸣，失眠多梦，舌红少苔，脉弦细。

2. 治法

滋补肝肾。

3. 方药

地黄饮子合杞菊地黄丸：

熟地 15 g	麦冬 30 g	山萸肉 12 g	苁蓉 12 g
枸杞子 20 g	白术 12 g	丹皮 12 g	益母草 10 g
川芎 15 g			

二、我科经验及各家学说

唐珊珊[1]在观察了 38 例难治性肾病综合征患者后得出结论：来氟米特治疗难治性肾病综合征效果较好，值得在临床上应用并观察其远期疗效及安全性。来氟米特的主要作用机制包括以下几点：

(1)抑制嘧啶的从头合成，阻断淋巴细胞的活化和增殖，抑制抗体的产生和分泌。来氟米特在体内转化为能抑制嘧啶从头合成途径关键酶的活性产物 A771726，从而抑制了细胞内 DNA 和 RNA 的合成，使活化的淋巴细胞停滞在 G1 期。

(2)抑制络氨酸激酶的活性和细胞的黏附，抑制中性粒细胞的趋化和表达。

(3)激活通过抑制核因子-κB 来抑制炎症的免疫活性，从而达到抗炎的作用。

唐珊珊[2]在观察了72例难治性肾病综合征患者后得出结论:部分肾病综合征患者会出现激素撤药困难或反复发作,甚至于对常规激素治疗反应不敏感(即难治性肾病综合征),在常规治疗的基础上行甲泼尼龙冲击治疗、环磷酰胺冲击治疗或两药联合冲击治疗取得了一定的治疗效果。甲泼尼龙联合环磷酰胺冲击治疗难治性肾病综合征的疗效优于单用甲泼尼龙或环磷酰胺冲击治疗,且不良反应无明显增加。

刘芙蓉[3]以麻黄连翘赤小豆汤(麻黄 9 g、连翘 15 g、赤小豆 15 g、桑白皮 30 g、桔梗 10 g、大腹皮 24 g、茯苓 30 g、生姜 6 g、大枣 4 枚,用水煎服后每日一剂)治疗难治性肾病综合征且证属卫表被遏,肺气失宣,内有湿热充斥上下者,患者经治疗后尿蛋白转阴。

远方等[4]将肾病蛋白尿患者分为脾肾两虚型,尤以阳虚为主者多见。他们认为,从脾肾入手调理脏腑功能是治疗蛋白尿的关键。肝肾阴虚生内热型患者在治疗中应滋补肝肾,代表方剂是杞菊地黄汤;气滞血瘀阻肾络型患者同时强调重用丹参和益母草,可用至 50 g 以上;在临证中发现调理脾肾肝的功能难以奏效者,可加用清热利湿泻浊之品,常会收到意想不到的功效。

沈庆法[5]提出肾脏病蛋白尿用清利法治疗,该病用益气健脾固肾药物很难奏效,此时宜加入清利湿热之品,或因反复感染导致湿热内蕴,尿液混浊,泡沫增多,亦需加用清利之品才能奏效,主要药物是苏叶、黄连、杏仁、蔻仁、苡仁、半夏、陈皮、猪苓、茯苓等。祛风法经验方的主要组成药物是羌活、防风、柴胡、蝉衣、僵蚕、河白草及雷公藤等。疏滞法一方面采取调整情志的方法,另一方面运用疏滞气机的方药进行治疗,其主要组成药物是柴胡、黄芩、枳壳、郁金、白莲须、白芍、香附、生熟苡仁等。化瘀法主要的组成药物是丹参、泽兰叶、益母草、桃仁、赤芍、鬼箭羽、红花、川芎等。激素治疗大量蛋白尿的疗效是肯定的,但经常出现湿热化火,热毒表现非常突出,故应用清热解毒药物是非常必要的。总结经验方的主要组药物是虎杖、鬼箭羽、银花、蒲公英、竹节草、玄参等。

段光堂[6]将肾病蛋白尿分成四型:脾肾虚、精微下泄型采用“肾病Ⅰ号”,方药有黄芪、党参、白术、生地、熟地、山萸肉、山药、茯苓、泽泻、丹皮、莲须、芡实、鹿衔草、马鞭草、石韦、益母草等,属气阴两虚者以太子参易党参;肝肾亏损、阴虚血热型采用“肾病Ⅱ号”,方药有生地、熟地、山萸肉、山药、丹皮、泽泻、茯苓、马鞭草、半边莲、白茅根、大蓟、生侧柏叶等;瘀血阻滞、气虚水停型采用“肾病Ⅲ号”,方药有当归、赤芍、川芎、丹参、桃仁、红花、路路通、益母草、刘寄奴、泽兰、马鞭草、黄芪、海藻、桂枝、茯苓、泽泻、大蓟等;热毒炽盛、血热伤阴型采用“肾病Ⅳ号”,方药有金银花、连翘、白花蛇舌草、桔梗、生地、丹皮、玄参、麦冬、赤芍、白茅根、马鞭草、甘草等。

张金黎[7]指出,难治性蛋白尿应该掌握好“湿热不出,血瘀不散,蛋白尿、血尿难消”的治疗原则。

仝小林[8]等将肾病蛋白尿分为肺肾气虚、中气下陷、肾气不固、肝肾阴虚、阴阳两虚,兼外感,兼湿热,兼瘀血等证型。

吴平路[9]以针灸的方法治疗蛋白尿患者 53 例,主穴取:①大椎、肩井、曲池、合谷、内关、足三里、阴陵泉、肺俞、水分;②合谷、太冲、曲池、血海、三阴交、曲泽、委中、足三里、阴陵泉、脾俞、肾俞。双侧取穴时,先针背部腧穴,留针,针后加灸;次针足三里透阴陵泉,留针;再自上而下针其他部位,不留针。两组穴位交替使用,最终治愈 47 例,显效 4 例,好转 1 例,无效 1 例,有效率 98.1%。

潘振邦[10]研究发现,日本学者阿部博子等辅助激素治疗肾病综合征常用的方剂是小柴胡汤合五苓散,统称为柴苓汤。经临床观察和动物实验证实,柴苓汤可减少尿蛋白排泄量,抑制血清总蛋白下降和血胆固醇上升,其机理可能是小柴胡汤除了对机体免疫系统和激素有增强作用外,还可直接作用于肾小球基底膜使尿蛋白明显减少。

吕奇[11]应用温肾活血化湿方(菟丝子 30 g、黄芪 30 g、淫羊藿 20 g、茯苓 10 g、苍术 20 g、白豆蔻 10 g、川芎 10 g、地龙 10 g、红花 10 g)治疗难治性肾病综合征脾肾阳虚型 60 例,总有效率为 90.00%。由此可见,温肾活血化湿方治疗难治性肾病综合征脾肾阳虚型患者可提高综合疗效,改善患者的临床症状,减少尿蛋白排泄量,升高血浆白蛋白,降低血脂,减少激素并发症发生,且安全、有效,具有广泛的应用前景。

何世东教授[12]认为脾肾阳虚是本病之根本,湿热内蕴是病情难愈之主因,瘀血内阻是本病肾功能减退之关键,外邪侵袭是本病反复发作病情加剧的常见诱因。治疗以扶正祛邪为总治则,治法以滋阴补肾、益气健脾为主,根据兼夹证辅以利水、祛湿、清热、宣肺、活血等。针对 RIMS 不同分期的病机,水肿期以健脾滋阴补肾、利水祛湿为主;非水肿期以滋阴益气补肾、清热祛湿为主。

李琦教授[13]认为,复发性肾病综合征发病的主要病机是本虚标实,虚实错杂。本虚主要表现在肺、脾、肾三脏,标实则表现在热邪、湿浊、瘀血三个方面。肺卫不固,宣发肃降功能失司,无法通调三焦、输布精液,水谷精微不循常道,脾虚失运,清浊不分,肾虚不能封藏精微物质,则发为尿浊;肺气虚不能通调水道,脾气虚不能制水,肾阳虚关门不利,则发为水肿。外感热邪、湿浊内生、瘀血内停,亦可损伤三焦水道,水气内停而发水肿。在治疗过程中也应辨证论治,依据患者标本虚实的不同而选用不同的治疗方法,总体来讲不外扶正、祛邪两方面。扶正以补肾、益肺、健脾为主,祛邪以清热、化湿、活血为主。

刘东营[14]以真武汤加味(制附子 2 包、山药 2 包、陈皮 2 包、茯苓 2 包、桂枝 2 包、干姜 2 包、猪苓 2 包、泽泻 2 包、大腹皮 2 包、仙鹤草 2 包、黄芪 2 包、白术 2 包)治疗了 60 例肾病综合征水肿脾肾阳虚证患者,结果表明本方具有较好的疗效,特别是体现在水肿的改善方面,总有效率达 85.7%,明显优于对照组的 71.4%;腰脊酸痛、神疲乏力、口干咽燥、水肿等症状得到了有效改善;用药过程中未发现与其相关的不良反应及毒副作用。

吕三科[15]研究了参苓白术散加减(基本方为红参 10 g、鼓炒白术 15 g、茯苓 10 g、怀山药 20 g、莲子 10 g、薏苡仁 10 g、白扁豆 10 g、桔梗 6 g)对 80 例难治性肾病综合征儿童患者的疗效,结果表明:对照组缓解率为 72.5%,治疗组缓解率为 90.0%,二者差异显著;治疗后两组患者主要的生理指标均有所改善,治疗组的尿量、尿蛋白、白蛋白、血肌酐及总胆固醇的改善情况较对照组更加明显。

周冬枝等[16]应用清益化瘀方(黄芪 30 g、当归 12 g、淫羊藿 15 g、丹参 20 g、泽兰 12 g)治疗了 89 例难治性肾病综合征患者,结果表明:对照组总有效率为 76.7%,治疗组为 91.3%,治疗组整体疗效优于对照组。

高嘉妍等[17]用补肾活血法组方(基本方为黄芪 90 g、荠菜花 30 g、土茯苓 30 g、茯苓 30 g、炒决明子 30 g、丹参 30 g、川芎 60 g、生大黄 30 g、大黄炭 30 g、五味子 60 g、三棱 30 g、莪术 30 g)联合西药治疗了 60 例肾病综合征患者,用酚绿检测法检测血白蛋白,发现该法总有效率为 90%，对照组为 65%，治疗组明显优于对照组($p<0.05$)。

王孟庸教授[18]治疗肾病综合征时用药以补虚药、清热药、利水渗湿药、收涩药、活血化瘀药、解表药等运用最多，并且所用药物归经以肾、脾、肝、肺为主，组方共奏补虚固涩、渗湿活血、清热解表之功，这充分表明王孟庸教授治疗该病的临床经验为着重治脾、治肾、治肺，综合运用补益脾肾、滋阴清热、利水渗湿、收敛固涩、活血化瘀等多种治法。

蔡根兴[19]认为，水肿虽为本病最常见的症状，但不可一味地利水消肿，而首先应当把握主证，确定治则。以表证为主者重在解表利水，以脾虚为主者重在健脾利湿，以肾虚为主者重在温阳利水，以阴虚为主者重在养阴，气阴两虚者重在补气养阴。在把握主证的前提下，分清标本：标证多为风邪、水湿、痰湿、瘀血；本证多为肺、脾、肝、肾功能的失调。蔡根兴主任认为，本病的病因虽然与先后天均有关系，但从病机而言乃气机不调。

刘建民等[20]研究了 100 例应用滋阴益气的中药(基本方为西洋参 20 g、山药 20 g、生地黄 20 g、墨旱莲 15 g、女贞子 15 g、熟地黄 15 g、白术 15 g、黄芪 18 g)减少成年男性肾病综合征患者复发的效果后发现，观察组在各观察节点复发例数均低于对照组，总复发率为 18.00%，显著低于对照组的 62.00%。

参考文献

[1]唐珊珊. 来氟米特治疗难治性肾病综合征 38 例分析[J]. 中国误诊学杂志，2010，27:6740.

[2]唐珊珊. 甲泼尼龙、环磷酰胺冲击治疗难治性肾病综合征疗效观察[J]. 河北医药，2010，21:2997-2998.

[3]刘芙蓉，李靖. 麻黄连翘赤小豆汤治验举隅[J]. 中国中医药信息杂志，2012，05:84.

[4]远方，程慧学. 中医辩治肾性蛋白尿析义[J]. 辽宁中医杂志，1997，24(4):68.

[5]沈庆法. 肾脏病蛋白尿的中医论治[J]. 中国临床杂志，2004，32(8):50.

[6]段光堂. 肾性蛋白尿的中医辨证治疗[J]. 中国中西医结合肾病杂志，2004，5(6):354-355.

[7]张金黎. 难治性蛋白尿与中医湿热证的关系[J]. 中国中西医结合肾病杂志，2001，2(9):54.

[8]仝小林，张志远. 中医对代谢综合征的认识和治疗[J]. 中医杂志，2002，12(09):43-44.

[9]吴平路，吴楚望，祝佳，等. 针灸治疗蛋白尿 53 例[J]. 中国针灸，2001，21(7):411.

[10]潘振邦. 肾性蛋白尿中医病机及其方剂现代药理探索[J]. 中医药信息杂志，1995，2(4):14-15.

[11]吕奇. 温肾活血化湿方治疗难治性肾病综合征脾肾阳虚型的临床研究[D]. 甘肃中医学院硕士学位论文，2014.

[12]邓丽娥. 何世东教授治疗难治性肾病综合征的经验总结[D]. 广州中医药大学硕士学位论文，2011.

[13]刘晓萍，刘明星，张硕，等.运用李琦教授扶正祛邪法治疗常复发性肾病综合征的体会[J].云南中医中药杂志，2014，10:15-16.
[14]刘东营.真武汤加味治疗肾病综合征水肿脾肾阳虚证的临床研究[D].山东中医药大学硕士学位论文，2014.
[15]吕三科.参苓白术散加减治疗儿童难治性肾病综合征临床研究[J].河南中医，2014，09:1765-1766.
[16]周冬枝，侯蕊娟，袁慧，等.清益化瘀方治疗难治性肾病综合征临床观察[J].中国中西医结合肾病杂志，2014，12:1095-1097.
[17]高嘉妍，张勉之.补肾活血法组方联合西药治疗肾病综合征60例疗效观察[J].中医杂志，2015，06:500-502.
[18]肖小惠，李惠林，翁妍珊，等.王孟庸教授治疗肾病综合征用药规律研究[J].新中医，2015，03:248-250.
[19]刘奔.蔡根兴主任治疗儿童肾病综合征经验[J].福建中医药，2015，01:26-27.
[20]刘建民，张灵芝，张振芳，等.滋阴益气中药减少成年男性肾病综合征复发100例[J].中国药业，2015，08:90-91.

第十章　肥胖相关性肾病

第一节　肥胖相关性肾病的常规诊疗

由肥胖造成的肾脏结构和功能的改变称为“肥胖相关性肾病”(简称 ORG)。研究发现,由肥胖导致蛋白尿的患者,组织学中可有肾小球肥大和或局灶节段性肾小球硬化病变,也有肾脏血流量增加和肾小球滤过率增高为主要临床表现的肾脏生理功能变化。

在我国,ORG 的发病率北方高于南方,城市高于农村。ORG 患者的平均年龄为(37.5±9.26)岁,以 18～44 岁的中青年人为主,男性患者占 67%。56%的患者有肥胖家族遗传史,41.7%的患者有高血压家族史,17.9%的患者有糖尿病家族史。

一、发病机制

(一)胰岛素抵抗

肥胖患者多有高胰岛素血症,且伴有胰岛素抵抗(IR)。胰岛素能增加肾小球血浆流量和肾小球滤过率,导致肾小球高压、高灌注和高滤过,从而形成肾小球硬化。胰岛素能刺激多种细胞因子,如胰岛素样生长因子(IGF-1 和 IGF-2)等,进一步加快肾小球硬化的发生。胰岛素还能增加肾小管对尿酸的重吸收,导致高尿酸血症而加重肾脏损害。在高胰岛素血症的刺激下,肝脏脂蛋白合成增加,出现高脂血症。高脂血症不仅可以通过系膜细胞上的低密度脂蛋白(LDL)受体增加细胞因子的释放和细胞外基质(ECM)的产生而导致肾小球系膜病变,而且还能直接造成肾小球足细胞的损伤和局灶节段性肾小球硬化样病变。

(二)肾脏血流动力学改变

肥胖患者的肾脏重量明显高于非肥胖患者。肥胖患者在血压正常时肾脏的血流量也会增加,导致血流动力学改变。Changacy 研究证实:肥胖患者肾小球的滤过率、肾脏血流量都升高,分别比健康对照组增加了 51%、31%,且肾小球滤过率增加的幅度与体重正相关,这可能与患者的入球小动脉扩张、肾小球内静水压差增大有关。

(三)高瘦素血症

肾脏是瘦素的主要排泄器官,血浆中 81%的瘦素由肾脏排出。肥胖患者瘦素水平升高，瘦素可以刺激肾小球内皮细胞增殖，增加肾小球内 TNF-β1 的含量及Ⅳ型胶原蛋白 mRNA 的转录，并通过球旁分泌机制作用于肾小球系膜细胞并使其增生；其次瘦素还可以诱导肾小球细胞的氧化应激，促进肾小球硬化的发生。

（四）高脂血症

肥胖患者常伴有脂质代谢异常，以高三酰甘油血症、低密度脂蛋白（LDL）升高、高密度脂蛋白（HDL）降低为特征。高脂血症作用于肾小球系膜细胞表面的低密度脂蛋白受体，增加巨噬细胞趋化因子的释放和细胞外基质的产生。还可以通过释放活性氧来氧化低密度脂蛋白，形成氧化低密度脂蛋白，巨噬细胞和系膜细胞将其吞噬后可转化为泡沫细胞，参与肾小球硬化的发生。

除上述机制之外，低密度脂蛋白和氧化低密度脂蛋白还打乱了肾脏局部前列腺素和血栓素的动态平衡，影响了肾小球血流动力学和血管的通透性，间接参与了肾小球硬化的发生。此外，高脂血症对足细胞亦有直接毒性作用，可促进蛋白尿的产生。

（五）遗传背景和环境因素

遗传背景在 ORG 的发病中起重要作用。有研究表明，56.0%的患者有肥胖家族史，41.7%的患者有高血压家族史，17.9%的患者有糖尿病家族史。还有研究发现肥胖相关性肾病的发病有种族差异，发生率最高的是高加索人群，其次为非洲裔美国人、西班牙裔人群。

除遗传背景外，饮食习惯与生活习性在不同种族和人群肥胖发生率的差异中起着更重要的作用。我国的研究表明，不同地区肥胖发生率存在明显差异，表现为北方多于南方，城市多于农村。随着我国经济的发展和饮食结构与生活习性的改变，肥胖的发生率呈骤然上升的趋势。

二、临床特点

肥胖相关性肾病起病隐匿。初期仅出现微量白蛋白尿，而后逐渐增多，直至出现大量蛋白尿（尿蛋白大于 3.5 g/d），肾小球滤过率增高（提示肾小球内高滤过）或正常。ORG 镜下血尿发生率低（20%左右），不出现肉眼血尿；呈现大量蛋白尿时很少发生低蛋白血症及肾病综合征，可伴有轻度水肿和高三酰甘油血症。

三、诊断

（一）单纯性肥胖的诊断标准

2002 年，国际生命科学学会中国办事处组织多学科专家组成了“中国肥胖问题工作组”，该工作组提出以“体重指数”（Body Mass Index，BMI）作为判断肥胖程度的指标。具体计算方法是以体重（单位：千克）除以身高（单位：米）的平方。使用这个指标的目的在于消除不同身高对体重指数的影响，以便于人群或个体之间的比较。有关不同程度肥胖的标准为：①$28\ kg/m^2 \leqslant BMI < 30\ kg/m^2$ 为Ⅰ度肥胖；②$30\ kg/m^2 \leqslant BMI < 35\ kg/m^2$ 为Ⅱ度肥胖；③$BMI \geqslant 35\ kg/m^2$ 为Ⅲ度肥胖。

(二)肥胖相关性肾病的诊断标准

ORG 目前尚无统一的诊断标准,诊断时需结合临床实验室资料并排除其他肾脏疾病。主要诊断依据为:

(1)符合单纯性肥胖的诊断标准(BMI≥28 kg/m^2)。

(2)尿常规检查有蛋白尿或随机尿微量白蛋白/肌酐,即尿 ACR≥30 mg/g,可出现大量蛋白尿,但很少出现低蛋白血症和水肿,肾功能正常或者存在不同程度的异常。

(3)代谢异常,如脂代谢异常、糖代谢异常、内分泌代谢异常、高尿酸血症等。

(4)除外其他肾脏疾病。

四、鉴别诊断

(一)原发性肾小球肾炎或继发性肾小球肾炎

如 IgA 肾病、膜性肾病或微小病变型肾病等,多数疾病能通过临床及肾活检而明确诊断。

(二)局灶节段肾小球硬化症(FSGS)

临床表现为典型的肾病综合征,常伴有肾小管损伤,疾病预后不佳。肾活检病理表现为足细胞病变明显,伴肾小球节段硬化。而肥胖相关性肾病所致的局灶节段肾小球硬化性病变常发生在血管极,低蛋白血症发生率低。

(三)糖尿病肾病

肥胖相关性肾病与糖尿病肾病早期临床与病理表现相似,鉴别点主要在于临床是否达到了糖尿病的诊断标准。

五、治疗策略

(一)减轻体重

ORG 由肥胖导致,因此减肥是最有效的防治方法。减轻体重可显著减少尿蛋白,延缓肾损进展。减肥可采取如下措施:

(1)改变饮食和生活习惯,减少饮食热量摄入,增加体力活动。

(2)应用减肥药物。药物的治疗也需与控制饮食和增加体力活动配合,减肥药物主要有神经末梢单胺类物质再摄取抑制剂(如盐酸西布曲明)、胃肠道脂肪酶抑制剂(如奥利司他)和选择性大麻素 CB1 受体阻断剂(如利莫那班)三种。应用这些减肥药物时,必须注意它们的不良反应,而且这些药物通过减少尿蛋白而保护 ORG 患者肾脏的作用还有待观察。

(3)外科手术:对于极度肥胖(BMI>40 kg/m^2)且应用上述各种方法减肥无效的患者可考虑做胃肠改道术。

(二)胰岛素增敏剂

胰岛素抵抗在ORG的发病中占有重要地位,故可考虑应用胰岛素增敏剂治疗ORG,包括双胍类药物(如二甲双胍)和噻唑烷二酮类药物(如罗格列酮)。应用这两种药物治疗时必须充分了解其不良反应,肾功能不全时禁用二甲双胍,否则可引起严重的乳酸酸中毒。噻唑烷二酮类药物能导致钠水潴留,对心脏病患者有诱发心力衰竭的危险。

(三)拮抗血管紧张素Ⅱ

AngⅡ也参与ORG的发病,所以可应用血管紧张素转化酶抑制剂(ACEI)和血管紧张素Ⅱ受体拮抗剂(ARB)进行干预治疗,伴或不伴高血压的ORG均可应用,目的是减少尿蛋白排泄和延缓肾损进展。但目前应用ACEI/ARB治疗ORG的临床研究不多,疗效有待大样本临床研究证实。

此外,ORG患者常合并代谢综合征,因此在治疗ORG时对高血压、糖脂代谢失调及高尿酸血症等也要同时治疗。治疗这些并发症时一定要达标,若不达标则对保护靶器官(包括肾脏)而言与未治疗无本质区别。

第二节 肥胖相关性肾病的中医辨证施治

临床上将肥胖造成的肾脏结构和功能的改变称为肥胖相关性肾病。中医无肥胖相关性肾病这一病名,我们根据中国古典医籍对于本病的相关论述,再结合本病的临床症状体征及主要特点将其归为“肥胖”“水肿”“虚劳”等范畴。饮食不节、过食肥甘、缺乏运动、年老体弱、先天禀赋不足等是主要病因。其病机特点总体为本虚标实,以脾肾亏虚为本,痰瘀内阻为标,历代医家对此多有论述。《素问·通评虚实论》中就有“肥贵人,则膏粱之疾也”和“膏粱之变,足生大丁”的说法。汪昂指出:“肥人多痰而经阻,气不运也。”治疗上要重视健脾以助运化,补肾以益气化,从而绝其痰浊脂瘀生成之源。

一、辨证施治

(一)脾肾气虚,下元不固证

1.症状

形体肥胖,神疲乏力,气短懒言,面色虚浮,腰酸,尿多,余沥不尽,男子滑精早泄,女子带下清稀,蛋白尿增多,舌淡胖,苔白滑,脉细。

2.治法

健脾益肾,收敛固摄。

3.方药

十补丸加减,常用药为:

黄芪30g　　炒白术20g　　茯苓15g　　山药30g

白芍 10g	远志 10g	熟地 12g	山萸肉 12g
杜仲 10g	续断 10g	五味子 6g	龙骨 30g
牡蛎 30g	金樱子 10g	韭子 10g	甘草 10g

(二)脾肾阳虚、痰瘀内阻证

1. 症状

形体肥胖、倦怠乏力、头重如裹、肢体困重,水肿,食少纳呆、呕吐痰涎、腰膝酸软、面色晦暗、肢麻沉重、小便频多、尿混浊有泡沫。脘腹胀满、胸胁胀闷、口中粘腻、肌肤甲错、便秘或便溏、口淡不渴。舌胖大边有齿痕或舌淡紫或有瘀点瘀斑,苔滑腻,脉沉弱无力或脉细涩。

2. 治法

温肾健脾,化痰行瘀。

3. 方药

理中汤合荷夏化浊颗粒:

干姜 10g	人参 10g	茯苓 15g	炒白术 15g
甘草 10g	清半夏 10g	陈皮 10g	茯苓 15g
泽泻 12g	枳实 12g	地龙 10g	荷叶 15g
生山楂 10g	淫羊藿 10g	绞股蓝 10g	乌药 10g

(三)痰湿内盛,下焦湿热证

1. 症状

形体肥胖,身体重着,肢体困倦,痰涎壅盛,头晕目眩,口干而不欲饮,嗜食肥甘醇酒,神疲嗜卧,小便短赤灼热,尿中有泡沫,苔黄腻,脉滑数。

2. 治法

清热燥湿化痰。

3. 方药

黄连温胆汤加减,常用药为:

制半夏 6g	黄连 10g	橘红 15g	枳实 12g
瓜蒌 12g	冬瓜皮 20g	泽泻 12g	栀子 12g
大黄 3g(后下)	莱菔子 15g	白术 20g	茯苓 20g
甘草 6g	生姜 3 片		

二、我科经验及各家学说

高建东等[1]运用药理生理学的方法,观察温胆降脂口服液对高血脂成年 SD 大鼠血清三酰甘油、血清胆固醇、腹腔脂肪积累和体重增长的影响,并与绞股蓝总苷进行了比较。用药 21 天后发现,温胆降脂口服液组大鼠体重明显低于绞股蓝总苷组($p<0.05$);温胆降脂口服液组的腹腔脂肪含量明显少于绞股蓝总苷组;温胆降脂口服液组与绞股蓝总苷组血清三酰甘油平均下降 0.60 mmol/L 和 0.48 mmol/L,血清胆固醇平均下降 0.49 mmol/L和 0.40 mmol/L,两组动物用药后血清三酰甘油和血清胆固醇均有显著降

低($p<0.05$),温胆降脂口服液的效果明显优于绞股蓝总苷。结果表明,温胆降脂口服液对降低高胆固醇和高脂肪摄入后血清三酰甘油、血清胆固醇的含量,减少腹腔脂肪的积累,控制成年大鼠的体重增长具有明显的作用,其疗效优于对照组药物。

高建东、薛庆林、高震[2]对73例高脂血症患者进行了降脂治疗的临床研究。治疗组应用中药温胆降脂口服液治疗,同时中药对照组口服绞股蓝总苷,西药对照组口服诺衡。结果表明,治疗组总有效率为87.87%,中药对照组总有效率为70.00%,西药对照组总有效率为80.00%,治疗组疗效明显优于中药对照组($p<0.01$);治疗组服药1个疗程后,TC、TG、LDL-C、APO-B降低,HDL-C、APO-A1升高,与用药前比较差异极显著($p<0.01$);与中药对照组比较,治疗组在降低TC、TG、LDL-C、APO-B方面差异显著($p<0.01$),温胆降脂口服液降脂效果明显优于绞股蓝总苷片;与西药对照组比较,治疗组在升高HDL-C、APO-A1方面差异显著($p<0.05$),在降低TC、TG、LDL-C、APO-B方面虽然差异但不显著($p>0.05$),但治疗组的降低幅度大于西药对照组,温胆降脂口服液的效果优于诺衡。

温胆降脂口服液的药效学实验证明,本药能明显地降低血清胆固醇、三酰甘油及低密度脂蛋白胆固醇、极低密度脂蛋白胆固醇,升高高密度脂蛋白胆固醇。与绞股蓝总苷片相比,温胆降脂口服液在降脂,提高机体清除脂肪的能力及缓解,减轻临床症状方面效果明显;与诺衡比较,虽然降脂效果无明显差异,但诺衡的临床疗效欠佳,且部分患者出现了肝脏损伤,故不宜长期服用。

安安、高建东[3]选取了100例肥胖相关性肾病患者,按1∶1的比例随机分为治疗组与对照组,两组均给予相同的基础治疗,如低盐低脂低热量饮食、戒烟、限酒、参加适当有氧运动等,合并心功能衰竭、高尿酸血症、感染者及时予以对症处理。治疗组加服温胆降脂颗粒(由半夏、陈皮、茯苓、泽泻、枳实、乌药、地龙、丹参、荷叶、白术、绞股蓝、生山楂等药物组成,由山东中医药大学第二附属医院制剂室制备,每袋10 g,每次服用2袋,每日2次),对照组加服血脂康胶囊,90天为一个疗程,连续服用2个疗程。所有病例分别检测治疗前后尿微量白蛋白/肌酐(尿ACR)、体重、体重指数(BMI)、血脂(TG、TC、LDL-C、HDL-C)、血尿素氮(BUN)、血肌酐(Scr)等各项指标及中医临床症状的变化情况。结果表明:治疗组和对照组改善肥胖相关性肾病患者临床症状的总有效率分别为92.0%和64.0%,经统计学检验$p<0.05$,差异具有统计学意义,说明治疗组总有效率优于对照组。治疗组在降低尿微量白蛋白/肌酐,降低体重指数,调节血脂水平,改善肾功能,改善中医临床症状等方面显著优于对照组。温胆降脂颗粒能明显地改善肥胖相关性肾病患者的临床症状,在降低尿ACR,调节血脂及改善肾功能和肾脏血流供应方面具有显著的疗效。

田力铭等[4]主张从脾肾论治,方用健脾安肾方加减(主要组成为黄芪、党参、白术、茯苓、薏苡仁、熟地黄、山药、陈皮、砂仁、猪苓、泽泻、车前子、绞股蓝、大枣),并对中脘、下脘、关元、天枢(双侧)、外陵(双侧)、水道(双侧)、大横(双侧)等穴位行针灸治疗。用上述方法对32例肥胖相关性肾病患者进行治疗的结果表明:显效12例,占37.50%;有效17例,占53.13%;无效3例,占9.37%;总有效率为90.63%。

沈雯雯等[5]研究发现,短期控制体重即可达到明显减少肥胖相关性肾病患者蛋白尿的效果,而长期、严格的体重控制不仅有助于减少尿蛋白,而且可以纠正伴随的代谢紊乱情况。

郝玉杰等[6]将113例肥胖相关性肾病患者随机分为对照组(55例)和治疗组(58例),对照组给予生活方式干预,适当运动,饮食控制,厄贝沙坦口服等治疗,治疗组在对照组治疗的基础上加用"健脾滋肾"中药方(黄芪、党参、熟地黄、怀山药、泽泻、茯苓、沙参、小茴香、川牛膝、生大黄为基本方加减)。治疗后比较两组治疗前后的FBG、PBG、糖化血红蛋白、24小时尿蛋白定量、血肌酐、血脂、血尿素氮、血液流变学、血肌酐清除率、症候积分、生活质量评分等指标,结论是"健脾滋肾"中药治疗可改善肥胖相关性肾病患者的症状和生活质量。

卞鲁岩[7]以贝那普利联合金水宝治疗肥胖相关性肾病患者12例,于治疗前后检测患者的24小时尿蛋白定量、血清白蛋白、尿素氮、肌酐、三酰甘油等指标。结果表明:患者的24小时尿蛋白定量、血清白蛋白、三酰甘油均自第12周起较治疗前显著下降,血清肌酐自第24周起显著下降,血清尿素氮自第36周起显著下降,总有效率为75%。

郝玉杰等[8]对25例肥胖相关性肾病患者在给予厄贝沙坦片治疗的基础上加用升降散(僵蚕15 g、姜黄10 g、女贞子10 g、泽泻15 g、炒白术15 g、茯苓10 g、山楂10 g、生大黄3～9 g)加减并联合针灸(取穴中脘、下脘、关元、天枢、外陵、水道、大横、腹结、丰隆、阴陵泉、足三里、三阴交、曲池、合谷)治疗,结果发现其临床疗效优于25例常规口服厄贝沙坦的肥胖相关性肾病患者。

熊玮等[9]观察了用阿托伐他汀和中药自拟方(黄芪20 g、茯苓15 g、白芍12 g、柴胡12 g、当归15 g、白术15 g、茵陈15 g、虎杖15 g)加减联合治疗15例肥胖相关性肾病患者的疗效。通过观察患者治疗前后的体重指数(BMI)、腰臀比(WHR)、肝功能(AST、ALT、TP、ALB)、脂代谢(TG、TC、HDL、LDL)、肾功能(Ccr、BUN、UA)、血β_2-MG、24小时尿蛋白定量等指标发现,显效8例,有效6例,有效率86.60%;而以阿托伐他汀治疗另外15例肥胖相关性肾病患者的有效率仅为66.7%。

邹昀、董志刚[10]认为,本病的特点为本虚标实,致病因素为痰和虚,气虚可生痰,痰既是本病的病理产物,又是致病因素,痰浊之邪胶着难解,常致病情迁延难愈。病位在脾、肾,脾肾气虚或阳虚均可致痰浊的生成;又,本虚标实为本病的病机,治疗上应健脾益气、补肾固涩以补虚,祛湿化痰、祛脂活血以泻实。

刘成福、王小琴等[11]认为,肥胖相关性肾病的病因、病机及治疗多涉及脾肾。病因方面的因素有:①先天禀赋不足而肾虚;②饮食不节而伤脾;③缺乏运动而致气血不畅、脾胃呆滞。病机方面的因素有:①体内痰浊瘀脂蓄积,阻塞脉道,痰瘀互结,以致清阳不升,浊阴不降,毒邪内生,滞于肾络,从而使肾关开阖启闭失常,故痰湿是本病的致病因素;②精微失藏而导致肾脏损害是产生本病的关键病理基础,肾失于封藏也会导致脾胃运化失司,从而导致肥胖相关性肾病。治疗上以健脾补肾、化痰利湿为原则。

卞鲁岩[12]认为,胰岛素抵抗可能参与了肥胖相关性肾病的发生及进展,胰岛素抵抗可引起肥胖相关性肾病患者的血糖和血脂代谢紊乱,这些紊乱已被证明能增加肥胖相关性肾病患者心血管疾病发病的危险性,从而导致其死亡率增加。而应用胰岛素增敏剂减轻胰岛素抵抗状态可明显减少尿蛋白,改善肥胖相关性肾病患者的预后。卞鲁岩选取了30例肥胖相关性肾病(非糖尿病)患者予以黄葵胶囊联合厄贝沙坦治疗24周,发现患者的血糖及胰岛素抵抗水平较治疗前明显改善。

于福民等[13]提出，肥胖相关性肾病需要控制饮食，每天每千克体重的能量摄入以63～84 kJ为标准，保持体重每月下降1～2 kg，同时控制蛋白质的摄入量在0.8 g/(kg·d)以减轻肾脏的负担。脂肪摄入低于40 g/d，胆固醇摄入低于300 mg/d，糖类控制在总能量的50%～55%，食盐摄入限制在4～6 g/d，嘌呤摄入限制在600～1000 mg/d，宜采用蒸、烧、煮、汆、炖等烹调方法，忌油炸油煎等烹调方法。多食用新鲜的水果和蔬菜，保证各种矿物质和维生素的摄入。

仝小林[14]指出，肥胖辨证主要遵循两大类型（虚、实）、四大证候（三焦郁热、肝胃郁热、肺脾气虚、脾肾阳虚）、六大兼证（湿、水、痰、浊、膏、瘀），并分别采用化湿法（如泽泻汤、二术茯苓汤、防己黄芪汤等）、祛痰法（如二陈汤、平陈汤、三子养亲汤、导痰汤）、利水法（如五皮饮、小分清饮）、通腑法（如大承气汤、小承气汤、调胃承气汤）、消导法、健脾法等进行治疗，常可取得较好的疗效。

邓俊、刘雪萍[15]认为，肥胖一般为本虚标实证，以脾肾亏虚为本，痰湿停聚为标。常见脾肾阳虚、寒湿痰凝、湿热痰结肝、风热夹湿、风湿夹热五种类型。

陈瑞英[16]认为，肥胖除了由于过食膏粱厚味导致痰湿内生脾运失调之外，还与肝肾阴虚、肝阳上亢、木旺克土，脾胃蕴热、气血受阻、肺气不宣、水道不利有关。据此可将单纯性肥胖分为五型：食滞中焦、肝肾阴虚、脾土虚弱、脾胃积热及痰湿内停，可分别运用消积利湿、滋阴潜阳、健脾利湿、清热荡积、燥湿祛痰法。

张中成[17]认为，肥胖症的病理机制是本虚标实。本虚为脾胃不足，运化失司，甚则脾肾阳虚；标实为湿、痰、热、滞，病位在脾、胃、肠，涉及肝、肾。证见脾虚湿盛、胃肠实热、肝郁气滞、脾肾阳虚四型，治疗则分别用健脾利湿、通腑泻热、理气化滞、温阳化湿法。

参考文献

[1]高建东，傅荣恕，薛庆林，等.温胆降脂口服液对大鼠血脂调节作用的研究[J].医药导报，2000，02：108-109.

[2]高建东，薛庆林，高震.温胆降脂口服液治疗高脂血症的临床研究[J].山东中医杂志，2000，03：142-143.

[3]安安.温胆降脂颗粒治疗肥胖相关性肾病的临床观察[D].山东中医药大学硕士学位论文，2014.

[4]田力铭，王兴，郝玉杰，等.健脾安肾方联合针刺治疗肥胖相关性肾病34例临床观察[J].中医杂志，2015，14：1216-1219.

[5]沈雯雯，刘志红，陈慧梅，等.肥胖相关性肾病：体重指数与蛋白尿的关系[J].肾脏病与透析肾移植杂志，2009，06：504-512.

[6]郝玉杰，董燕飞，王桂英，等.中药对肥胖相关性肾病患者生活质量的影响[J].中医学报，2015，10：1490-1492.

[7]卞鲁岩.贝那普利联合金水宝治疗肥胖相关性肾病12例临床观察[J].现代诊断与治疗，2011，02：76-77.

[8]郝玉杰,董燕飞,王桂英,等.升降散联合针灸治疗对肥胖相关性肾病患者血清瘦素、脂联素的影响[J].中国中医基础医学杂志,2015,11:1438-1440.
[9]熊玮,曹娅丽,刘欣.中药自拟方治疗肥胖相关性肾病临床疗效观察[J].中西医结合研究,2015,01:10-13.
[10]邹昀,董志刚.肥胖相关性肾病从痰、虚论治探析[J].光明中医,2014,05:906-907.
[11]刘成福,王小琴,范为民,等.从脾肾论治肥胖相关性肾病[J].中西医结合研究,2012,05:268-270.
[12]卞鲁岩.黄葵胶囊对肥胖相关性肾病患者胰岛素抵抗的影响[J].中国中西医结合肾病杂志,2010,12:1105-1106.
[13]于福民,李明花,杨凤娜.肥胖相关性肾病与营养治疗[J].承德医学院学报,2007,04:437.
[14]仝小林,张志远.中医对代谢综合征的认识和治疗[J].中医杂志,2002,12(09):43-44.
[15]邓俊,刘雪萍.中医辨证治疗单纯性肥胖机理探讨[J].甘肃中医,1997,10(1):7-8.
[16]陈瑞英.单纯性肥胖的辨证论治(附100例分析)[J].新中医,1989,04:15-17.
[17]张中成.针刺治疗肥胖症的体会[J].中国中医药信息杂志,2001,8(4):81.

第十一章　高血压肾损害

第一节　高血压肾损害的常规诊疗

高血压肾损害系原发性高血压引起的肾脏结构和功能损害，分为良性高血压肾动脉硬化症和恶性高血压肾动脉硬化症。

一、良性小动脉性肾硬化症

（一）病因与发病机制

本病多见于50岁以上的老年人、糖尿病患者以及一些慢性肾小球性或间质性肾炎患者，尤其多见于原发性高血压患者，一般与高血压发生的时间和高血压的程度有关。根据多数研究人员的观察，高血压是引起血管病变的主要因素。患者全身或肾脏血管功能的改变包括循环血管活性因子的改变、局部血管活性因子的改变、影响血管活性因子的反应和血管本身结构的变化等。通过临床观察和动物实验发现，高血压时肾血流量降低，肾小球滤过率增加，对容量过度负荷时可促进利钠反应，伴明显的心排量增加。对液体过度负荷时肾血管扩张加重。高血压可普遍增加血管阻力——维持高血压的重要因素。由于血管收缩增加而致血管阻力增大或血管结构改变可使管径缩小。原发性高血压患者对灌注去甲肾上腺素和其他加压物质（如血管紧张素Ⅱ、酪胺、血清素等）反应强烈，也可因影响血管平滑肌的Ca^{2+}通道而增加血管活性。近年来发现，原发性高血压患者中可见内皮素增加或内皮源性舒张因子减少，这些血管活性因子可由于血管狭窄或高血压导致的血管壁结构的变化而引起小动脉性肾硬化。一旦小动脉性肾硬化发生，可导致高血压持续加重。还有学者认为，高血压和小动脉性肾硬化症之间不一定是简单的因果关系，而可能是相互独立的病变过程，并相互促进而使病变加剧。其机制是，小动脉性肾硬化症使肾内缺血，肾素分泌增多，产生的血管紧张素增加，再加上前列腺素E_2和A_2产生减少，最终导致强烈的血管收缩和血压升高。

最近有研究指出，血管壁的局部因素或许比体液因子对平滑肌细胞增生的控制更为重要。内皮细胞层局部损伤后能激活血小板释放血小板源性生长因子、表皮生长因子、血清素和转化生长因子-β，这些因子均可增强有丝分裂活性，前列腺素和血栓素也有致增生反应，内皮细胞自身能被刺激释放PDGF-A、FGF等致有丝分裂因子，内皮素可使平滑肌细胞发生有丝分裂。血小板激活和内皮损伤是高血压损伤血管壁的早期现象，是导致血管肥大的重要发病机制。

(二)病理改变

良性小动脉性肾硬化症患者肾脏的体积随高血压病程长短及严重程度而变化,早期体积正常,晚期明显缩小,但不如慢性肾盂肾炎和慢性肾炎缩小的那样明显。血管壁增厚是由于细胞外基质沉积增加、内膜平滑肌细胞增生和内膜平滑肌细胞肥大的结果。组织学检查最显著的变化是入球小动脉增厚、扭曲,管壁内膜下有类脂质沉积和透明样变、退行性变,管壁肌层变厚,弹力纤维减少,结缔组织增多,这些病变引起管腔狭窄。出球小动脉病变不明显,管壁沉淀物嗜酸性,PAS染色阳性,常含脂质,免疫荧光检查发现病变常存在抗C2、抗β脂蛋白及抗IgM抗体。在沉淀物质内含有纤维蛋白及其他血浆蛋白,提示此沉淀物来自血液。患者叶间小动脉及弓形动脉内膜平滑肌细胞增生,内弹力层增厚,管腔内径变窄。由于肾小管对缺血更为敏感,故肾小管变化早于肾小球,开始时表现为细胞肿胀、扩张,以后萎缩,有的被纤维组织替代而完全消失。小动脉病变发展不一致,常呈局灶性分布,表现为肾实质某些区域含正常肾单位,而另外的区域出现小球性硬化及小管严重萎缩。随着病变的进展,正常区域会逐渐减少。

(三)临床表现

良性小动脉性肾硬化症引起的严重肾功能不全者仅占1%左右,而表现为心脏肥大者占74%,表现为充血性心力衰竭者占50%,表现为心绞痛者占16%,脑血管意外也较肾功能不全者多。

(四)实验室检查

通常仅有轻度蛋白尿(24小时尿蛋白小于1 g),尿中有时可见少量管型,一般没有红细胞及白细胞增多。眼底检查可有小动脉痉挛狭窄,但出血及渗出少见。患者早期无肾功能不全的表现,仅有肾血浆流量降低,但肾小球滤过率正常,滤过分数(GFR/RPF)增高。酚红排泄试验减低的患者90%有肾小动脉病变,而排泄正常的患者仅有轻微的肾血管损害。若做选择性肾动脉造影显示患者肾内动脉变细,管腔模糊不清(Ⅰ度);有的患者一部分小动脉明显屈曲,偶见充盈缺损(Ⅱ度);有的变化更广泛,充盈缺损更多,皮质血管床丧失达25%(Ⅲ度);有的患者皮质血管阴影几乎完全丧失,少数显影的血管腔内有许多充盈缺损(Ⅳ度)。这类患者的肾功能可随着病变的加重而明显减退,对液体及钠负荷可发生过度利钠反应,即排水早于正常人,排钠较正常人增多。

(五)诊断

临床上良性小动脉性肾硬化症主要需与慢性肾炎相鉴别。长期患高血压,后期出现蛋白尿及尿沉渣镜检异常,甚至发展为肾功能不全者可诊断为良性肾小动脉硬化症;先有尿沉渣检查异常,24小时尿蛋白大于1 g并伴有水肿,然后出现高血压者则以慢性肾炎可能性为大。若病史不清楚,二者较难鉴别,而肾脏大小正常者可做肾穿刺活检以明确诊断。

（六）治疗

高血压患者首先治疗高血压，可防止良性小动脉性肾硬化的形成和发展。降低血压往往可使尿蛋白明显减少，并能防止心、脑并发症及肾功能不全的发生。近年主张应用钙通道阻滞剂或合并小剂量氢氯噻嗪等降压药，舒张压高者可并用血管紧张素转换酶抑制剂，血压特别高者应用降压药时应缓慢降压。在应用降压药的同时应摄入低盐低脂饮食，戒烟酒及辛辣刺激性食物等。

二、恶性小动脉性肾硬化症

（一）病因和发病机制

与良性小动脉性肾硬化症不同，恶性小动脉性肾硬化症病理演进迅速，若不治疗常可在1～2年内死亡。主要原因是恶性高血压可以迅速引起肾衰竭，肾小动脉硬化症和恶性高血压是互为因果的：恶性高血压时的小动脉病变是全身性的，所以肾脏的血管病变可能是全身性血管病变的一个组成部分。恶性高血压以两种情况出现：一种是高血压史多年，原为良性高血压，短短几周到几个月内转变为急进型；另一种以往无明显高血压病史，起病就是恶性、急进型表现。发病率各家报道不一，有报道原发性高血压发生恶性小动脉性肾硬化症的占总数的6%～8%，但多数人认为占高血压患者总数的1%。据报告，该病有种族差异，黑人发病率高于白人，其中男性占55%～60%。男性患者多见于40～55岁，女性患者多见于36～50岁。恶性小动脉性肾硬化症可以是原发性的，也可以继发于各种疾病如原发性高血压、急性肾小球肾炎、Cushing综合征、嗜铬细胞瘤、肾动脉狭窄等，但原发性醛固酮增多症或主动脉狭窄则较少发生。上述不同疾病有一共同特点就是高血压。严重的高血压在动物模型中可以引起动物体内许多部位小动脉坏死及内膜增厚，提示血管病变可能是受高血压影响而发生的。在恶性小动脉性肾硬化症患者中，肾素及血管紧张素水平往往增高，给实验动物应用以上两种激素能产生和恶性高血压相似的血管病变。相似的血管病变也可发生在肾素不增高的高血压动物模型（如切除肾脏的动物）中，提示低肾素型和高肾素型高血压可发生相同的血管病变。在恶性小动脉性肾硬化症中，肾素、血管紧张素及高血压均可增加血管的通透性，使纤维蛋白原得以渗入小血管壁，这可能是恶性肾硬化时坏死性小动脉血管壁内纤维蛋白样物质的来源。肾小动脉纤维样坏死可进一步加重肾缺血形成恶性循环，最后导致肾衰竭。

有研究认为，恶性高血压的小动脉纤维样坏死是由于升高的血压而非循环因子所致。若预先给予环氧化酶抑制剂（与前列腺素合成有关）或应用氧自由基净化剂，血管壁的损害往往被抑制，故有些学者认为血管壁损害是由于体内前列腺素水平（TXA_2）增高所致。总之，恶性小动脉性肾硬化可使肾血流量显著减少，肾脏严重缺氧，肾素等加压激素分泌增加，血压显著升高，出现压力性利尿作用；血容量进一步减少，红细胞淤积造成管腔变小，促进加压激素分泌增加，血压进一步升高，加重血管壁损害与内脏器官缺氧，最后导致肾、心、脑等脏器功能不全或衰竭，形成恶性循环，有时还会出现急性少尿性肾衰竭。

(二)病理改变

以往无高血压史而新发生恶性小动脉性肾硬化症的患者,肾脏体积可正常或稍增大,患病时间久的肾脏缩小。可见增殖性小动脉炎和坏死性小动脉炎,在入球小动脉及小叶间动脉的小动脉壁内出现坏死灶,含有纤维蛋白样物质及多核白细胞沉积,免疫荧光检查发现抗纤维蛋白原血清沉着于这些病灶部位。管腔内常有血栓形成,血管可因坏死而破裂,在肾小管及间质内发生出血,形成肾脏表面的小出血点。坏死性小动脉炎病变可扩展至肾小球,致小球毛细血管襻内也发生纤维蛋白样物质沉淀。可见细胞增殖,与肾小球肾炎的区别是坏死性小动脉炎的病变局限在邻近入球小动脉的部位,不超过肾小球血管襻总数的1/3,无病变区域常保存着相对良好的肾组织;而肾小球肾炎病变广泛弥漫,肾小球因缺血而皱缩,甚至发生肾小管区域纤维化。恶性小动脉性肾硬化除肾脏病变外,尚可发生位于其他内脏的小动脉血管病变,产生缺血及梗死区域。

(三)临床表现

恶性小动脉性肾硬化症常伴有恶性高血压,头痛为最突出的症状,疼痛程度剧烈,弥散性或局限在枕部,间歇性或持续性,可伴恶心、呕吐、食欲缺乏,一半以上的患者出现消瘦,有心脏扩大、心绞痛、心力衰竭等表现。血压升高(舒张压常在17.2 kPa以上)的患者常伴视力模糊甚至失明,眼底检查有条状或焰状出血、棉絮状渗出。对诊断更有意义的为视盘水肿,并常有神经系统异常及精神错乱,病程越急越多见。患者可见嗜睡、昏迷、全身抽搐或局灶性癫痫发作等高血压脑病表现。此外,由于脑血管痉挛,患者的小血管内有多发性微血栓形成,血压过高时可致脑血流自身调节功能失常,发生脑水肿和脑脊液压力过高。

(四)实验室检查

患者常伴有溶血性贫血和红细胞形态异常,网织红细胞大于5%,血红蛋白小于90 g/L,血小板减少,白细胞增多,血中纤维蛋白原降解产物增多。患者血中肾素增高,继发性醛固酮增多,可引起低血钾性碱中毒。尿检可突然出现蛋白质或尿中蛋白质较之前增多,并有红细胞、白细胞、透明管型及颗粒管型,少数患者出现肉眼血尿。患者早期肾功能可正常,随着病程的演进可迅速发生肾衰竭。

(五)诊断

一般认为,舒张压在14.65 kPa以上(常大于17.29 kPa)、视神经视盘水肿及快速进行性肾衰竭为恶性高血压及恶性小动脉性肾硬化的三联征,具此三点可以确诊。小动脉性肾硬化症常需和急进性肾炎鉴别,后者多见于青壮年,血压升高一般不如前者严重,心脏及中枢神经系统症状不明显。

(六)治疗

恶性高血压及恶性小动脉性肾硬化患者必须迅速进行降压治疗,如不治疗则预后甚差,85%~90%的患者可在15个月内死亡,治疗后的病死率可降低至10%~20%,死亡原因主要为肾衰竭或合并心力衰竭。近年来随着能有效控制高血压的降压药的应用,恶性小动脉性肾硬化的治愈率较过去有了明显的改善,5年存活率可达75%左右。由于恶性小动脉性肾硬化常有不同程度的肾衰竭,又因恶性高血压为高肾素性高血压,应用降压药时宜选用对肾功能没有影响或影响较少并可抑制肾素的降压药。近年来的临床实践证明,若不积极有效地降压,肾功能或其他脏器损害会持续加重,血压也会进一步升高。尽管用强降压药会使肾功能出现一时性的恶化,但2周后肾功能将会随着降压而改善。初期恶化与血容量减少、肾血流量和肾小球滤过率下降有关,但由于打断了恶性循环中的主要环节——高血压,血尿素氮和肌酐会恢复到降压前的水平,甚至还会进一步下降。因此,有些患者可以停止透析治疗,这说明此病的血管壁病变有可能是可逆的。但在降压过程要注意不能过猛,一般应先将舒张压降至安全水平(14.7 kPa左右),这样不至于使脏器血流量急剧下降,同时可因降压而使循环改善。常应用肼苯达嗪、硝苯地平、美托洛尔、米诺地尔、速降平、硝普钠、卡托普利、依那普利及合并襻利尿剂呋塞米等,往往可以取得较满意的疗效。肾上腺素能阻滞剂胍乙啶及其衍生物可明显减少肾血流量,不宜选用。若肾功能不全合并高血压脑病,应迅速降压,否则脑水肿可继续发展出现脑疝。此外如甲基多巴、可乐定、利血平等药能通过血-脑屏障,也应慎用,以免混淆病情。若出现肾功能障碍合并心功能不全,可应用强效襻利尿药(如呋塞米等),慎用β-受体阻滞剂。若有弥散性血管内凝血,应采用适当的抗凝治疗以改善脏器缺氧,这有助于降压及肾与其他脏器功能的恢复。若血尿素氮和血肌酐在应用降压药后继续上升,应及早考虑应用血液透析,以渡过肾功能恶化阶段。降压药的选用如下:

(1)卡托普利:12.5~25 mg,每日3~4次,口服,除降压外还可减少尿蛋白。

(2)依那普利:5~20 mg,每日3~4次,口服,此药较卡托普利阻断血管紧张素Ⅰ转换酶更为有力,控制高血压的效果更好,且不良反应小。

(3)贝那普利:第二代血管紧张素转换酶抑制剂,与食物同时进服可延缓本品的吸收,口服后1~2小时达血药浓度峰值,降压作用可持续24小时。常用剂量为10~20 mg,分1~2次口服。

(4)氯沙坦:选择性地与AT_1受体结合,从而阻滞血管紧张素Ⅱ与受体部位的结合,阻断所有与AT_2有关的生理作用,不论AT_2来源于何处或经由什么途径合成。具有良好的耐受性,常用剂量为50~100 mg,每天1次。

(5)硝苯地平控释片:是钙阻滞剂,常用剂量为30~60 mg,每日1次,副作用偶有头晕、轻微头痛、面部潮红等,对急诊和老年高血压患者安全有效。

(6)苯磺酸氨氯地平:每次5 mg,每日1次,剂量可加大至10 mg。肝功能不良者、孕妇及哺乳妇女慎用,不良反应为头痛和水肿,少数有疲劳、恶心、腹痛、面红、心悸和头晕。

(7)美托洛尔:β受体阻滞剂,通过阻断β受体使心率变慢,心肌收缩力下降,血压下降。常用剂量为25 mg,每天1~2次;伴有支气管哮喘的患者应同时应用β_2受体激动剂;心功能失代偿的患者在使用洋地黄和(或)利尿剂治疗的基础上应慎用本药。不良反应有轻微上腹部不适、倦怠和睡眠异常等,偶有非特异性皮肤反应和肢端发冷。

(8)硝普钠:一般为50 mg入5%的葡萄糖溶液500 mL中,以0.5~1 mL/min的速率静脉滴注,根据血压水平调节剂量。硝普钠为强力直接扩张周围血管的降压药,因作用短暂,故需静滴维持,血压下降时常伴有心率增快,肾脏和甲状腺功能减退的患者慎用。

第二节 高血压肾损害的中医辨证施治

高血压肾损害属于中医学“眩晕”“头痛”等病证范畴,或因情志失调、肝气郁结,或因肝郁日久化火、耗伤肝阴,或因损伤脾胃、痰湿内蕴,或因房事不节、肾精亏耗。病变部位以肝、肾为主,病性为本虚标实,肝肾阴虚为本,肝阳上亢、痰湿内蕴为标。治宜滋阴潜阳,平肝化痰。

一、辨证施治

(一)肝阳上亢证

1.症状

头目疼痛,眩晕耳鸣,心烦易怒,面红目赤,口苦便干,小便黄赤,舌红苔黄,脉弦等。

2.治法

平肝潜阳。

3.方药

天麻钩藤饮加减:

天麻 12 g	钩藤 30 g(后下)	山栀 10 g	生石决明 30 g(先下)
黄芩 10 g	川牛膝 10 g	杜仲 12 g	桑寄生 15 g
茯神 15 g	杭白菊 15 g	夜交藤 30 g	半枝莲 15 g

(二)阴虚阳亢证

1.症状

头痛眩晕,头重脚轻,心烦失眠,手足心热,心悸耳鸣,舌尖红,苔薄白,脉弦细等。

2.治法

滋阴潜阳。

3.方药

镇肝熄风汤加减:

生地 30 g	山萸肉 12 g	天冬 15 g	麦冬 15 g
山药 30 g	茯苓 30 g	泽泻 12 g	玄参 30 g
龟板 12 g	煅牡蛎 30 g(先下)	川牛膝 15 g	桑寄生 12 g
枸杞子 10 g	杭白菊 15 g		

（三）肾精不足证

1.症状

眩晕耳鸣，腰膝酸软，少寐多梦，五心烦热，舌红少苔，脉弦细尺弱等。

2.治法

滋补肾阴。

3.方药

六味地黄丸加减：

熟地 12 g	山萸肉 12 g	山药 30 g	龟板 15 g
枸杞子 12 g	丹皮 15 g	泽泻 12 g	杜仲 12 g
茯苓 15 g	玄参 30 g		

随证加减：

眩晕重者加钩藤、菊花、珍珠母等；心肾不交、心烦不寐者加夜交藤、合欢皮、知母、酸枣仁等。

（四）阴阳两虚证

1.症状

头痛眩晕，视物昏花，腰膝酸软，神疲乏力，畏寒肢冷，夜尿增多，舌淡苔白，脉弱等。

2.治法

补阴助阳。

3.方药

右归丸加减：

熟地 15 g	山萸肉 12 g	山药 30 g	炮附片 6 g
肉桂 3 g	枸杞子 15 g	杜仲 12 g	茯苓 15 g
丹皮 12 g	当归 12 g	鹿角胶 10 g	

（五）痰湿内蕴证

1.症状

头痛头晕，头重如裹，胸满痞闷，心悸，舌胖苔白腻，脉弦滑等。

2.治法

燥湿化痰、平肝定眩。

3.方药

半夏白术天麻汤加减：

半夏 10 g	白术 10 g	天麻 12 g	陈皮 10 g
茯苓 30 g	半枝莲 15 g	苍术 10 g	生姜 6 g
钩藤 30 g(后下)			

二、我科经验及各家学说

高建东[1]教授从事肾脏病研究30余年，认为原发性高血压早期肾损害的发生发展过程中，肾虚、血瘀贯穿始终。临证治疗宜标本兼顾，益肾填精以治其本，活血化瘀以治其标，临证多选用牛膝、寄生等益肾以治本，丹参、当归、赤芍、红花等以活血祛瘀，肾气健则瘀血自去，瘀血去则新血自生，血流通畅，肾脉得养，肾的封藏及泌别清浊功能得以恢复，能有效改善患者头晕、全身乏力、水肿、蛋白尿的症状，保护肾功能，延缓肾损害的进展。

侯王君、高建东[2]将60例符合老年高血压早期肾损害诊断标准的患者依照就诊顺序随机分成两组，实验组和对照组各30例。两组患者均给予一致的基础降压治疗，如戒烟酒、低盐低脂饮食、适当运动、避免情绪紧张、高血压知识教育等，若同时伴随高脂血症、冠心病等其他相关疾病者给予对症治疗。两组均口服氨氯地平片5～10 mg/d，必要时加服利尿剂控制血压，患者用药剂量根据病情可给予适当调整。实验组加服滋肾平肝汤(药方组成为天麻、钩藤、牛膝、桑寄生、生黄芪、生地黄、当归、地龙、丹参、红花、赤芍、白芍、石韦、蒲公英)，制剂由山东中医药大学第二附属医院制剂室制备，水煎剂，取药液400 mL分早晚两次餐后半小时温服。对照组加服肾炎康复片，4周为一个疗程，对照组和实验组均观察2个疗程。两组患者在治疗前后分别检测尿ACR、β_2-MG、胱抑素C等相关肾功能指标、24小时动态血压及中医临床症状的变化情况。结果表明：经2个疗程的规范治疗后，计算得出实验组和对照组的临床总有效率分别为90.0%和60.0%，$p<0.05$，差异具有显著统计学意义，实验组疗效明显优于对照组。实验组在改善中医临床症状，调整血压，降低尿ACR等指标方面的结果亦明显优于对照组。由此可得出结论：滋肾平肝汤对改善老年高血压病早期肾损害患者的临床症状疗效显著，在改善肾功能，降低尿ACR及调节血压等方面具有显著疗效。

曹彤等[3]随机选取了68例原发性高血压患者为实验组，46例体检健康者为对照组，采用散射比浊法比较两组尿α_1-微球蛋白、尿转铁蛋白和尿微量白蛋白三项指标的差异，发现实验组在治疗前尿α_1-微球蛋白、尿转铁蛋白、尿微量白蛋白均有不同程度的升高，且随高血压的病程而呈增高趋势。其中Ⅰ级尿α_1-微球蛋白、尿微量白蛋白水平与对照组比较差异有统计学意义；Ⅱ级和Ⅲ级尿α_1-微球蛋白、尿转铁蛋白、尿微量白蛋白明显高于对照组。尿α_1-微球蛋白、尿转铁蛋白、尿微量白蛋白是评价原发性高血压早期肾损害的有效指标，三者联合检测有助于综合评价肾小球和肾小管的功能状态，对预防高血压病的发生发展具有重要的临床价值。

张晓斌等[4]将50例高血压病早期肾功能损害患者随机分为治疗组和对照组，对照组使用常规西药治疗，治疗组在对照组的基础上加用丹黄降氮汤(丹参30 g、生大黄6～12 g、菊花15 g、玄参20 g、焦楂20 g、生牡蛎30 g水煎服，每日一剂，分三次餐前1小时口服)。肝气郁滞者可加郁金、香附，肝郁化热者可加黄芩、丹皮，肝火上炎者可增加大黄用量或加龙胆草，肝阴不足者可加生地、白芍，阴虚阳亢者可加龟板、代赭石，肝阳化风者可加钩藤、天麻，痰湿重者可加陈皮、半夏，瘀血重者可加当归、赤芍、桃仁、红花，偏阳虚者可加杜仲、肉桂等。两组均以治疗30天为一个疗程，治疗一个疗程后观察疗效发现，治疗组的总有效率为88%，对照组的总有效率为60%。可见，丹黄降氮汤治疗高血压病早期肾功能损害的疗效较好，其作用机制可能与抗凝，降脂，改善微循环及提高肾血流量，增加对毒素的排泄有关，可改善肾功能，延缓肾衰的病程发展。

张晓斌、孔德坤[5]将51例高血压肾病伴氮质血症的患者随机分为治疗组和对照组，对照组采用常规西药治疗，治疗组在对照组的基础上加用中药汤剂(基础方为丹参30 g、泽兰15 g、玄参20 g、生牡蛎30 g、生大黄6～15 g水煎服)，每日一剂，分3次餐前1小时口服，以每日保持软便2～3次为佳。大便溏泄者可去大黄，瘀血明显者可加当归、赤芍、桃仁，头痛头晕明显者可依证选用天麻、夏枯草、川芎、决明子、代赭石等，胸胁胀满者可加郁金、香附，腰膝酸软者可加杜仲、牛膝，小便不利、下肢水肿者可加车前子、大腹皮，食少纳呆者可加山楂、神曲，恶心呕吐者可加橘皮、竹茹，贫血者可加阿胶(烊化)。两组均以治疗30天为一个疗程，治疗一个疗程后观察临床疗效及监测肾功能。结果表明，治疗组的总有效率为88.5%，对照组的总有效率为60%。可见，中西医结合治疗高血压肾病伴氮质血症的疗效更好，其作用机制可能是提高了肾血流量、增加了机体对毒素的排泄，从而改善了肾功能，延缓了肾衰的病程发展。

张晓斌、孔德坤[6]将55例良性小动脉性肾硬化症伴蛋白尿患者随机分为治疗组和对照组，对照组采用常规西药治疗，治疗组在对照组治疗的基础上加用中药汤剂(基础方为丹参30 g、郁金15 g、当归20 g、赤芍15 g、玄参15 g、菊花15 g)，水煎服，每日一剂，分三次餐前1小时口服。肝气郁滞者可加郁金、香附，肝郁化热者可加黄芩、丹皮，肝火上炎者可加大黄、龙胆草，肝阴不足者可加生地、白芍，阴虚阳亢者可加生牡蛎、龟板、代赭石，肝阳化风者可加钩藤、天麻，痰湿重者可加陈皮、半夏，偏阳虚者可加杜仲、肉桂等，伴浊毒壅盛者可重用大黄。两组均以治疗30天为一个疗程，治疗一个疗程后观察临床疗效及监测尿蛋白定量。结果表明，治疗组的总有效率为93.5%，对照组的总有效率为68%。可见，中西医结合治疗良性小动脉性肾硬化症伴蛋白尿的疗效更好，其作用机制是控制血压，降低肾小球内压力，提高肾血流量，从而阻止肾小球硬化、肾小管萎缩及间质纤维化的出现。

焦冬梅等[7]检测了100例高血压患者的血压、血生化指标及尿微量白蛋白(mAlb)和β_2-微球蛋白(β_2-MG)的阳性率，分析了尿mAlb和β_2-MG的显著相关性因素，发现高血压患者尿mAlb和β_2-MG的阳性率较正常对照组明显升高($p<0.05$)，二者间有明显相关性($p<0.01$)；比较了尿蛋白正常组(NAU组)和尿微量白蛋白组(MAU组)颈动脉内-中膜厚度(IMT)及硬化斑块指数(PI)，发现高血压患者尿mAlb水平与颈动脉IMT呈正相关($p<0.01$)，MAU组、NAU组颈动脉IMT均较正常对照组明显增加($p<0.05$)。上述发现提示尿mAlb和β_2-MG增高可以作为高血压早期肾损害的敏感性指标，尿mAlb与颈动脉IMT密切相关。

谢秀连、潘仕海[8]将89例高血压早期肾损害患者按照治疗方法的不同分为对照组(43例)与观察组(46例)，所有患者均给予控制血压、预防感染、维持水电解质平衡、合理饮食等治疗措施。对照组在常规治疗的基础上口服阿魏酸哌嗪片，每次150 mg，每天3次；观察组在对照组用药的基础上联合口服安泰固肾汤(方药为桑螵蛸15 g、山茱萸15 g、炙龟板10 g、鹿角霜10 g、仙灵脾10 g、五味子20 g、生黄芪20 g、益母草30 g、地龙6 g)，水煎400 mL

早晚分服，每天一剂，疗程均为 4 周。观察组总有效率为 95.7%(44/46)，显著高于对照组的 76.7%(33/43)，差异有统计学意义($\chi^2=6.81$，$p<0.01$)。安泰固肾汤在改善高血压患者肾叶间动脉的血流动力学方面具有显著的疗效，能更好地延缓肾脏功能的进一步恶化。这是由于阿魏酸哌嗪能够减少尿蛋白，抑制血栓素释放和血小板聚集，改善血管高凝状态，从而增加血流速度，降低血管阻力；而安泰固肾汤中的多种药物均能活血化瘀，扩张肾血管，可进一步达到治疗高血压性早期肾损害的效果。

黄蓓、关建国[9]选取了 60 例诊断符合“高血压肾损害-肝肾亏虚、瘀血内阻证”的患者并将其随机分为两组。对照组(30 例)给予个性化降压治疗达目标血压 130/80 mmHg，并停用一切肾毒性药物；治疗组(30 例)在对照组的基础上加服六味地黄汤(即高肾Ⅰ号方：熟地黄 10 g、牡丹皮 12 g、广山药 15 g、茯苓 15 g、泽泻 10 g、山茱萸 12 g、黄芪 18 g、杜仲 15 g、枸杞 15 g、丹参 15 g、金樱子 15 g、芡实 30 g、桑寄生 15 g、续断 15 g、三七 6 g、鬼箭羽 6 g、蒲公英 20 g、甘草 6 g)化裁。两组均以 60 天为一个疗程，治疗一个疗程后观察发现，治疗组在有效率、尿 mAlb 的减少及中医症状积分方面的改善等均较对照组有所提高。

陈琴等[10]将 227 例高血压早期肾损害患者按随机数表法分为西药组(113 例)和联合组(114 例)。西药组采用坎地沙坦酯片(每次 4～8 mg，每天 1 次)和拜阿司匹林肠溶片(每次 100 mg，每天 1 次)；联合组在西药组治疗的基础上加服固肾化浊方(方药为为熟地黄 20 g、山茱萸 10 g、山药 10 g、泽泻 12 g、茯苓 15 g、牡丹皮 10 g、杜仲 10 g、罗布麻叶 10 g、益母草 20 g、丹参 10 g、芡实 10 g)，每天一剂，常规水煎煮，分早、晚 2 次服用。两组疗程均为 12 周，治疗一个疗程后联合组的总有效率为86.84%，优于西药组的 75.22%，差异有统计学意义($p<0.05$)。可见，固肾化浊方能降低高血压早期肾损害患者的血压水平，对高血压肾损害有一定的保护作用。

崔曰红等[11]将 100 例原发性高血压早期肾损害患者(肾虚血瘀型)随机分为两组，治疗组(55 例)给予平肾通络降压颗粒(药物组成为桑寄生 15 g、女贞子15 g、淫羊藿 10 g、黄芪 30 g、黄精 15 g、丹参 30 g、当归 10 g，采用江阴天江药业有限公司生产的免煎中药配方颗粒，相当于原生药 176 g)，每日 1 包(15 g)，分 2 次用温开水冲服；对照组(45 例)给予缬沙坦胶囊治疗。两组均在治疗 4 周后统计降压疗效和中医症状综合疗效，并观察两组治疗前后收缩压、舒张压、尿微量白蛋白(mAlb)、血清胱抑素 C(Cys-C)、视黄醇结合蛋白(RBP)及 β_2-微球蛋白(β_2-MG)的情况。结果表明：两组患者治疗后收缩压、舒张压均降低($p<0.05$)，组间差异无统计学意义($p>0.05$)；治疗组降压总有效率为 89.09%，对照组降压总有效率 91.11%，组间降压疗效比较差异无统计学意义($p>0.05$)；两组治疗后 mAlb、Cys-C、RBP 及 β_2-MG 均降低($p<0.05$)，组间比较差异无统计学意义($p>0.05$)。治疗组中医症状综合疗效总有效率为 89.09%，对照组中医症状综合疗效总有效率为 64.45%，治疗组中医症状综合疗效明显优于对照组($p<0.01$)。可见，平肾通络降压颗粒治疗原发性高血压早期肾损害的疗效是确切的。

王道成等[12]将 60 例早期高血压肾损害患者随机分为两组，治疗组与对照组各 30 例，两组均予以西药降压治疗，治疗组加服以滋肾平肝、活血化瘀之剂(方药为熟地黄 15 g、山茱萸 10 g、山药 15 g、泽泻 10 g、丹皮 10 g、茯苓 10 g、怀牛膝 10 g、法半夏 10 g、丹参 30 g、夏枯草 10 g、白蒺藜 10 g、水蛭 3 g)，每剂中药煎煮两次，每次煎煮药液约 200 mL，将两次的药液混合，上、下午各服一次，治疗 4 周后评价疗效。结果发现，两组均能显著降低血压水平($p<0.01$)，组间比较无统计学意义($p>0.05$)；对照组治疗后夜尿次数较治疗前有所减少，但无统计学意义($p>0.05$)，治疗组较治疗前显著减少($p<0.01$)，与对照组比较有显著差异($p<0.01$)。尿微量白蛋白(mAlb)、尿 β_2-微球蛋白(β_2-MG)、血胱抑素 C(Cys-C)比较：对照组上述指标均较治疗前下降，但无统计学意义($p>0.05$)；治疗组治疗后上述指标较治疗前明显降低($p<0.01$)，且与对照组比较有显著性差异($p<0.01$)。可见，滋肾平肝、活血化瘀法治疗早期高血压肾损害疗效更好。

周海永[13]根据中医的辨证分析，将高血压早中期高血压肾损害划分为九种中医体质：气虚质、阳虚质、阴虚质、痰湿质、湿热质、血瘀质、气郁质、特享质、平和质。其中，阴虚质为早、中期高血压肾损害最主要的体质类型，且易感性较其他体质者为高；但在兼夹体质和倾向体质中，气虚质在早、中期高血压肾损害患者中的出现率均为最高；其他体质也均参与了该病的发生发展。

邓蕊[14]研究发现，高血压性肾损害大多数患者辨证属虚实夹杂、本虚标实，故辨证上将本病证分为本虚证和标实证两类，本虚证包括脾肾气虚证、气阴两虚证、肝肾阴虚证和脾肾阳虚证；标实证包括肝阳证、痰湿证、水湿证、湿浊证和瘀血证。

黄海艳[15]对高血压早期肾损害西医诊断标准及中医辨证属肝肾阴虚、血瘀型的患者进行了对照实验。治疗组与对照组各选 30 例，两组均采用相同的基础治疗，如低盐饮食、戒烟酒、适当运动等，开始实验前停服其他影响肾及心血管功能的药物 2 周，两组患者均根据病情每天给予非洛地平片 5～10 mg，必要时每天加服美托洛尔 25～50 mg。治疗组服用益肾平肝汤(由“天麻钩藤饮合补阳还五汤”加减化裁而成，药物组成包括天麻、钩藤、寄生、牛膝、生黄芪、生地、地龙、赤芍、白芍、石韦、公英、当归、红花、丹参)；对照组加服黄葵胶囊。结果表明，治疗组患者的临床症状总改善率为 93.3%，对照组为 66.7%。

杨群玉[16]对高血压肾损害病因病机学说提出了自己的独到见解，认为高血压肾损害病机应以肾虚为本，肝阳上亢、血瘀为标，主张以补肾平肝活血的方法治疗高血压肾损害，并在此理论的指导下，结合自身临床经验独创经验方“双石汤”，以“双石汤合二至丸”加减(方药为桑寄生 30 g、代赭石 30 g、钩藤 30 g、丹参 30 g、女贞子 15 g、石决明 30 g、天麻 15 g、菊花 15 g、地龙 15 g、田七 6 g、杜仲 15 g、牛膝 15 g、旱莲草 15 g)治疗 30 例高血压肾损害肝肾阴虚、瘀血阻络型患者的总有效率为 93.3%。

秦建国等[17]认为高血压所致肾损害疾病发生发展的核心病机为“肾络瘀损”，而肝阳上亢、肝火上炎、肝肾阴虚、阴损及血为其始动因素。治疗上应以平肝通络为主，以郭士魁教授的经验方“降压通脉方”(丹参 20 g、红花 12 g、郁金 6 g、香附 3 g、鸡血藤15 g、瓜蒌 9 g、薤白 9 g、黄芩 12 g、菊花 15 g、草决明 30 g、珍珠母 15 g)为基础进行了巧妙化裁后应用于临床，疗效突出。

谢桂香等[18]研究发现，高血压肾损害患者中，肝火亢盛型患者肾脏受损的程度较轻，仅表现为轻微的尿蛋白，与正常对照组无明显差异；而阴阳两虚型、痰湿淤阻型患者的尿蛋白明显升高，严重时会出现血清尿素氮、肌酐的升高。他们据此认为痰湿淤阻患者易患高血压肾病。预防上主张以健脾化痰为主，以二陈汤配合高血压病茶（山楂、石决明、葛根、菊花、陈皮、绞股蓝）进行治疗。

窦景云[19]将高血压肾损害常见证型分为脾虚水泛证、阴虚肝旺证、肝肾阴虚证、瘀水互结证、脾虚肝旺证和肝阳上亢证，常用治法为健脾利水法、育阴养肝法、滋补肝肾法、活血利水法、健脾平肝法和平肝潜阳法，常用药物为补虚药、利水渗湿药、平肝息风药、活血化瘀药和清热药，最常用的五味药为茯苓、白术、泽泻、当归、大腹皮。

陈娟等[20]认为，对早期高血压肾损害的治疗对预防和减少 ESRD 的发生具有重要意义。高血压肾损害病机上以肝肾亏虚为本，痰瘀阻络为标，治疗上应从肝肾、痰瘀入手，强调标本同治，以滋养肝肾。活血化瘀法选取六味地黄汤加味（方药为熟地黄 12 g、山茱萸 9 g、山药 12 g、泽泻 9 g、牡丹皮 9 g、茯苓 12 g、怀牛膝 12 g、陈皮 6 g、清半夏9 g、丹参 18 g、水蛭 3 g），对改善临床症状，改善早期高血压肾损害的异常指标（如尿微量白蛋白及尿 β_2-微球蛋白等）可收到较好的效果，从而起到保护肾功能的作用。

王俊琪[21]应用内容分析法对 20 位当代名中医对高血压肾损害的中医病名、病因、病机、证型、治则治法、方、药进行了详细分析和演绎，应用频数分析和系统聚类分析法分析了 20 位当代名中医治疗高血压肾损害的常用方剂和药物后发现，20 位医家均提出了补益脏腑、调理气血阴阳，兼以活血化瘀、化湿泄浊、祛痰化浊、利水祛湿、清热解毒、清泄肝火、平肝息风的治法。使用的经验方有 125 条，其中常用的基础方剂为六味地黄汤、天麻钩藤饮、四君子汤、参芪地黄汤、杞菊地黄汤、桃红四物汤、半夏白术天麻汤。经系统聚类分析发现当代名中医常用的药物以补气药、活血通经药为主，依次为山药、黄芪、甘草、白术、党参、丹参、牛膝、桃仁、红花、益母草。

参考文献

[1]安安，高建东. 浅谈益肾活血法治疗原发性高血压早期肾损害体会[J]. 内蒙古中医药，2013，25：10.

[2]侯王君. 滋肾平肝汤对老年高血压早期肾损害的干预治疗[D]. 山东中医药大学硕士学位论文，2015.

[3]曹彤，武尚文，刘雪梅. 尿微量蛋白联合检测诊断高血压早期肾损害的价值[J]. 河北医药，2010，01：72-73.

[4]张晓斌，孔德坤，付明. 丹黄降氮汤治疗高血压病早期肾功能损害[J]. 山东中医杂志，2008，04：234-235.

[5]张晓斌，孔德坤，付明. 中西医结合治疗高血压肾病伴氮质血症 26 例[J]. 中医杂志，2008，04：336.

[6]张晓斌，孔得坤. 中西医结合治疗良性小动脉性肾硬化症伴蛋白尿 30 例疗效观察[J]. 中国中医药科技，2009，05：352.

[7]焦东梅，李伟，武尚文，等. 高血压早期肾损害相关因素分析及其与颈动脉 IMT 的关系[J]. 山东医药，2007，19：106-107.

[8]谢秀连，潘仕海. 安泰固肾汤联合阿魏酸哌嗪片治疗高血压早期肾损害效果观察

[J]. 中国乡村医药,2015,10:53-54.
[9]黄蓓,关建国. 补肾益气活血泄浊法治疗早期高血压肾损害 60 例[J]. 大众科技,2015,02:81-83.
[10]陈琴,张青云,陈竹,等. 固肾化浊方治疗高血压早期肾损害[J]. 中国实验方剂学杂志,2015,08:202-205.
[11]崔曰红,牟林茂,刘荣荣. 平肾通络降压颗粒治疗原发性高血压早期肾损害 55 例疗效观察[J]. 河北中医,2015,03:353-356.
[12]王道成,屈长宏,薛刚,等. 滋肾平肝、活血化痰法对高血压病(早期)肾损害相关指标影响的研究[J]. 中华中医药学刊,2014,06:1470-1471.
[13]周海永. 早中期高血压肾损害患者中医体质的临床研究[D]. 北京中医药大学硕士学位论文,2012.
[14]邓蕊. 高血压性肾损害中医证型与客观指标的相关性研究[D]. 南京中医药大学硕士学位论文,2013.
[15]黄海艳. 益肾平肝汤干预治疗高血压早期肾损害蛋白尿的临床研究[D]. 山东中医药大学硕士学位论文,2012.
[16]周东梅. 杨群玉教授经验总结及双石汤合二至丸治疗高血压肾损害的临床及机理研究[D]. 广州中医药大学博士学位论文,2011.
[17]秦建国,郭一,韩琳,等. 从"肾络瘀损"探讨高血压肾损害的中医病机与治疗[J]. 中国中西医结合肾病杂志,2015,09:834-835.
[18]谢桂香,徐璐薇,单亚娟,等. 高血压病中医辨证分型与高血压肾损害关系的研究[J]. 医学理论与实践,2014,27(20):2665-2666.
[19]窦景云. 妊娠高血压肾损害中医治疗规律文献研究[D]. 山东中医药大学硕士学位论文,2013.
[20]陈娟,倪秀琴,魏仲南. 早期高血压肾损害的中医临床辨治思路[J]. 光明中医,2011,04:686-687.
[21]王俊琪. 探讨当代名中医辨证论治高血压肾损害的规律[D]. 成都中医药大学硕士学位论文,2013.

第十二章　糖尿病肾病

第一节　糖尿病肾病的常规诊疗

糖尿病肾病(DN)是糖尿病的常见并发症，主要的病理改变为肾小球硬化。其临床发生率在1型糖尿病患者中约为35%，2型糖尿病患者中约为25%，有5%～15%的患者发展为终末期肾病。积极控制血糖和及早治疗肾损害是改善预后的关键。

一、病因和发病机制

尽管近年来本病的病因和发病机制研究取得了长足的进展，但至今尚未完全清楚。遗传因素和长期的糖代谢紊乱可能是引起DN的主要原因。

糖尿病肾病属于糖尿病的微血管病变，肾小球可相继出现一系列结构和功能上的改变，这些改变包括超滤过、肾脏和肾小球肥大、系膜细胞肥大和细胞外基质堆积、肾小球基膜增厚、肾小球滤过屏障的功能性改变等。引起上述改变的原因极为复杂，目前尚未完全明确，可能与下列因素和机制有关。

(一)高血糖

高血糖可引起内皮细胞和系膜细胞结构、功能和合成能力等方面的改变。长时间的高血糖会导致晚期糖基化终产物(AGE)的形成。高血糖致病的机制仍未完全清楚，可能与下述途径变化有关：

(1)高血糖可引起非酶性的蛋白质糖化作用，即在没有酶参与的情况下，蛋白质通过化学作用发生糖化，生成糖化血红蛋白。胶原、细胞外基质、纤维蛋白、细胞膜成分组织蛋白等多种蛋白质的糖化可导致其结构和功能上的异常改变。同时，在一系列缓慢的非酶性的蛋白质糖化反应过程中可形成AGE，一些AGE能和其他蛋白质的氨基团形成共价键，导致蛋白出现广泛的交联。在内皮细胞、系膜细胞、单核巨噬细胞上已发现了AGE分子的特异性受体。胶原和基质蛋白上的AGE分子可使内皮细胞的黏附和修复功能减弱，促使系膜细胞血管收缩和生长，提高脂蛋白和免疫复合物对单核巨噬细胞的黏附性。

(2)肾脏内过多的葡萄糖还可以在醛糖还原酶的作用下通过多元醇途径被转化为山梨醇。山梨醇除本身有细胞毒性作用外，还可使细胞内肌醇的含量减少，最终引起细胞功能紊乱和结构异常。

(3)研究发现，血管组织中蛋白激酶C的β_2异构体的活化是葡萄糖引起糖尿病并发症的一系列生化反应事件中的一个关键步骤。

(二)肾脏血流动力学改变

糖尿病肾病存在肾小球高滤过的情况,早期研究认为高滤过可能是引起和恶化糖尿病肾病的重要因素。但后来研究发现,高滤过并非糖尿病肾病发展的原发因素,众多研究提示,肾小球内高血压才是促使肾小球硬化进行性发展的原发因素。肾小球内高血压可能通过下列机制引起肾小球硬化:

(1)改变肾小球对大分子物质的通透性,促进系膜细胞超负荷、上皮细胞损伤和肾小管蛋白负荷增加并伴发小管间质炎症。

(2)肾小球内高血压引起毛细血管扩大和系膜细胞扩张,刺激系膜细胞外基质合成增加,从而使细胞增殖和肾小球肥大。

上述动力学和代谢上的改变的相互作用,可导致系膜扩张和肾小球硬化。更为重要的是,在高糖环境下,由机械张力引起的细胞外基质成分积聚可明显增加。

(三)生长因子和细胞因子的作用

肾小球的系膜细胞、上皮细胞和内皮细胞可分泌一系列能影响细胞功能的因子参与糖尿病肾小球硬化的发生。目前认为,较重要的因子有:①生长激素(GH)和胰岛素样生长因子(IGF);②细胞因子,如转化生长因子-β(TGF-β)、血小板衍化生长因子(PDGF)、肿瘤坏死因子-α(TNF-α)、纤维细胞生长因子、血管内皮生长因子等;③花生四烯酸产物,如前列腺素和血栓素;④血管加压肽,如血管紧张素Ⅱ(AngⅡ)和内皮素。

AngⅡ除通过血管收缩作用调节肾脏的血流动力学外,还可促进肾小球细胞和肾小管细胞增生肥大,直接促进肾小球系膜细胞外基质的合成、释放和堆积。抑制 ACE 可明显提高糖尿病患者的肾血流量。

(四)遗传因素

遗传因素在 DN 的发病中具有重要作用。在同一家族里 DN 的发生率明显提高,不同种族中 DN 的发生率不同,这些事实均支持遗传因素在 DN 的发病中具有重要作用。研究表明,有单肾病、宫内发育迟缓、身材矮小(但仍在正常身高范围内)者发生 DN 的危险性较大。

二、病理改变

(一)弥漫型肾小球硬化

约见于 75%的 DN 患者,表现为肾小球毛细血管壁和系膜区基质增多,呈玻璃样变;毛细血管基膜增厚,毛细血管腔狭窄,最终完全闭锁,累及全部肾小球而发生小球硬化。

(二)结节型肾小球硬化

约见于 48%的 DN 患者,是由于肾小球外周毛细血管系膜基质弥漫增生所致。单个肾小球可有多个结节，这对DN有特异性的诊断意义。免疫荧光检查可见IgG、IgM、纤维蛋白原沿肾小球毛细血管基膜呈连续线形分布，并在结节中心沉积。

(三)肾小球渗出样病变

该病变在DN肾损伤中较少见，缺少特异性，通常由均质嗜酸性或有空泡的圆形或新月形沉积物组成，多见于严重的结节型和弥漫型损害的患者。

三、临床表现

1987年，Mogensen建议，根据其病理生理特点和演变过程将DN分为以下5期：

(1)Ⅰ期：急性肾小球高滤过期，主要表现为肾脏和肾小球体积增大、肾小球滤过率增高。胰岛素依赖型患者早期肾小球滤过率平均增加20%～40%，用胰岛素控制代谢后几周到几个月可降至正常水平。这种早期肾小球滤过率的增加与血糖控制程度密切相关。

(2)Ⅱ期：正常白蛋白期，此期最早出现于糖尿病发病2年后，有些患者可以长期维持在这一期。肾损害主要表现为肾小球病变，但不引起肾功能下降。通常情况下无蛋白尿及高血压。这一期患者的GFR明显增高，增高程度与肾容积的增大成正比。

(3)Ⅲ期：早期糖尿病肾病期，一般出现在糖尿病发病10～15年后，尿微量白蛋白逐年增加，但GFR仍增高，是预测糖尿病患者发展成临床肾脏病的指标。这一期的患者发展成肾衰的危险性较大，预后也较差。

(4)Ⅳ期：临床(显性)糖尿病肾病期，这期患者临床症状很明显，40%的糖尿病患者在15～25年后发展成这一期。微量白蛋白尿发展为持续性的临床蛋白尿(24小时总蛋白排泄量大于0.5 g，白蛋白排泄率大于200 μg/min)。多数患者有高血压，尿白蛋白排泄量大于500 mg/d是晚期肾小球硬化的表现。尿蛋白排泄大于3.5 g/d伴低蛋白血症提示存在肾病综合征，可见于10%的肾小球硬化患者，是胰岛素依赖型和非胰岛素依赖型患者中典型的晚期肾小球硬化临床表现。此时常同时存在糖尿病增殖性视网膜病变。从肾病综合征发展到出现氮质血症的间隔期很少超过4年。

(5)Ⅴ期：肾衰竭期，胰岛素依赖型患者出现氮质血症的平均时间为17.3年，常规方法测量尿蛋白均呈阳性，眼底检查有90%以上的患者出现视网膜病变，肾小球滤过率以平均每月1 mL/min的速率下降，体液潴留和水肿发生相对较早。糖尿病患者的自主神经病变可加重尿毒症症状，神经性膀胱炎也是较严重的并发症，心血管事件是这些患者死亡的主要原因。

四、实验室检查

(一)尿糖定性试验

该试验是筛选糖尿病的一个简易方法。轻度糖尿病患者的空腹尿糖可呈阴性，餐后则可呈阳性。若有肾小球硬化则肾糖阈升高，此时血糖虽高，但尿糖可呈阴性。

（二）血糖测定

血糖是诊断的主要依据，如空腹血糖、餐后血糖测定，必要时可做糖耐量试验。

（三）微量白蛋白尿

微量白蛋白尿是糖尿病肾病最早和最敏感的指标，正常人尿白蛋白排泄量为1.5～20 μg/min，或小于30 mg/24h。用常规方法可测出蛋白尿时白蛋白排泄量常已大于200 μg/min或300 mg/24h。当测得尿白蛋白排泄量为20～200 μg/min时即可确诊为微量白蛋白尿。

（四）肾脏影像学

影像学可见肾脏大小正常或增大，在尿毒症时也是这样，只有部分肾影缩小。

（五）糖尿病性眼底病变

若出现眼底病变，表明很可能已有肾小球病变（可能性在90%以上）。

（六）血液中相关激素指标

低肾素血症、低醛固酮症伴有持续性高钾血症和轻微高血氯性代谢性酸中毒是相当常见的。

（七）肾活检

肾活检仅适用于糖尿病合并有肾脏病的患者，但不能明确肾脏病是否是由糖尿病引起的。严重的结节型和弥漫型肾损害的患者多见有空泡状的圆形或新月形沉积物形成。

五、诊断

部分糖尿病患者（尤其是非胰岛素依赖型）在发生蛋白尿前的糖尿病史长短不能确定，这部分患者的诊断较困难，应结合其他器官的糖尿病微血管病损情况（如眼底改变、慢性多发性周围神经炎、心肌病、动脉硬化及冠心病等）作出判断。特别是有10年以上糖尿病史且眼底检查出现异常的糖尿病患者应考虑DN。微量尿白蛋白定量是诊断早期DN的敏感指标，若出现蛋白尿则为显性蛋白尿肾病期。有时本病导致的肾病综合征和本病并发的原发性肾病综合征很难鉴别，而两者在治疗上有根本的不同，故必须做好鉴别诊断，方法如下：

（1）糖尿病肾病综合征患者常有糖尿病史10年以上，而糖尿病并发原发性肾病综合征患者则不一定。

（2）糖尿病肾病综合征患者常同时伴有眼底改变，必要时行荧光眼底造影可见微动脉瘤等糖尿病眼底变化，糖尿病并发原发性肾病综合征患者则不一定有。

（3）糖尿病肾病综合征患者常同时伴有慢性多发性神经炎、心肌病、动脉硬化和冠心病等，糖尿病并发原发性肾病综合征患者则不一定存在。

(4)糖尿病肾病综合征患者尿检查通常无红细胞,糖尿病并发原发性肾病综合征患者则可能有。

(5)糖尿病肾病综合征患者常有水肿、高血压和氮质血症,糖尿病并发原发性肾病综合征患者则不一定有。

鉴别诊断有困难的肾病综合征患者应做肾活检。

六、治疗

(一)饮食及运动治疗

饮食是一切糖尿病治疗的基础,强调在控制总热量的前提下予以优质低蛋白、低盐、高维生素饮食。对于有蛋白尿而肾功能正常者,可适当增加蛋白质的摄入量;对已有氮质血症表现者,予以优质低蛋白饮食(每千克体重 0.8 g)有助于延缓肾衰竭的发生。但是,当血肌酐超过 442 mmol/L 后低蛋白饮食就没有太大的意义了。透析治疗以后更应增加蛋白的摄入量。适当运动以不感到疲劳为度。

(二)口服降糖药的选用

多选用磺脲类降糖药,其中较常用的是格列吡嗪(美吡哒)、格列喹酮(糖适平);肾功能不全时应慎用双胍类降糖药;餐后血糖升高为主者可在饮食控制的基础上加用 γ-糖苷酶抑制剂(如阿卡波糖);合并感染、心功能不全或者肾衰晚期的患者可选用胰岛素控制血糖,但此时经肾胰岛素灭活减少,易出现低血糖,故应密切监测血糖,以及时调整用量;有条件者可选用皮下胰岛素泵,该方法具有安全、方便、接近生理需要等诸多优点。

(三)应用 ACE 抑制剂及控制血压

对不合并高血压的患者,用血管紧张素转换酶抑制剂(ACEI)类药物进行治疗能够延缓 DN 损伤的进展并减少蛋白尿;合并高血压时,ACEI 同时具有降血压的作用,故 DN 患者可常规使用 ACEI 类药物,常用贝那普利 10～20 mg,每天 1 次口服。也可选用依那普利等 ACEI 类药物及 ACE 受体拮抗剂(如科素亚等)。其他常用的降血压药物还有钙通道阻滞剂,常用的是氨氯地平,用量为 5～10 mg,每天 1 次口服。

(四)糖尿病肾衰竭的治疗

DN 患者一旦进入终末期肾衰,就应进行透析或肾移植治疗。糖尿病肾衰患者提倡早期透析,常以血肌酐 442～530 μmol/L 作为透析或肾移植的指征。考虑到 DN 肾衰患者的特殊性,目前其透析(尤其是腹膜透析)或肾移植的存活率与非糖尿病患者很接近。下面分述连续性不卧床腹膜透析(CAPD)、血液透析(HD)及肾脏移植术。

1. 腹膜透析(CAPD)

进行 CAPD 治疗的患者 1 年生存率超过 80%,4～5 年的生存率在 50%左右。较之 HD,采用 CAPD 治疗的患者心血管功能更稳定。进行 CAPD 治疗的患者出现腹膜炎的可能性并不很高。选择 CAPD 对糖尿病患者的好处是:①用胰岛素控制血糖较 HD 更稳定；②不需要血管通路；③能较好地维持水平衡，对心血管系统有较好的稳定性，不易发生失衡综合征；④方便家庭透析。

2. 血液透析（HD）

随着 HD 技术的进步，终末期 DN 患者经 HD 治疗的生存率大大提高，但糖尿病患者的预后还是较差。进行 HD 的患者最主要的死因是心脏疾患。长期 HD 可导致许多糖尿病的肾外并发症（如外周血管疾患），严重者需截肢。DN 患者的血管入口易发生堵塞，应注意保存可用之血管以备用。

3. 肾移植术

疗效与非糖尿病患者相比无明显差异。肾移植后患者的生活质量明显高于透析者。肾移植后应更积极地使用胰岛素控制糖尿病，发生排异反应时激素用量宜减低。

第二节　糖尿病肾病的中医辨证施治

糖尿病肾病属中医“水肿”“消渴病肾病”等病证范畴，由先天禀赋不足、肾体亏虚或后天房事不节、过度伤肾导致肾气不足、精微外泄而发病；或由过食肥甘厚味伤及脾胃，脾虚后天失养导致肾元受损、精微外泄而发病；或因思虑忧郁，郁而化火，下劫肾阴，损伤肾元，肾精不固而发病。该病病位在肾，常涉及肺、肝、脾。病性虚实夹杂，早期以气阴阳两虚、肝肾阴虚为主；晚期则气血阴阳均虚，浊毒内留。治疗宜益肾健脾、活血化瘀、清热解毒。

一、辨证施治

中医上对早中期（Ⅲ～Ⅳ期）糖尿病肾病的辨证如下：

（1）气虚证：①神疲乏力；②少气懒言；③自汗易感冒；④舌胖有印；⑤脉弱。具备 2 项可以诊断。

（2）血虚证：①面色无华；②唇甲色淡；③经少色淡；④舌胖质淡；⑤脉细。具备 2 项可以诊断。

（3）阴虚证：①怕热汗出，或有盗汗；②咽干口渴；③大便干；④手足心热或五心烦热；⑤舌瘦红而裂；⑥脉细数。具备 2 项可以诊断。

（4）阳虚证：①畏寒肢冷；②腰膝酸软；③面足水肿；④夜尿频多；⑤舌胖苔白；⑥脉沉细缓。具备 2 项可以诊断。

（5）血瘀证：①定位刺痛，夜间加重；②肢体麻痛，或偏瘫；③肌肤甲错；④口唇舌紫，或紫暗、瘀斑、舌下络脉色紫怒张。具备 1 项可以诊断。

（6）痰湿证：①胸闷脘痞；②纳呆呕恶；③形体肥胖；④全身困倦；⑤头胀肢沉；⑥舌苔白腻。具备 3 项可以诊断。

（7）湿浊证：①食少纳呆，恶心呕吐；②口中粘腻，口有尿味；③神志呆钝，或烦闷不宁；④皮肤瘙痒；⑤舌苔白腻。具备 3 项可以诊断。

相关的治疗方法为：

(一)气阴虚血瘀证(气虚证、阴虚证、血瘀证同见)

1. 治法

益气养阴，补肾化瘀。

2. 方药

糖肾康颗粒：

黄芪 30 g	当归 12 g	川芎 15 g	赤芍 15 g
桃仁 10 g	红花 10 g	炒地龙 12 g	熟地 15 g
山药 30 g	山萸肉 12 g	泽泻 15 g	茯苓 18 g
丹皮 12 g			

中成药可用六味地黄丸(水飞丸、颗粒剂)、生脉胶囊、阿魏酸哌嗪片等。

(二)气阳虚血瘀证(气虚证、阳虚证、血瘀证同见)

1. 治法

益气温阳，补肾化瘀。

2. 方药

参苓白术散加减：

炙黄芪 30 g	太子参 30 g	苍术 12 g	白术 12 g
山药 30 g	仙灵脾 12 g	当归 12 g	莲子 18 g
芡实 12 g	金樱子 15 g	白花蛇舌草 15 g	半枝莲 15 g
砂仁 5 g(后下)	肉桂 3 g	姜黄 12 g	川芎 12 g
炒薏苡仁 30 g	茯苓 15 g		

中成药可用参苓白术丸(水丸)、阿魏酸哌嗪片等。

(三)阴阳俱虚血瘀证(气虚、阴虚、阳虚证、血瘀证同见)

1. 治法

滋阴助阳，补肾化瘀。

2. 方药

桂附地黄汤加减：

制附子 9 g	肉桂 5 g	熟地 15 g	山萸肉 12 g
山药 30 g	茯苓 15 g	丹皮 12 g	泽泻 15 g
当归 12 g	黄连 6 g	葛根 30 g	石苇 12 g
白花蛇舌草 15 g	半枝莲 15 g		

中成药可用玉屏风颗粒、金匮肾气丸、五子衍宗丸、阿魏酸哌嗪片等。

对兼夹证的分类及相关治疗方药如下：

（一）兼气滞证

1. 症状

情志抑郁，胸胁脘腹胀满，嗳气，善太息，腹满痛得矢气则舒，舌暗，脉弦。

2. 治法

理气解郁。

3. 方药

可酌用柴胡 9 g　香附 15 g　枳壳 12 g　陈皮 12 g

荔枝核 30 g　郁金 15 g

中成药可用逍遥丸、四磨汤口服液等。

（二）兼痰阻证

1. 症状

形体肥胖，胸脘满闷，或呕吐痰涎，或咳嗽有痰，肢体困重，舌苔白腻，脉滑。

2. 治法

化痰除湿。

3. 方药

可酌用：

陈皮 12 g　制半夏 12 g　荷叶 15 g

中成药可用二陈汤、荷丹片等，院内制剂可用荷夏化浊颗粒。

（三）兼热结证

1. 症状

口渴多饮、多食、大便干结、小便频多、喜惊、舌红苔黄干，脉滑数而实。

2. 治法

清泄结热。

3. 方药

可酌用：

大黄 6 g　黄连 9 g　黄芩 10 g　知母 12 g

桑白皮 15 g　白花蛇舌草 15 g　半枝莲 15 g　双花 30 g

中成药可用三黄片、六味能消胶囊等。

（四）兼郁热证

1. 症状

口苦、咽干、头晕目眩、心烦眠差、恶心欲吐，食欲缺乏，胸胁苦满、嗳气，舌略红，舌苔略黄，脉弦或数。

2. 治法

清解郁热。

3. 方药

可酌用：

柴胡 9 g　　黄芩 10 g　　赤芍 15 g　　丹皮 12 g

山栀子 10 g

中成药可用丹栀逍遥丸、小柴胡颗粒等。

（五）兼湿热证

1. 症状

头晕沉重，脘腹痞闷，四肢沉重，口中粘腻，大便不爽，小便黄赤，舌偏红，苔黄腻，脉滑数或濡数滑、弦滑。

2. 治法

清化湿热。

3. 方药

可酌用：

苍术 12 g　　薏苡仁 30 g　　制半夏 10 g　　地肤子 18 g

石苇 12 g　　萆薢 12 g

中成药可用黄葵胶囊、二妙丸、四妙丸等。

（六）兼水湿证

1. 症状

面目及肢体水肿，或小便量少，四肢沉重，舌体胖大有齿痕，苔水滑，脉弦滑，或沉。

2. 治法

利水渗湿。

3. 方药

可酌用：

猪苓 30 g　　茯苓 30 g　　陈皮 12 g　　大腹皮 15 g

桑白皮 15 g　　冬瓜皮 30 g　　石苇 12 g

中成药可用五苓片（胶囊）等。

中医上对晚期糖尿病肾病（Ⅴ期）的辨证如下：

（一）气阴虚血瘀湿浊证（气虚证、阴虚证、血瘀证、湿浊证同见）

1. 治法

滋肾护元，益气养血，祛瘀化湿，泄浊解毒。

2. 方药

归芪益肾汤加减：

黄芪 30 g	太子参 30 g	苍术 12 g	当归 12 g
葛根 30 g	桑寄生 15 g	菟丝子 15 g	鬼箭羽 12 g
虎杖 15 g	石韦 12 g	黄柏 6 g	黄连 9 g
地龙 12 g	砂仁 6 g(后下)	枳壳 12 g	

中成药可用金水宝胶囊、百令胶囊、尿毒清颗粒等。

(二)阳气虚血瘀湿浊证(气虚证、阳虚证、血瘀证、湿浊证同见)

1. 治法

温肾护元，益气养血，祛瘀化湿，泄浊解毒。

2. 方药

当归补血汤、香砂六君子汤、大黄附子汤加减：

黄芪 30 g	仙灵脾 12 g	当归 12 g	肉桂 6 g
太子参 30 g	苍术 12 g	白术 12 g	山药 30 g
莲子 15 g	芡实 12 g	金樱子 12 g	木香 10 g
砂仁 6 g(后下)	陈皮 12 g	制半夏 10 g	姜黄 10 g
川芎 12 g	炒薏苡仁 30 g	茯苓 18 g	熟大黄 9 g

中成药可用金水宝胶囊、百令胶囊、尿毒清颗粒等。

(三)气血阴阳俱虚血瘀湿浊证(气虚、血虚、阴虚、阳虚、血瘀、湿浊证同见)

1. 治法

补肾培元，益气养血，祛瘀化湿，泄浊解毒。

2. 方药

当归补血汤、右归丸、温胆汤、温脾汤加味：

黄芪 30g	太子参 30g	山萸肉 12g	菟丝子 12g
山药 30g	竹茹 12g	陈皮 12g	附子 10g(先煎)
枳壳 12g	茯苓 15g	当归 12g	川芎 12g
干姜 9g	生薏仁 30g	熟大黄 9g	甘草 6g

中成药可用金水宝胶囊、百令胶囊、尿毒清颗粒等。

对兼夹证的分类及相关治疗方药如下：

(一)兼动风证

1. 症状

肢体抽搐，甚则角弓反张，或手足震颤，小腿抽筋，全身骨骼酸痛、乏力，舌淡，脉细弱，或弦细。

2. 治法

柔肝缓急，平肝息风。

3. 方药

可酌用：

赤芍 15 g　白芍 15 g　薏苡仁 30 g　木瓜 12 g
生牡蛎 30 g　生龙骨 30 g

(二)兼动血证

1. 症状

牙龈出血，皮下紫癜，呕血，咯血，吐血，便血。

2. 治法

凉血、和血、止血。

3. 方药

可酌用：

三七粉 3 g　茜草 15 g　仙鹤草 15 g

也可服用云南白药。

(三)兼伤神证

1. 症状

表情淡漠，或躁扰不宁，嗜睡，甚则意识蒙胧，昏不知人，神昏谵语。

2. 治法

化浊、醒神、开窍。

3. 方药

可酌用：

石菖蒲 12 g　郁金 15 g　荷叶 30 g

或服用玉枢丹。

二、我科经验及各家学说

高建东教授[1]将 110 例 DN 患者随机分为治疗组和对照组，两组均予以常规治疗，治疗组加服益气活血汤(补阳还五汤基础上加丹参、生大黄等组成)，同时口服雷公藤多苷 20 mg，每日 3 次；对照组加服卡托普利片，疗程均为 2 个月。观察两组的临床疗效及治疗前后相关生化指标的变化后发现：治疗组总有效率为 87.3%，对照组为 56.4%，治疗组明显优于对照组($p<0.05$)，且尿微量白蛋白、血糖、糖化血红蛋白、血脂水平均显著下降($p<0.05$，$p<0.01$)。可见，益气活血汤加雷公藤多苷治疗糖尿病肾病不仅能降低蛋白尿，而且有改善糖尿病肾病高脂血症的作用，治疗后血三酰甘油、血胆固醇较治疗前明显下降，临床疗效显著。

宿晶、高建东[2]将 60 例糖尿病肾病(Ⅲ～Ⅳ期)患者随机分为治疗组和对照组，两组均予以常规治疗，治疗组加服糖肾康颗粒(黄芪、太子参、山药、山茱萸、生地黄、白术、茯苓、石韦、当归、丹参、地龙、赤芍、莲子肉、桑寄生、生大黄)，对照组加服卡托普利片，疗程均为2个月。观察两组临床疗效及治疗前后相关生化指标的变化发现：治疗组显效率为43.3%，总有效率90.0%，对照组分别为23.3%和56.7%，治疗组均明显优于对照组($p<0.05$)，且尿微量白蛋白、尿素氮、血肌酐、血糖、血脂水平均显著下降($p<0.05$，$p<0.01$)。可见，糖肾康颗粒治疗糖尿病肾病临床疗效显著。

高建东教授[3]研究发现，糖尿病肾病为消渴病日久而来，其病机本虚标实，病理特征是微血管基底膜增厚和微循环障碍，与中医"久病入络""污秽之血为血瘀"等血瘀证的"浓、黏、聚、瘀"特征相符，临证表现为身痛麻木、痛处固定、肌肤甲错、舌质紫暗或有瘀斑瘀点、脉涩或结代等瘀血征象，说明血瘀证始终存在于该病病程中。所谓"瘀血不去，新血不生"，临证注重从舌脉，特别是舌质、舌下络脉等观察患者"瘀血"情况。治疗上以古代名方"补阳还五汤"合"六味地黄汤"组方糖肾康颗粒，方中重用丹参、红花、赤芍、牛膝等药调畅气血，活血通络，祛瘀除滞，能够有效地改善患者的口渴多饮、小便频多、神疲乏力等临床症状，降低糖尿病肾病(Ⅲ～Ⅳ期)患者的尿微量白蛋白，降低其空腹血糖，保护其肾功能，延缓糖尿病肾病的进展。

司廷林等[4]将40例糖尿病肾病患者随机分为治疗组和对照组，治疗组在对照组常规治疗的基础上加用黄芪注射液30 mL和复方丹参注射液20 mL，分别加入生理盐水250 mL中静脉滴注，每天1次，15天后观察治疗前后肾血流及肾功能的改善情况。结果表明：治疗组总有效率为88.0%，对照组为46.7%，治疗组明显优于对照组($p<0.01$)，且24小时尿蛋白定量、尿素氮、肌酐、血脂水平均显著下降($p<0.05$，$p<0.01$)，肾血流速度增加、肾动脉阻力指数降低($p<0.05$)。可见，糖尿病肾病患者的肾脏存在高阻力、低灌注状态，黄芪和丹参注射液可在一定程度上改善上述状态，降低血流阻力，改善缺血组织供血，从而改善肾血流，达到保护肾功能的目的。

高建东、黄海燕[5]研究发现，黄芪在糖尿病肾病中应用广泛：

(1)糖尿病肾病合并高血压：有气虚表现的患者以黄芪补气降压，在重用黄芪降血压时若酌情配伍潜阳重坠之品，效果将更加明显。

(2)治疗糖尿病肾病蛋白尿：高建东用糖肾康颗粒(由补阳还五汤合六味地黄汤加减化裁)在治疗糖尿病肾病蛋白尿方面取得了显著的疗效，同时在改善糖尿病肾病患者的主要临床症状，改善肾功能及调节血糖、血脂等方面也有显著疗效。

(3)保护因糖尿病肾病而发生缺血的肾脏：黄芪可抑制血小板聚集，降低血黏度，改善肾血液循环及血液灌注，保护肾功能。

(4)纠正糖尿病肾病脂代谢紊乱：黄芪能增加脂蛋白脂酶和卵磷脂胆固醇酰基转移酶的活性，从而促进极低密度脂蛋白(VLDL)的降解和胆固醇的逆转运，并通过上调肝细胞表面LDL受体表达加速胆固醇从循环中消除，从而发挥降脂作用。

(5)改善糖尿病肾病糖代谢：黄芪多糖具有双向调节血糖的作用，可通过增加糖原合成酶的活性、胰岛素受体底物的活性、蛋白激酶B和蛋白激酶C的活性使骨骼肌细胞和心肌组织葡萄糖转运蛋白水平增加，使糖原合成酶活性增加而提高机体对胰岛素的敏感性，从而发挥降低血糖的作用。

高建东教授[6]将110例糖尿病肾病患者随机分为治疗组和对照组，两组均予以常规治疗，治疗组加服加味地黄汤(加味地黄汤是高建东教授在六味地黄汤的基础上，将熟地黄改为生地黄，加丹参、黄芪、生大黄等组成)；对照组加服卡托普利片，疗程均为1个月。观察两组临床疗效及治疗前后相关生化指标的变化后发现：治疗组总有效率87.3%，对照组为56.4%，治疗组明显优于对照组($p<0.05$)，且尿微量白蛋白、血糖、糖化血红蛋白、血脂水平均显著下降($p<0.05$，$p<0.01$)。加味地黄汤治疗糖尿病肾病不仅能降低蛋白尿，而且有改善糖尿病肾病高脂血症的作用，治疗后血三酰甘油、血胆固醇较治疗前明显下降，临床疗效显著。

吴越、高建东[7]指出，辨证论治是糖尿病肾病治疗的关键，并在临床上将糖尿病肾病分为三期，即早期或临床期、氮质血症期、肾衰期或尿毒症期；将证型分为以下四型：

(1)肝肾气阴两虚型：多见于早期或临床期糖尿病肾病患者。症见腰膝酸痛，神疲乏力，少气懒言，五心烦热，咽干口燥，双目干涩，视物模糊，眩晕耳鸣，或兼见心悸自汗，大便秘结，舌体胖舌质黯，苔白或少苔，脉沉细涩；治宜滋补肝肾，益气养阴；方用杞菊地黄丸合生脉饮加减，同时合用具有降蛋白尿作用的清热解毒类中药。

(2)脾肾气阳两虚型：多见于临床期或肾衰氮质血症期糖尿病肾病患者。症见腰膝酸痛，神疲乏力，畏寒肢冷，而足水肿，脘腹胀满，纳呆便溏，夜尿多，舌胖黯有齿印，脉沉细无力；治当温肾健脾，益气活血；方予二仙汤合五苓散加减。持续大量蛋白尿、水肿、低蛋白血症者重用黄芪，并加用活血药物。标证为挟水湿者，轻者可加大腹皮、牛膝、车前子、防己、猪苓等；重者宜温阳利水(用实脾饮)或健脾利水(用防己黄芪汤合防己茯苓汤)；标证为挟痰浊者加黄连、竹茹、陈皮等，氮质血症者可加用大黄或煎汤保留灌肠以扶正泄浊；标证为挟瘀血者可加活血化瘀之品。

(3)气血阴阳俱虚型：多见于肾衰期糖尿病肾病患者。症见腰膝酸痛，少气懒言，而色黑，唇甲色淡，而口水肿，尿少中便闭，大便干或溏，口干不欲饮，恶寒恶热，舌胖有裂纹，苔白，脉沉细无力；治则为调补阴阳，益气活血；方选当归补血汤合济生肾气丸。

(4)水气凌心射肺型：可见于末期或尿毒症期患者。症见胸闷，短气不足以息，烦躁不安，甚或有濒死感，心悸怔忡，张口抬肩，不能平卧，口唇青紫，四肢厥冷，大汗淋漓，舌质紫黯，苔白，脉疾数无力或细小短促或无根或结代；治疗上多泻肺逐水；方用己椒苈黄丸加味。此外，糖尿病肾病的治疗还应注意临床用药的加减：有蛋白尿者宜加玉米须、益母草、山药、白茅根、芡实、金樱子等；有血尿者加生侧柏叶、生艾叶、地榆、旱莲草等；血糖高者加翻白草、荔枝核；高血压者加天麻、龙骨、钩藤、菊花、石决明等；贫血者可加生熟地、当归、黄芪、黄精等；胰岛素抵抗者加黄连、仙灵脾、肉桂等。

糖尿病肾病患者的饮食一般以新鲜蔬菜、精肉、蛋等为宜，禁忌辛辣刺激之品。《儒门事亲》中说："不减滋味，不成嗜欲，不节喜怒，病已而复发。"《外台秘要》中说："每间五六日空腹一食饼，以精羊肉及黄雌鸡为……宜食鸡子马肉……牛乳暖如人体，渴即细细呷之，亦佳。"此外，保持情绪稳定、控制饮食、节制性欲等对预防和治疗糖尿病肾病也有实际的意义。水肿者要限制钠的摄入，出现肾病综合征时要增加蛋白质的摄入量。早期治疗应尽可能地控制血糖，使患者的血糖维持在正常范围内，这是防止和延缓肾脏病变发生的最重要的措施。还要注意预防感冒、保持呼吸道通畅、防止合并感染等。

陈宸等[8]将50例年龄大于60岁的糖尿病肾病患者随机分为治疗组(30例)和对照

组(20例)。两组均采用西医常规疗法,治疗组同时加服糖肾复元汤(黄芪、太子参、苍术、当归、葛根、桑寄生、菟丝子、鬼箭羽、虎杖、石韦、黄柏、黄连、地龙、砂仁、枳壳);对照组加服六味地黄丸。两组疗程均为8周,治疗完成后观察临床疗效及治疗后空腹血糖(FPG)、餐后2小时血糖(2h PG)、血尿素氮(BUN)、肌酐(Scr)、尿微量白蛋白(mAlB)、血β_2-微球蛋白的变化情况。结果表明:治疗组、对照组总有效率分别为93.3%和60.0%,组间疗效差异有统计学意义($p<0.05$);治疗组在改善气短神疲、口干多饮、腰膝酸软、下肢水肿、尿量多、尿混浊有泡沫等症状方面效果也明显优于对照组($p<0.05$,$p<0.01$);治疗组FPG、2h PG、BUN、Scr、mAlB、β_2-MG在治疗前后的差异有统计学意义($p<0.01$),对照组上述指标治疗前后比较的差异也有统计学意义($p<0.01$),治疗后组间BUN、Scr、mAlB和β_2-MG的差异有统计学意义($p<0.05$,$p<0.01$)。可见,糖肾复元汤结合西医常规疗法治疗气阴两虚兼脉络瘀阻型老年糖尿病肾病的疗效是显著的。

侯王君等[9]收集了2011年1月至2013年12月间山东省中医药大学第二附属医院肾病内科收治的164例糖尿病肾病患者,根据中医辨证将其分为本证五型(阴虚燥热型18例、肝肾阴虚型24例、气阴两虚型55例、脾肾气虚或阳虚型32例、阴阳两虚型35例),标证三型(湿浊证41例、血瘀证51例、痰瘀证33例);另选同期的单纯性糖尿病患者21例作为对照组。在分析了本证、标证及对照组患者的甲状腺激素水平后发现,本证中阴虚燥热型患者的T3、FT3、T4、FT4水平均明显高于对照组,TSH水平低于对照组($p<0.05$);肝肾阴虚型、气阴两虚型、脾肾气虚或阳虚型、阴阳两虚型患者的T3、FT3、T4、FT4水平明显低于对照组,TSH水平高于对照组($p<0.05$);不同证型患者的T3、FT3、T4、FT4水平由低到高依次为:阴阳两虚型、脾肾气虚或阳虚型、气阴两虚型、肝肾阴虚型($p<0.05$);湿浊证、血瘀证、痰瘀证患者的T3、FT3、T4、FT4水平均低于对照组($p<0.05$),TSH水平高于对照组($p<0.05$)。可见,甲状腺激素水平与糖尿病肾病的中医证型密切相关,可作为反映糖尿病肾病进展和转归的客观指标。

王吉磊、高建东[11]选择了60例糖尿病肾病Ⅲ、Ⅳ期患者并将其随机分为治疗组30例和对照组30例,然后进行了临床对比研究,观察了糖肾康颗粒的临床疗效及其对肾脏血流动力学和肾功能的影响。入选病例均给予低糖低脂低蛋白饮食,有水肿和高血压者嘱低盐饮食;患者每日2次皮下注射精蛋白生物合成人胰岛素注射液(诺和灵30R)以控制血糖;酌情使用钙通道阻滞剂(CCB)、利尿剂以控制血压。治疗组加服糖肾康颗粒(药物组成为黄芪、太子参、山茱萸、山药、生地、白术、茯苓、当归、石韦、丹参、地龙、赤芍、寄生、莲子肉和生大黄,由山东中医药大学第二附属医院制剂室制备,每袋3 g),每次一袋,每日2次,30天为一个疗程。两组均连续治疗2个疗程,观察疗效后发现,治疗组总有效率为90%,对照组总有效率为56.7%,χ^2检验发现$p<0.05$,说明差异有统计学意义,即治疗组疗效明显优于对照组。治疗组和对照组肾血流参数均有明显下降($p<0.01$),与对照组治疗后相比,治疗组肾血流参数明显改善,各指标均改善有显著性差异($p<0.01$);治疗组和对照组的各项实验室指标均有下降,与对照组治疗后相比,治疗组的血糖、尿素氮、血肌酐改善更加明显($p<0.05$)。可见,糖肾康颗粒不但可以有效改善糖尿病肾病患者的症状,还可以有效改善糖尿病肾病变患者的肾血流参数、肾功能及降低空腹血糖。

白志军教授[12]认为，糖尿病肾病的病机特点为本虚标实。本虚主要是脾肾亏虚、气阴不足，标实主要是瘀血、热毒、水湿。白教授认为，糖尿病肾病蛋白尿的发生主要与脾肾亏虚有关，尤与脾虚关系密切。脾虚则运化失司，清气不升，水停为饮而为水肿，脾不升清，升提无力，则精微物质从下而泄，而出现蛋白尿。肾为先天之木，肾阳不足、气化失常会影响分清泌浊的正常功能，导致湿浊内留，精微物质外泄，出现蛋白尿。糖尿病肾病的发生发展以脾气虚为主要因素，因此在蛋白尿的治疗中，恰当地使用健脾益气药已成为糖尿病肾病蛋白尿治疗的关键之一。糖尿病肾病患者脾肾两虚日久，脏腑功能不用，气虚不能帅血运行，瘀阻肾络导致血瘀，血瘀进而又影响气的运行，久虚致瘀；或久病入络，亦可致血脉瘀阻，浊毒内留，兼证四起。瘀血是导致糖尿病肾病蛋白尿发展的重要因素，而活血化瘀药物可改善血液循环，降低血液黏度，抗血小板聚集，改善血液高凝状态，改善血液循环；或可延缓或阻断糖尿病肾病的进展，故活血化瘀治法当贯穿糖尿病肾病蛋白尿治疗的始终。水湿不能正常排泄便会留滞体内，久则化热，湿热胶着，致糖尿病肾病病情缠绵、迁延难愈，另外患者脾气亏虚，土不生金，则致肺气虚弱，卫外不固，易致外邪的侵入，邪气入里化热酿成热毒；外邪袭肺，营卫失和，则水肿加重；若外邪扰于内，则加重了脾肾亏虚，脾失升清，肾失分清泌浊的病理变化，导致尿中泡沫增多，加重病情。所以说外邪入侵是导致糖尿病肾病蛋白尿加重的重要原因。另外热毒之邪可伤络、致瘀，热毒之邪耗血伤津，致津亏血少，一者造成瘀血，二者造成阴亏脉络不利，肾络郁阻。而且瘀、毒可以相互为病，瘀可化毒，毒可致瘀。水湿为阴邪，其性黏滞，一者能壅遏气机，气滞致血瘀；二者可化热伤阴，阴津不足，血行不畅。水湿导致气血瘀阻，瘀血又加重了水湿的潴留。所以说热毒、水湿是导致糖尿病肾病发生诸多变证的主要原因。因此清热解毒、驱邪除浊是糖尿病肾病的一个重要治疗原则。糖尿病肾病主要的治疗原则应为健脾、固肾、益气，重视清热解毒，贯穿活血化瘀。合用可从多方面、多途径预防、延缓肾小球硬化，减少蛋白尿，保护肾功能。

白志军教授[13]用“益肾回生汤”(太子参 30 g、党参 30 g、炒白术 12 g、黄芪 30 g、山茱萸 15 g、益母草 10 g、当归 12 g、赤芍 15 g、牛膝 12 g、丹皮 12 g、白茅根 30 g、白花蛇舌草 15 g、半枝莲 15 g、生地 15 g、茯苓 15 g、双花 30 g)配合基础治疗可以明显降低患者 24 小时的尿蛋白和尿微量白蛋白，改善糖尿病肾病患者的临床症状。治疗组总有效率达 83.33%，与对照组相比疗效显著。研究证实，益肾回生汤可显著降低患者的尿白蛋白排泄，与对照组相比疗效显著($p<0.05$)。可见，益肾回生汤可在早期减轻肾损害，延缓糖尿病肾病的发展，保护肾功能。

曹彤[14]认为，炎性细胞因子可导致糖尿病肾病的发生，并在病情进展的整个过程中起重要作用。在 2 型糖尿病患者中，C 反应蛋白一方面反映了广泛的血管内皮功能紊乱和(或)血管损伤，另一方面 C 反应蛋白本身可直接作用于肾小球小动脉，加重肾小球高滤过高灌注状态，引起肾脏损伤，因此该蛋白的出现提示糖尿病肾病的发生。糖尿病肾病患者 C 反应蛋白升高的程度与微量蛋白尿水平是一致的。糖尿病肾病患者血清 C 反应蛋白、可溶性白介素-2 受体、白介素-6 和血清转化生长因子-β_1 明显高于健康对照组，且随着尿微量白蛋白排泄率的增加而逐渐增高。这表明糖尿病肾病患者也存在急性时相反应，并且炎症反应强度与糖尿病肾病的严重程度呈正比，炎症反应可通过多种途径导致肾脏损伤。控制炎症反应是治疗糖尿病肾病的主要手段。

冯建华、司廷林[15]认为，肾在水液代谢的过程中极为重要：肾藏精，内寄元阴元阳，是人体生命活动的原动力，亦为人体气化作用的原动力。无论是胃的游溢精气，脾的布散精微，还是肺的通调水道，以及小肠的泌别清浊，皆需要通过肾的蒸腾气化而完成。肾的蒸腾气化一方面使“清者”上升，布散全身；另一方面使“浊者”下降而化为尿液，注入膀胱。对于糖尿病中期之患者，辨治以温补肾阳为主，少参活血祛瘀化痰之剂，以图肾气可复，恢复肾之气化功能；病之晚期，肾气衰惫，关门不开，水液呈泛滥之势，急以大剂四逆辈回阳救逆，求肾气复燃，或可保命于须臾，后再图缓功。在糖尿病肾病的诊治过程中应治病求本，时刻强调固肾护气，恢复肾之气化功能，则水液代谢可复，诸症可消。

司廷林[16]认为，脾不散精、升清降浊失司可导致水谷精微壅滞化浊而成消渴。气机升降失调是糖尿病肾病病机之关键，脾肾虚损是气机升降失调的根本。肾的气化是水液代谢的关键一环，而脾胃乃气机津液升降出入之枢纽，脾主升清，运化水液与精微，其在维持人体水液与水谷精微的代谢平衡中有着重要的作用。脾运化散精功能失调，水谷精微就得不到正常的输布，聚而成浊，下输膀胱则形成尿浊，出现蛋白尿。冯建华在运用温运脾阳的方药时显著特点是温燥、升发、辛散之药应用较多，尤其擅用辛燥升阳之升麻、柴胡以升举清阳、条达肝气，使气机得畅、元气得充，在选药气味上注重选用辛、甘、温之风药，处处体现了温运脾阳的思想。此外还喜用黄芪、白术为对，以人参、甘草、茯苓补脾气，石膏、黄连泻虚火。

司廷林[17]还认为，内皮素是21种氨基酸组成的多肽，是一种强血管收缩剂。肾脏是合成内皮素的主要场所，肾脏中多种不同的细胞都有产生内皮素的能力。有试验表明，糖尿病肾病患者内皮素的合成明显增多。内皮素可显著降低肾血流及肾小球滤过率，可能是糖尿病肾病患者血凝、肾血流阻力增高的原因之一。黄芪注射液是中药黄芪的提取物，具有调补脾肾、扶正固本、活血化瘀、疏通人之全身气机的作用。现代药理研究表明，黄芪能清除氧自由基，防止生物膜的脂质过氧化，降低血浆黏度、红细胞聚集度、纤维蛋白含量，增强红细胞的变形能力，抑制血小板的聚集，减轻血液高凝状态，从而抑制凝血过程诱生的内皮素产生，减少血栓形成，改善缺血组织供血，从而改善肾血流，达到保护肾功能的目的。黄芪同时具有显著的免疫调节作作用，可减轻免疫性因素对肾脏的损伤，改善肾功能，减少蛋白尿，从而有效地延缓和阻止糖尿病肾病患者肾功能衰退的自然进程。

司廷林[18]选取了一部分糖尿病肾病患者并将其随机分为两组，两组均给予常规治疗，包括给予优质低蛋白低磷足够热量的饮食，控制血压，控制心力衰竭纠正贫血补钙降磷，纠正水电解质和酸碱平衡，抗感染治疗等。观察组在对照组基础治疗的基础上应用温阳化痰法的自拟中药，自拟中药方剂的组成为制附子 3 g、人参 10 g、炙黄芪 30 g、金樱子 12 g、陈皮 12 g、茯苓 15 g、半夏 6 g、白术 12 g、炙甘草 6 g，用水煎服，每天一剂，分两次于早晚饭后温服，根据患者的具体情况给予辨证论治加减中药。两组均以 1 个月为一个疗程，坚持服药 6 个疗程，然后分别对比治疗后 1 个月至 6 个月后的临床效果。结果发现，两组的血清 hs-CRP、IL-6、TNF-α、Scr、BUN 和 HB 水平均较治疗前明显改善，这说明进行西医治疗与中医辅助治疗后糖尿病肾病患者的炎症状态均有所改善；观察组的改善情况明显优于对照组，差异具有统计学意义（$p<0.05$）。由此可见，中医辅助治疗对于糖尿病肾病患者的炎症状态康复具有重要价值，效果显著优于单纯西医治疗。

宿晶、王吉磊、高建东[19]认为，胱抑素C是糖尿病肾病患者的主要分析指征之一，其检测出来的结果更加可靠且标准，可以更加有效地分析患者的病情，并可进行有目的性的改进，以完善传统工作的缺陷，实现临床工作的稳步向前进步。加强胱抑素C相关项目的研究工作可谓意义重大，对于整个临床工作的稳步向前发展都有不可代替的意义和价值。另外，通过对血清胱抑素C在糖尿病肾病早期诊断中的重要作用进行具体的研究，力求明确诊断的重点和难点，可以更加准确地判定患者的病情，进而为患者提供有效的治疗，避免治疗不及时使患者的预后不佳，从根本上提升患者的生存质量并达到改善预后的效果。

张晓斌、孔德坤[20]选择了70例2型糖尿病肾病阴虚湿热型患者，并将其随机分为治疗组和对照组。在常规降糖、降压的基础上，治疗组给予"清化消肿方"，方药为生大黄10 g、山栀子10 g、茵陈15 g、生地20 g、知母15 g、茯苓15 g、益母草15 g、大腹皮15 g，随证加减：气阴两伤者加太子参24 g；伴有瘀血者加丹参24 g；水肿明显者加车前子30 g；食欲缺乏者加砂仁3 g。水浓煎，每日一剂，分两次口服。两组均以4周为一个疗程，共治疗4周。观察两组患者治疗前后24小时的尿蛋白定量、症状、血脂、血糖、肾功能变化以及有无药物不良反应等，结果表明：治疗组降低24小时尿蛋白定量明显优于对照组（$p<0.05$），并能改善症状，降低血脂、血糖，改善肾功能，肝功能和血、尿、大便常规均无异常变化。可见，清化消肿方治疗糖尿病肾病阴虚湿热型患者有较好的疗效，未见不良反应。

刘芙蓉[21]将48例糖尿病肾病（Ⅲ、Ⅳ期）住院患者随机分为实验组（26例）和对照组（22例），48例患者均给予常规治疗，如给予优质低蛋白饮食配合复方α-酮酸口服、皮下注射胰岛素控制血糖、降脂、降压及其他并发症的常规治疗等。实验组加用灯盏细辛注射液30 mL入生理盐水250 mL静脉滴注，每日一次，两组疗程均为15天。研究表明：应用灯盏细辛注射液治疗糖尿病肾病（Ⅲ、Ⅳ期）患者能改善肾血流、降低尿白蛋白，其降低尿白蛋白的功效确切，在治疗糖尿病肾病方面有很好的前景，值得在临床上推广应用。

吕仁和教授[22]在整理古代文献的基础上，结合临床实际，提出了糖尿病肾病"微型癥瘕"病理假说，认为糖尿病肾病的发生和发展实质上是消渴病久病不愈，热伤气阴，痰、郁、热、瘀互相胶结，积聚于肾之络脉，形成微型癥瘕，由瘕聚渐成癥积的过程。临证时应抓住微型癥瘕这一共性病理环节，在辨证施治的基础上，强调活血化瘀、软坚散结治法，以阻止其络脉微型癥瘕的形成。

李春桂等[23]对健脾益肾活血方（生黄芪30 g、党参20 g、生地10 g、山萸肉20 g、茯苓15 g、白术15 g、葛根20 g、山药20 g、丹参10 g、川芎10 g、菟丝子15 g、杜仲10 g、川断10 g、陈皮6 g）治疗78例糖尿病肾病患者的效果进行了临床观察，结果表明：治疗组总有效率为82.05%，对照组为69.23%，两组比较差异有统计学意义。

刘春燕等[24]对参芪麦味地黄汤（人参15 g、黄芪30 g、麦冬15 g、五味子15 g、熟地20 g、山药20 g、茯苓20 g、丹皮15 g、泽泻15 g、山茱萸15 g、金樱子15 g、芡实15 g）对60例早期糖尿病肾病患者的血浆内皮素1（ET-1）和β_2-微球蛋白的影响进行了临床观察，结果表明：两组治疗后 ET-1、尿 β_2-MG 及 24 小时尿蛋白排泄率（UAER）水平较治疗前均明显下降，差异有统计学意义（$p<0.05$），且治疗组疗效明显优于对照组（$p<0.05$）。可见，参芪麦味地黄汤能改善早期糖尿病肾病患者的 ET-1 和尿 β_2-MG 水平，降低 24 小时 UAER 水平，对延缓或防止糖尿病肾病进一步发展至终末期有较好的疗效。

王廷春[25]用加味桃核承气汤（桃核 12 g、大黄 6 g、桂枝 6 g、芒硝 6 g、生黄芪 20 g、丹参 15 g、沙参 10 g、太子参 12 g）治疗了 138 例糖尿病肾病患者，临床观察表明：加味桃核承气汤能改善糖尿病肾病患者的糖、脂代谢紊乱，逆转其肾小球滤过率逐步下降的趋势，减少尿蛋白排出量。

赵亮[26]对糖肾方（自拟糖肾方，基本方为淫羊藿、黄芪、山药、女贞子、熟地、桃仁、丹参、益母草、大黄、茯苓皮、石韦，阴虚燥热者加黄连、天花粉，瘀血重者加红花、莪术，水肿严重者加车前子、茯苓，痰浊内阻者加苍术、半夏）治疗了 82 例糖尿病肾病患者，临床观察表明：显效 39 例，占 47.6%；有效 38 例，占 46.4%；无效 5 例，占 6.0%。

刘海立、连书光[27]用六味地黄汤加减（黄芪 15 g、白术 15 g、茯苓 12 g、丹皮 15 g、丹参 15 g、川芎 15 g、淫羊藿 15 g、熟地 25 g、山药 15 g、泽泻 15 g、肉桂 5 g）治疗了 79 例 2 型糖尿病肾病（Ⅳ期）患者，结果发现西医治疗组总有效率为 83.54%，中西医结合治疗组的总有效率为 91.14%，两组相比差异有统计学意义；中西医结合治疗组 24 小时尿蛋白定量降低和血黏度改善优于西医组。

闫顺新等[28]对补肾固精方（生地黄 25 g、党参 15 g、黄芪 15 g、山药 12 g、山萸肉 12 g、茯苓 9 g、泽泻 9 g、肉桂 3 g、益智仁 15 g、覆盆子 15 g）治疗 60 例阴阳两虚型早期糖尿病肾病患者的效果进行了研究，结果表明：治疗组治疗后中医证候积分低于对照组，差异有统计学意义。治疗组总有效率为 81.48%（22/27），对照组总有效率为 64.00%（16/25），治疗组优于对照组。两组 UAER 比较差异有统计学意义。可见，在西医常规治疗的基础上加服补肾固精方能改善患者的临床症状，减轻肾脏的损害程度，对早期糖尿病肾病有较好的疗效。

王秀芬等[29]探讨了益气活血通络方药加减补阳还五汤对早期糖尿病肾病的疗效及作用机制，对加减补阳还五汤进行了动物实验，采用组间对照和自身前后对照的方法观察了加减补阳还五汤治疗前后 FBG 和 UAER 的变化。结果表明：中药加减补阳还五汤对糖尿病患者的血糖无影响，但能降低早期糖尿病肾病的 UAER；加减补阳还五汤治疗能使糖尿病大鼠肾组织 *mmp-9* 基因的表达及其活性水平上升，*pai-1* 的表达下降。可见，加减补阳还五汤在不影响糖代谢的情况下，能明显改善糖尿病肾病患者的蛋白尿，其机理与提高肾组织 *mmp-9* 的表达，降低 *pai-1* 的表达有关。

于敏等[30]根据南征教授对糖尿病肾病率先提出的“消渴肾病”的中医病名，主张从“毒”论治而创立了“毒损肾络”的病机理论，制定了“解毒、通络、保肾”治疗消渴肾病（糖尿病肾病）的方法，疗效显著。南征教授认为，所谓“毒邪”至少应具备以下特征：①能够对机体产生毒害或损害；②损害致病的程度较重；③应与人体相互作用。

参考文献

[1]高建东. 益气活血汤加雷公藤多苷治疗糖尿病肾病的临床观察[A]. 中华中医药

学会肾病分会.中华中医药学会第二十一届全国中医肾病学术会议论文汇编(下)[C].中华中医药学会肾病分会,2008:2.

[2]宿晶,高建东.糖肾康颗粒治疗糖尿病肾病30例疗效观察[J].山东中医杂志,2010,06:372-373.

[3]王新丽,高建东.从"瘀"辨治糖尿病肾病初探[J].湖南中医杂志,2013,02:109-110.

[4]司廷林,高建东,侯慧珍,等.黄芪、丹参注射液对糖尿病肾病患者肾血流及肾功能的影响[J].山东中医杂志,2003,11:652-653.

[5]黄海艳,高建东.黄芪药理特性及在糖尿病肾病中运用研究概况[J].实用中医内科杂志,2011,10:80-82.

[6]高建东.加味地黄汤治疗糖尿病肾病蛋白尿临床观察[J].山东中医药大学学报,2007,04:297-298.

[7]吴越,高建东.浅谈中医药治疗糖尿病肾病的体会[J].云南中医中药杂志,2011,08:91-92.

[8]陈宸,陈济德,高建东.糖肾复元汤结合西医常规疗法治疗老年糖尿病肾病临床观察[J].上海中医药杂志,2010,08:30-32.

[9]侯王君,庄贺,宿晶,等.糖尿病肾病中医证型与甲状腺激素水平的关系[J].西部中医药,2015,05:89-91.

[10]王吉磊.糖肾康颗粒对糖尿病肾病肾血流动力学的临床研究[D].山东中医药大学硕士学位论文,2012.

[11]白志军.辨证治疗糖尿病肾病蛋白尿[J].山东中医杂志,2010,09:615-616.

[12]白志军.益肾回生汤治疗糖尿病肾病蛋白尿临床观察[J].中国中医药信息杂志,2010,08:69-70.

[13]曹彤,李胜男,肖振忠.糖尿病肾病患者炎症相关因子水平检测的临床意义[J].中华保健医学杂志,2009,05:356-358.

[14]司廷林,冯建华.从"肾为胃之关"谈糖尿病肾病的诊治[J].辽宁中医药大学学报,2011,11:127-128.

[15]司廷林.从"脾不散精"谈糖尿病肾病的治疗[J].中国中医药现代远程教育,2014,24:9-10.

[16]司廷林,侯慧珍.黄芪注射液对早期糖尿病肾病尿微量清蛋白及内皮素的影响[J].山东中医药大学学报,2007,01:36-37.

[17]司廷林.温阳化痰法对治疗糖尿病肾病患者炎症因子的影响研究[J].中华全科医学,2015,08:1341-1343.

[18]宿晶,王吉磊,高建东.胱抑素C与糖尿病肾病的相关研究进展[J].中国全科医学,2013,16(2):229-231.

[19]张晓斌,孔德坤.清化消肿方治疗糖尿病肾病阴虚湿热型的临床研究[J].中国医药导报,2010,17:18-20.

[20]刘芙蓉,李靖.灯盏细辛注射液改善糖尿病肾病肾血流临床观察[J].吉林中医

药,2011,09:863-864.

[21]丁英钧,潘莉,庞博,等.糖尿病肾病微型癥瘕病理假说及临床意义[J].新中医,2009,01:1-2.

[22]李春桂,苗桂珍.健脾益肾活血方治疗糖尿病肾病临床观察[J].北京中医药,2010,08:611-613.

[23]刘春燕,吴文妙,任那.参芪麦味地黄汤对早期糖尿病肾病血浆内皮素1、β_2-微球蛋白的影响[J].临床医药文献电子杂志,2015,24:5121-5124.

[24]王廷春,范冠杰,欧翠柳,等.加味桃核承气汤治疗糖尿病肾病138例临床观察[J].国医论坛,2000,02:10-12.

[25]赵亮,艾万里.糖肾方治疗糖尿病肾病82例临床观察[J].新疆中医药,2015,04:33-34.

[26]刘海立,连书光.六味地黄汤加减治疗2型糖尿病肾病Ⅳ期79例疗效观察[J].中国医药科学,2014,22:82-84.

[27]闫顺新,郭小舟,张玉军,等.补肾固精方治疗阴阳两虚型早期糖尿病肾病临床研究[J].中国中医药信息杂志,2015,01:33-35.

[28]王秀芬,赵苍朵,顾连方,等.加减补阳还五汤对早期糖尿病肾病的临床疗效及作用机制探讨[J].中国中西医结合肾病杂志,2005,05:280-281.

[29]于敏,史耀勋,田谧,等.南征教授从毒损肾络立论治疗糖尿病肾病经验[J].中国中医急症,2009,01:74-75.

第十三章 尿酸性肾病

第一节 尿酸性肾病的常规诊疗

尿酸是嘌呤代谢的终末产物，血尿酸产生过多形成的高尿酸血症或(和)高尿酸尿症引起的肾脏损害称为“尿酸性肾病”(UAN)，亦称为“痛风性肾病”。在临床上尿酸性肾病有三种类型：慢性尿酸性肾病、急性尿酸性肾病、尿酸性肾结石。

国内尿酸性肾病多见于北方居民，发病无明显的季节性，但蛋白摄入过多、肥胖及酗酒者患病率较高。男性多于女性，中老年患者占所有患者的85%，有很多患者在确诊时已进入肾衰竭期。

一、病因

尿酸是嘌呤代谢的终末产物。嘌呤主要在肝脏、骨骼肌和小肠分解成尿酸，然后进入血液。人体尿酸的来源有两大途径：一是内源性途径，由核蛋白分解代谢产生，约占总量的4/5；二是外源性途径，由富含嘌呤的食物分解代谢产生，约占总量的1/5。正常人体内尿酸的生成与排泄速率较恒定。体液中尿酸含量的变化可以充分反映出人体内代谢、免疫等机能的状况。引起血尿酸浓度增高的原因有：

(一)嘌呤摄入过多

尿酸含量与食物内嘌呤的含量成正比。严格限制嘌呤摄入量可使血清尿酸含量降低至60 μmol/L，而尿内尿酸的分泌降低至1.2 mmol/d(200 mg/d)。

(二)内源性嘌呤产生过多

多见于酶基因突变，如次黄嘌呤-鸟嘌呤磷酸核糖转移酶(HPRT)缺乏或活性下降，磷酸核糖焦磷酸酰胺转移酶(PRPP)、次黄嘌呤、黄嘌呤酶(XO)的活性升高尤为重要。HPRT是体内广泛存在的一种细胞质酶，既调控嘌呤碱基的补救合成途径，又参与嘌呤类药物的体内代谢。HPRT缺乏时次黄嘌呤、黄嘌呤不能生成相应的核苷酸，体内的黄嘌呤转化成大量的尿酸。PRPP与谷氨酰胺作用，在磷酸核糖焦磷酸酰胺转移酶的催化下生成1-氨基-5-磷酸核糖(PRA)，然后在一系列酶的催化下生成次黄嘌呤核苷酸(IMP)，IMP分解即产生次黄嘌呤、黄嘌呤及尿酸。XO可以使次黄嘌呤转化成黄嘌呤。

(三)嘌呤代谢增加

慢性溶血性贫血、横纹肌溶解、红细胞增多症、骨髓增生性疾病及化疗或放疗时会使尿酸增高。

(四)尿酸排泄障碍

血中尿酸全部从肾小球滤过,其中98%在近曲小管中段又被分泌到肾小球腔内,然后50%重吸收的尿酸在近曲小管中段又被分泌到肾小管腔内;在近曲小管直段又有40%～44%被重吸收,只有6%～10%的尿酸最终被排出体外。影响肾脏尿酸排泄的因素主要有:

(1)慢性肾功能不全:在早期由于肾脏的代偿,血尿酸升高不明显;只有当GFR＜10 mL/min时才会产生显著的高尿酸血症。

(2)血容量不足:血容量减少、尿流速下降,则尿酸清除率降低。

(3)体内有机酸产生过多影响肾脏对尿酸的排泄:主要是有机酸在肾小管与尿酸竞争阴离子泵或有机酸在近端肾小管聚积限制了尿酸的分泌。机体有机酸增多常见于酒精中毒、糖尿病酮症酸中毒、剧烈运动导致的乳酸堆积等。

(4)药物性因素:几乎所有的排钾利尿药都有阻止尿酸排泄的作用,如噻嗪类利尿药、呋塞米等长期应用都可以升高血尿酸,诱发或加重痛风。小剂量阿司匹林可抑制肾小管对尿酸的分泌。儿茶酚胺可以使肾脏血管收缩,降低肾血流量,从而影响尿酸的排泄。

二、尿酸致病的机制

根据目前的研究,尿酸对组织器官的损伤机制主要有以下两种:

(1)对内皮细胞的损伤作用:研究发现,尿酸可抑制健康人内皮细胞NO的产生,导致NO对乙酰胆碱诱导的血管舒张作用减弱。

(2)对血管平滑肌的作用:研究指出,尿酸通过激活p28MAPK、核因子κB及活化蛋白-1途径,刺激单核细胞合成单核细胞趋化蛋白1(MCP-1)。MCP-1是一种非常重要的血管疾病和动脉粥样硬化的化学趋化因子。

三、临床表现

(一)急性尿酸性肾病

急性尿酸性肾病多见于骨髓增生性疾病、化疗、癫痫持续状态等疾病,由组织破坏、核酸分解过多、血尿酸快速增高所致,表现为突发少尿或无尿、恶心、呕吐、嗜睡、抽搐、血氮质水平迅速增高等。早期可有肉眼血尿及排出尿酸结石史,血尿酸水平可达900～3000 μmol/L。如果不及时治疗,患者可因病情迅速恶化而死于急性肾衰竭。

(二)慢性尿酸性肾病

慢性尿酸性肾病好发于中老年男性,起病比较隐蔽,多伴有痛风性关节炎或痛风石;肾损害早期表现为轻度蛋白尿,少量红细胞及尿浓缩功能减退,患者可有腰部酸痛、轻度水肿、中度血压升高的表现;后期有中重度高血压、肾功能减退的表现,少数可导致尿毒症。肾活检可见髓质内有放射状针形尿酸结晶及肾间质慢性炎症改变。

(三)尿酸性肾结石

患者痛风性肾结石的发病率约为正常人的 200 倍。较小的结石可以随尿液排出,较大的结石可以引起血尿、尿流中断以致突然尿闭,并可出现肾绞痛、继发性感染、肾盂肾炎等临床表现。

(四)肾外表现

肾外表现主要为痛风石及痛风性关节炎。痛风石大小不一,小的如芝麻,大的如鸡蛋。痛风石最常见于耳轮,亦多见于拇趾的第一跖趾关节和指、腕、肘及膝关节等处。痛风石可侵入关节附近的骨骼导致畸形,或使骨质遭受损毁。痛风性关节炎多见于第一跖趾关节,也可发生于其他较大的关节,尤其是踝部与足部关节。多于夜间发作,急性期可表现为局部的红、肿、热、痛及活动受限。病久可致关节畸形。

四、诊断及鉴别诊断

对尿酸性肾病的诊断包括以下五点:

(1)多见于中年以上男性患者或绝经期妇女,有痛风性关节炎或痛风结节、尿酸性尿路结石等病史。

(2)男性血尿酸高于 417 μmol/L,女性血尿酸高于 357 μmol/L(肾功能正常者尿液中尿酸的分泌量超过 418 mmol/d)。

(3)临床可见慢性间质性肾炎的表现,早期可仅有轻至中度蛋白尿及尿浓缩功能减退(晨尿渗透压低),肾小球滤过功能正常,晚期可有高血压和氮质血症。

(4)肾小球滤过率超过 30 mL/min。

(5)排除继发性尿酸性肾病。

五、鉴别诊断

(一)急性尿酸性肾病的鉴别诊断

(1)恶性肿瘤浸润泌尿系统造成的急性肾损伤:超声和 CT 有助于鉴别。

(2)造影剂肾损害:有造影剂摄入史,肾脏损伤常为一过性。

(3)骨髓瘤相关的轻链肾病:尿本周蛋白(+),血清免疫固定电泳可发现单克隆轻链。

(4)肾毒性药物引起的急性肾小管坏死:该病血尿酸的升高在肾衰竭之后。

(二)慢性尿酸性肾病的鉴别诊断

慢性尿酸性肾病需要与慢性肾脏病肾功能减退引起的高尿酸血症相鉴别:该病先有慢性肾脏病史,然后出现无症状的高尿酸血症,一般很少发生关节炎,可能是因为这类患者对尿酸的反应较轻所致;而尿酸性肾病患者血清尿酸的上升较尿素氮和肌酐更为显著,关节炎症状突出,肾活检在偏光显微镜下可见到双折光尿酸结晶,出现上述表现可确诊为慢性尿酸性肾病。

六、治疗

(一)一般治疗

(1)调整饮食,多摄入低嘌呤和低蛋白饮食如动物内脏(肝、腰、脑等)、肉类制品(肉汤、香肠等)、海产品(沙丁鱼、虾、青鱼、牡蛎、蚌等)、菌菇类(草菇、香菇、洋菇等)。

(2)大量饮水,每日多饮水,保证每日尿量在2000 mL以上,有利于尿酸的排泄。

(3)碱化尿液,使尿的pH维持在6.0~6.6,即可防止新的尿酸结石的形成,但不宜使尿的pH高于7,以防止磷酸盐结石的形成。一般使用碳酸氢钠碱化尿液,方法是用5%碳酸氢钠溶液250 mL静脉滴注,可用于急性高尿酸血症肾病的治疗。

(二)慢性尿酸性肾病

当患者血尿酸水平高于780 μmol/L(男性)、600 μmol/L(女性)时需要予以降尿酸治疗。降尿酸的药物主要有:

1.抑制尿酸形成的药物

(1)别嘌呤醇:用于降低血中的尿酸浓度,主要在痛风发作间期和慢性期使用,适用于尿酸生成过多、对排尿酸药过敏或无效以及不宜使用排尿酸药物(如有肾功能不全)的原发性和继发性痛风患者,以控制高尿酸血症。开始时每次用量50 mg,每日2~3次,剂量渐增,2~3周后增至每日0.2~0.4 g,分2~3次服用。维持量每次为0.1~0.2 g,每日2~3次;儿童剂量为每日每千克体重8 mg。治疗尿酸结石时每次口服0.1~0.2 g,每日1~4次;或每次口服0.3 g,每日1次。本药也可与排尿酸药合用,以加强疗效,尤其适用于痛风石严重而肾功能尚好的患者。

别嘌呤醇排泄主要通过肾脏、消化道,以及其他途径如汗液、唾液、泪液等,但量很少,因此经有肝功能损伤的患者最好避免使用别嘌醇,如果必须使用,则需要在用药后6个月内严密监测肝功能,当肝损伤加重时要立即停药。本药非常容易引起过敏反应,尤其是老年患者的发生率更高,因此在初次使用的老年患者中应从小剂量开始,在确定没有过敏反应后,应根据患者血尿酸的水平再逐渐调节药物的剂量。另外,别嘌醇与ACEI类药物合用会增加过敏反应的发生,故临床上不宜同时使用。

(2)非布司他:非布司他为2-芳基噻唑衍生物,是一种黄嘌呤氧化酶抑制剂,通过抑制尿酸合成来降低血清中尿酸的浓度。该药口服吸收完全,主要在肝脏代谢,30%以原形经肾脏排泄,中-重度肾功能不全患者在使用时不需要调整剂量,不良反应比较少。临床上主要用于对别嘌呤醇超敏反应不能耐受者，始剂量为 40 mg，每日 1 次。如果 2 周后血尿酸水平仍高于 360 μmol/L，建议将剂量增至 80 mg。

2. 排尿酸药物

排尿酸药主要作用于肾小管，可抑制尿酸的重吸收，使血尿酸降低，开始使用时可诱发痛风急性发作。为减少肾结石的发生，可服用碳酸氢钠使尿液碱化。肾功能减退者疗效差，GFR 低于 30 mL/min 时无效。

(1)苯溴马隆：苯溴马隆又叫力加利仙，是苯丙呋喃衍生物，能阻断肾小管对尿酸的重吸收，促进尿酸的排泄，有很强的降低血尿酸的作用，可缓解疼痛和红肿，消除痛风结石，主要用于慢性痛风患者。初用时可诱发痛风急性发作，故初始量为 50 mg/d，长期使用可致尿酸肾结石，偶有胃肠不耐受反应。本药可以显著增强华法林钠的抗凝作用，也有研究发现别嘌醇也可以抑制华法林钠的代谢，延长其半衰期，因此抗尿酸药物与华法林合用时应特别谨慎。

(2)氯沙坦：该药为血管紧张素Ⅱ受体拮抗剂，兼有干扰肾小管对尿酸分泌后重吸收的作用，使尿酸排泄增加。无低血压者基本都可以使用，剂量一般为 50 mg，每日 1 次，可以增加剂量。需要注意血压及血肌酐情况，血肌酐增高者要慎用。

(三)根据临床类型选择不同的治疗方案

(1)对急性高尿酸血症性肾病，慢性高尿酸血症性肾病，尿酸结石肾病所致的急性肾衰竭和慢性肾衰竭，可考虑做血液透析、腹膜透析，有利于缓解病情或改善病情。对尿酸结石形成引起梗阻性肾病者，若药物治疗无效，宜及早作手术取石、排石治疗。

(2)慢性尿酸性肾病：首要的是控制高尿酸血症。根据情况可选用上述措施。

(3)急性尿酸性肾病：首要在于预防。骨髓或淋巴增生性疾病或恶性肿瘤伴高尿酸血症者，在化疗或放疗之前就应使用别嘌呤醇 0.2～0.6 g/d，同时大量饮水或补液，并使用碳酸氢钠或枸橼酸钠碱化尿液。已发生急性肾衰竭者，应早期行透析疗法。

(4)尿酸结石：主要使用别嘌呤醇以减少尿酸生成，使血浆及尿液的尿酸浓度降低。长期服用可使结石缩小，甚至消失。多饮水及使用碱性液体也有利于尿酸结石的溶解，但不能使尿液 pH 高于 6.8，否则钙盐溶解度降低，有形成钙性结石的危险。结石导致尿路梗阻、肾积水或经常性肾绞痛发作者，应采取手术治疗或体外碎石。

(4)痛风关节炎发作：可用秋水仙碱、双氢芬酸钠、吲哚美辛或糖皮质激素等进行治疗。

(5)尿酸性肾病的其他治疗：由于痛风患者往往合并血脂异常和血压升高，临床上可以根据具体情况选择合适的治疗药物。

第二节 尿酸性肾病的中医辨证施治

中医里无“尿酸性肾病”这一病名，目前认为该病为素体禀赋不足，脾肾亏虚，痰湿浊邪阻滞经脉；又因饮食不节，嗜食肥甘厚味，损伤脾胃，痰湿浊邪阻滞经脉。尿酸性肾病为本虚标实，脾肾不足为其本，痰湿、浊邪、瘀血为其标。其病位在肾，涉及脾、肝、关节及筋脉等。治疗初期宜祛痰活血通络，重点在通利；后期宜健脾益肾，扶正固本，兼顾祛邪。

一、辨证施治

（一）湿热内蕴

1. 症状

腰背部困重，活动不利，四肢沉重，关节灼热肿痛，颜面或下肢水肿。皮肤疖肿、疮疡，咽喉肿痛，关节痛风石形成，局部红肿疼痛。小便黄赤、灼热或涩痛不利，大便黏滞不爽或秘结。舌红，苔黄腻，脉濡数或滑数。

2. 治法

清热利湿，舒筋活络。

3. 方药

四妙丸合宣痹汤：

川牛膝 15 g	薏苡仁 30 g	防己 12 g	黄柏 6 g
连翘 15 g	滑石 15 g	栀子 10 g	忍冬藤 30 g
龙胆草 6 g	桑枝 30 g	丝瓜络 30 g	甘草 6 g

随证加减：

皮肤疖肿、疮疡者加金银花 30 g、地丁 15 g；咽喉肿痛者加牛蒡子 15 g、薄荷 15 g；热痛重者加生石膏 30 g、赤芍 15 g；鸡血藤 18 g、茜草 15 g；小便艰涩不畅者加车前草 30 g、瞿麦 12 g；血尿酸升高明显者加地龙 12 g、伴有结节、痛风石者加僵蚕 12 g、牡蛎 30 g，化痰软坚；尿酸高者加茵陈 30 g、虎杖 12 g。

（二）瘀血阻滞

1. 症状

腰痛，周身关节肿痛，痛有定处，常为刺痛，固定不移，面色黧黑，偶见患者肌肤甲错，神疲乏力，可伴下肢水肿、舌质暗红、舌边有瘀点瘀斑、苔薄白、脉弦细。

2. 治法

活血化瘀，通络止痛。

3. 方药

身痛逐瘀汤：

乳香 10 g	红花 10 g	桃仁 10 g	当归 12 g
川芎 15 g	姜黄 9 g	五灵脂 9 g	地龙 12 g
怀牛膝 15 g	羌活 12 g	秦艽 12 g	

随证加减：

气短乏力者加太子参 30 g、仙鹤草 15 g；腰酸痛者加桑寄生 15 g、续断 15 g；痛甚者加水蛭 6 g、全蝎 6 g。

(三)痰浊闭阻

1. 症状

四肢关节红肿疼痛,行走不利,形体偏胖,口干口苦,大便调,尿黄,苔黄腻,脉弦滑。

2. 治法

泄浊化瘀,疏利经脉。

3. 方药

赤芍 15 g	茯苓 30 g	陈皮 12 g	苍术 12 g
生薏仁 30 g	土茯苓 30 g	萆薢 12 g	晚蚕沙 9 g
威灵仙 15 g	车前子 30 g	鬼箭羽 12 g	僵蚕 12 g

随证加减:

关节灼热、红肿痛者可配羚羊角 1 g 或水牛角 3 g、地龙 12 清热通络;腰背痠楚、骨节冷痛者可加艾叶 12 g 温经散寒;腰酸乏力者加何首乌 15 g、地黄 15 g、怀山药 30 g;水肿者加泽兰 12 g、冬瓜皮 30 g、益母草 10 g、泽泻 15 g。

(四)脾肾两虚

1. 症状

少气懒言,神疲肢倦,多汗,腰酸腿软,夜尿增多,手足心热,大便干结,咽干口燥,渴喜饮水或饮水不多,面色少华,可伴有骨节肿痛、舌体胖大、质红、苔薄白、脉细弱。

2. 治法

益气健脾,补肾强骨。

3. 方药

大补元煎加减:

党参 30 g	黄芪 30 g	当归 12 g	熟地 15 g
山萸肉 12 g	山药 30 g	枸杞子 15 g	杜仲 12 g

(五)肝肾不足

1. 症状

关节疼痛、头晕目眩、腰膝酸软、耳鸣耳聋、夜尿增多等症状,以及舌淡、脉细无力,口干、五心烦热、盗汗、失眠多梦,舌质红,少苔,脉弦细数。

2. 治法

滋养肝肾,补阴配阳。

3. 方药

六味地黄丸加减:

女贞子 15 g	旱莲草 15 g	知母 12 g	秦艽 12 g
生地黄 15 g	茯苓 30 g	泽泻 12 g	牡丹皮 15 g
丹参 30 g	怀山药 30 g		

（六）阴阳两虚

1.症状

腰酸腰痛，心中烦热，口干欲饮，不耐寒热，或有水肿，大便或干或稀，舌体胖大，舌质暗，脉沉细而数。

2.治法

滋阴益阳。

3.方药

二仙汤加减：

仙茅 12 g	仙灵脾 15 g	巴戟天 12 g	当归 12 g
黄柏 6 g	知母 12 g	龟板胶 12 g	鹿角胶 9 g

二、我科经验及各家学说

国医大师朱良春[1]在治疗痛风性肾病时注重调益脾肾，从本而治，其健脾药多选苍、白术，生、熟薏苡仁，云苓，山药，黄芪，党参等，以益气健脾、健运后天；益肾药选用何首乌、淫羊藿、生地黄、熟地黄、补骨脂、泽泻、山萸肉、肉苁蓉等，以温润肾府、调节泄浊清源、顾护先天；清泄湿浊淫邪常选土茯苓、萆薢、防己、泽兰、泽泻、晚蚕砂、滑石、黄连、大黄等品，使湿热痰浊淫毒之邪及时清泄体外；泄浊化瘀常选药威灵仙、泽兰、益母草、鬼箭羽、丹参、赤芍、穿山龙、地龙等化瘀通络之品。

董志刚[2]教授认为，痛风性肾病急性发作期表现为邪气实，以风湿热痹及风寒湿痹为主，或作石淋施治分湿热下注和气血阻滞，拟芍药、独活、防风、苍术、土茯苓、萆薢、黄芪、当归、川芎、甘草加减；慢性稳定期表现为正虚邪恋，以肝肾阴虚、气阴两虚及脾肾气虚为主，兼夹湿热、寒湿、痰浊、瘀阻，拟黄芪、太子参、土茯苓、萆薢、藿香、佩兰、生地、赤芍、桃仁、杜仲、牛膝、白术、苍术、陈皮、甘草加减。急则治标，以通腑泄浊为要，辨治要点为痰湿血瘀；缓则治本，宜补脾肾、滋肝阴，兼顾祛邪。

窦莉莉[3]对痛风性肾病辨证治疗的研究表明，加味茵陈宣痹汤（粉防己 10 g、苍术 12 g、黄柏 12 g、牛膝 15 g、薏苡仁 30 g、土茯苓 15 g、茵陈 15 g、栀子 10 g、杏仁 10 g、蚕沙 12 g、滑石 15 g、积雪草 30 g、赤芍药 15 g、地龙 10 g、姜黄 12 g、海桐皮 15 g，经慢火水煎 30 分钟煎为 500 mL，分两次口服）在改善临床症状和血尿酸、血肌酐、尿素氮、血沉等指标方面具有明显效果，临床应用价值较高。

陈以平[4]教授将尿酸性肾病分为急性发作期和稳定期。急性发作期分为三型：湿热痹阻型宜清热利湿、通络止痛，方用三妙丸合白虎桂枝汤加减；寒湿痹阻型宜温阳散寒、除湿止痛，方用疏风和桂枝芍药附子汤加减；湿阻血瘀型宜利湿化浊、活血通痹，方用四妙丸合桃红四物汤加减。稳定期亦分为三型：脾肾气虚、水湿不化型宜健脾益肾、运化水湿，方用无比山药丸加减；肝肾阴虚、瘀血内结型宜滋补肝肾、活血散结，方用左归丸合桃红四物汤加减；脾肾阳虚、湿浊内蕴型宜温补脾肾、活血泄浊，方用右归丸合桃红四物汤加减。

马晓燕[5]教授认为，痛风性肾病急性期多湿热侵袭，日久瘀阻肾络，宜清热利湿，活血化瘀，兼补益脾肾，多选用萆薢、黄柏、土茯苓、半边莲、丹参、牛膝、地龙、黄芪、白术、党参等；慢性期多脾肾两虚，宜补气健脾，滋阴益肾，兼化瘀祛湿通络，多选用黄芪、白术、太子参、山茱萸、芡实、莲须、枸杞子、天冬、牛膝、泽兰、土茯苓、白花蛇舌草、半边莲等；蛋白尿患者多用风药，风药多燥，燥则胜湿，如防风、蝉蜕、僵蚕等。

廖军[6]对 100 例痛风性肾病病例进行了研究，根据中医辨证分型分组 A 组(痰浊内阻型，采用渗湿化痰法治疗)和 B 组(湿热内蕴型，采用清热利湿法治疗)。连续用药 4 周，结果发现采用中医分型治疗高尿酸血症具有疗效确切、无不良反应等优势，今后可将其推广应用。渗湿化痰法方药用猪苓 10 g、茯苓 10 g、苍术 10 g、白术 10 g、陈皮 6 g、厚朴 10 g、泽泻 10 g、桂枝 6 g、土茯苓 30 g、绵萆薢 15 g、甘草 6 g；清热利湿法方药用生薏苡仁 30 g、车前子 15 g、苍术 10 g、黄柏 10 g、蚕砂 15 g、土茯苓 30 g、鱼腥草 15 g、山慈菇 10 g、甘草 6 g。

李东辉[7]对 40 例慢性痛风性肾病患者进行了随机对照实验，实验组患者接受中医辨证治疗，对照组患者服用 1.0 g 碳酸氢钠片和 0.2 g 别嘌醇片治疗，每天用药 3 次。结果表明，中医辨证治疗慢性痛风性肾病具有较为令人满意的临床疗效，因而临床应用价值较高。具体方法为：湿毒内滞、脾肾虚衰型患者用扶正解毒汤，方药为甘草 5 g、丹参 30 g、仙灵脾 30 g、砂仁 15 g、炒续断 20 g、炒苍术 20 g、土茯苓 30 g、黄芪 30 g、山药 20 g、太子参 20 g、干姜 10 g、制附子 10 g、大黄 10 g；水湿内停、气阴两虚型患者用金匮肾气丸加减，方药为知母 12 g、川芎 15 g、党参 20 g、砂仁 12 g、黄芪 30 g、茯苓 20 g、炒山药20 g、丹皮 15 g、肉桂 10 g、山茱萸 15 g、熟地黄 15 g、炮附子 6 g；瘀血内停、湿热痹阻型患者用四妙勇安汤合四物汤加减，药方为甘草 5 g、白茅根 20 g、滑石 15 g、车前子 15 g、萹蓄 10 g、萆薢 30 g、赤芍 15 g、生地 15 g、当归 15 g、川芎 15 g。

廖国华等[8]将 112 例痛风性肾病患者随机分为治疗组和对照组，对照组采用常规西药治疗，治疗组在对照组治疗的基础上加用中医辨证分型论治，两组疗程均为 12 周，完成一个疗程的治疗后分析比较临床疗效及治疗前后患者尿 PRO 定量、尿 RBC 计数、尿 β_2-MG、Scr、BUN 和 UA 水平的变化结果。结果表明，中西医结合治疗痛风性肾病疗效确切，可改善肾功能，减轻临床症状。其中治疗组肝肾阴虚、脾肾气虚型患者的疗效最好，其次为气阴两虚型好在，阴阳两虚型疗效差。肝肾阴虚型患者药用生地、北沙参、川楝子、枸杞子、麦冬、当归；脾肾气虚型患者药用生黄芪、党参、茯苓、炒白术、山药、薏苡仁、白扁豆、金樱子；气阴两虚型患者药用生黄芪、北沙参、生地、茯苓、山药、山茱萸、女贞子；阴阳两虚型患者药用制附子、干姜、生黄芪、太子参、生大黄、车前子、积雪草、土茯苓、六月雪。化裁法：兼痰瘀痹阻关节者加萆薢、威灵仙、忍冬藤、鸡血藤、苏木；伴结石者加金钱草、石韦，尿痛者加淡竹叶、通草；夜尿频者加益智仁、桑螵蛸；腰痛甚者加杜仲、菟丝子。

张宗礼[9]教授认为，本病以脾肾亏虚为本，湿浊瘀热痹阻经脉为标，本虚标实，故治疗当以补肾健脾、清热利湿为主。方以黄芪、白术、茯苓补肾健脾以利湿；大黄、大黄炭通便泻下以荡涤肠胃，逐瘀通经以祛邪排毒；萹蓄、瞿麦、金钱草清热利尿，导湿热从二便而去；青风藤利小便兼通络止痛；佐以三棱、枳壳以活血行气，使气行血行以助药力；加味焦山楂、炒鸡内金以顾护脾胃；加土茯苓、败酱草以加强清热利湿之力。

张英强[10]认为，痛风性肾病的主要病机是湿热，清热利湿为其基本治法，侧重利湿，使有形之湿既出，则无形之热易清。湿热内蕴，久郁瘀癖，病邪进一步侵及血分，治疗时需结合凉血祛瘀，用虫类通络，如地龙、全蝎、僵蚕、水蛭等，从而提高疗效。清热则用黄芩、黄连、栀子、黄柏之类，利湿用茯苓、薏苡仁、车前草、泽泻、防己之类，利湿而无助热伤阴之弊；凉血用生地黄、丹皮之类，凉血而直达病所。整个治疗过程都必须围绕活血化瘀，通络止痛方可达到显著的疗效。临床治疗急性期重在清热利湿，缓解期治宜化痰祛瘀兼清利湿热。

张明教授[11]认为在急性期湿热痹痛，应清热利湿、活血通痹。临床选用“痛风3号”，方药为羌活 6 g、独活 6 g、当归 15 g、川芎 10 g、制苍术 10 g、黄柏 15 g、川牛膝 12 g、茵陈 15 g、虎杖 15 g、防己 10 g、茯苓 15 g、陈皮 6 g、徐长卿 20 g；缓解期以补虚扶正为主，兼以驱邪，治拟培补脾肾，温阳泄浊，临床选用“茵连痛风方”，方药为茵陈 15 g、金钱草 15 g、泽兰 9 g、玉米须 30 g、伸筋草 15 g、仙灵脾 10 g、山茱萸 9 g、补骨脂 15 g。

胡剑涛[12]用防己黄芪汤合济生肾气汤加减治疗慢性尿酸性肾病脾肾亏虚、瘀浊阻络型患者，方药为生黄芪 45 g、汉防己 15 g、生白术 15 g、山茱萸 15 g、山药 15 g、萆薢 15 g、丹参 15 g、王不留行 15 g、车前子 15 g、泽泻 20 g、生地黄 20 g、牛膝 10 g、山慈菇 10 g、土茯苓 30 g。水煎服，每次 100 mL，每天两次，均以 4 周为一个疗程，连续治疗 3 个疗程。有效率达 90%。

苏筠霞等[13]以复方萆薢汤(萆薢 15 g、土茯苓 30 g、生薏苡仁 30 g、巴戟天 15 g、秦皮 15 g)治疗脾肾不足、湿瘀互结型尿酸性肾病患者 24 例，每天一剂，分两次口服，总疗程 8 周。与对照组(22 例接受别嘌呤醇治疗的患者)比较，结果提示复方萆薢汤组、别嘌呤醇组患者血清 UA、BUN、Ccr 水平均较治疗前明显改善，差异有统计学意义($p<0.05$)，且复方萆薢汤组优于别嘌呤醇组($p<0.05$)。

刘加林等[14]认为，慢性尿酸性肾病是湿郁热郁郁阻于下焦、经络所致。治以化痰解郁通淋为主，予化痰解郁通淋汤(法半夏、陈皮、茯苓、青皮、车前草等)加减，结合常规西药治疗慢性尿酸性肾病。对照实验表明，治疗组总有效率为 87.5%(35/40)，对照组为 57.5%(23/40)，治疗组疗效明显优于对照组($p<0.05$)。

陈娜、王一飞、张明[15]认为，治疗痛风性肾病急性发作期以祛邪为主，佐以活血，分为寒湿痹阻型、湿热痹阻型、湿阻血瘀型三型，分别予以桂枝芍药附子汤、三妙丸合白虎桂枝汤、四妙丸合桃红四物汤加减；稳定期以扶正为主，佐以活血，分为脾肾气虚型、肝肾阴虚型、脾肾阳虚型三型，分别予以无比山药丸、左归丸合桃红四物汤、右归丸合桃红四物汤加减。此外，他们还提出了脾肾亏虚、瘀浊阻络致病的观点，在治疗时尤注重培补脾肾、活血化瘀，疗效极佳。有研究显示，土茯苓、薏苡仁、萆薢能降低血尿酸，促进血尿酸排泄；威灵仙能溶解尿酸而减轻疼痛；丹参提取物能显著增加尿素氮、肌酐等的排出，从而可逆转其病变；大黄能促进尿酸排泄，改善肾功能，从而缓解慢性肾衰竭。

伍新林[16]等以土茯苓、萆薢、苍术、黄柏、牛膝、薏苡仁、木瓜、五加皮、丹参等组成化湿泄浊祛瘀汤治疗湿浊瘀阻型高尿酸血症肾病患者 54 例，并以别嘌醇为对照，结果表明：治疗组总有效率为 92.6%，且血脂及血流动力学指标的改善亦优于对照组。

陈文照[17]等的实验研究表明，尿酸利仙冲剂(土茯苓、桑寄生、丹参、制胆南星等)不仅能降低血尿酸，预防痛风性肾病的发生，还能抗炎及抗纤维化，减缓肾损害。

郭聂涛、丁谊等[18]根据长期临床观察发现，慢性尿酸性肾病以虚中夹实证多见，虚证以肾虚为主，实邪以瘀血、湿浊为多。治疗上注重提高机体的抗病能力，用补肾壮督法予益肾活血方（黄芪 20 g、补骨脂 10 g、杜仲 15 g、菟丝子 10 g、枸杞子 15 g、益母草 15 g、丹参 20 g、萆薢 10 g、威灵仙 10 g 等）治疗了 30 例慢性尿酸性肾病患者，结果表明临床控制 8 例，显效 11 例，有效 9 例，无效 2 例，总有效率为 93.4%。

参考文献

[1]赫军，何宾，余文宝，等. 朱良春国医大师辨治痛风性肾病经验[J]. 中国中医急症，2014，23(8)：1472.

[2]张雪楠，董志刚. 董志刚痰湿血论治痛风性肾病临证经验[J]. 辽宁中医杂志，2015 年，42(6)：1204.

[3]窦莉莉. 加味茵陈宣痹汤治疗痛风性肾病 32 例[J]. 中国中医药现代远程教育，2014，12(18)：40.

[4]金周慧，陈以平，邓耀毅. 陈以平教授治疗尿酸性肾病经验摭拾[J]. 中医药学刊，2005，06：976-977.

[5]方桂琳，马晓燕. 马晓燕教授治疗痛风性肾病[J]. 实用中医内科杂志，2014，29(4)：22.

[6]廖军. 中医分型治疗高尿酸血症 100 例[J]. 中国中医药现代远程教育，2014，12(17)：34.

[7]李东辉. 慢性痛风性肾病中医辨证治疗的临床效果观察[J]. 中国中医药指南，2013，11(31)：207.

[8]廖国华，冯春俭，蒋敏，等. 中西医结合治疗痛风性肾病 56 例临床研究[J]. 江西中医药，2014，6(4)：25.

[9]金焕，张宗礼. 张宗礼教授治疗痛风性肾病验案举隅[J]. 四川中医，2015，33(1)：145.

[10]龚巧巧，张英强. 张英强治疗痛风性肾病经验撷要[J]. 山西中医，2013，29(9)：9.

[11]陈娜，王一飞，张明. 张明辨治痛风性肾病经验[J]. 湖南中医杂志，2015，31(4)：32.

[12]胡剑涛. 防己黄芪汤合济生肾气汤加减治疗慢性尿酸性肾病疗效观察[J]. 新中医，2014，10：76-78.

[13]苏筠霞，徐筠，苏建平，等. 复方萆薢汤治疗尿酸性肾病临床观察[J]. 西部中医药，2014，07：1-3.

[14]刘加林，孔庆歆，何琳，等. 化痰解郁通淋汤为主治疗慢性尿酸性肾病疗效观察[J]. 贵州医药，2012，04：308-311.

[15]陈娜，王一飞，张明. 中医药治疗痛风性肾病的研究进展[J]. 中国民间医药，

2015,24(18):29.

[16]伍新林,李俊彪,周莺.化湿泄祛祛瘀法治疗湿浊瘀阻型慢性尿酸性54例临床观察[J].中医杂志,2000,41(9):532-535.

[17]陈文照,徐红,谷焕鹏.尿酸利仙冲剂治疗痛风性肾病的实验研究[J].中国中西医结合肾病杂志,2002,3(7):422.

[18]郭聂涛,丁谊,杨进,等.益肾活血方治疗慢性尿酸性肾病临床疗效观察[J].中华中医药学刊,2013,09:2001-2002.

第十四章　过敏性紫癜性肾炎

第一节　过敏性紫癜性肾炎的常规诊疗

过敏性紫癜性肾炎是一种由循环 IgA 免疫复合物沉积于皮肤、关节、胃肠道和肾脏毛细血管及小血管而引起的炎性病变。临床上以皮肤紫癜，出血性胃肠炎、关节炎、肾脏损害为特征。本病属于系统性小血管炎，但抗中性粒细胞胞浆抗体（ANCA）检测多为阴性。

本病四季均可发生，但好发于秋冬季和春季。可以发生于任何年龄，常见于儿童和青少年。国内研究发现 80％～90％的患者年龄在 7～13 岁，其次是 14～20 岁，而首发年龄大于 20 岁的比较少见。男女发病比例为（1.2～1.8）∶1。大约有 1/3 的患者在发病前有感染发生，最常见的是上呼吸道感染，包括金黄色葡萄球菌、肺炎球菌、结核杆菌、水痘病毒、麻疹病毒、流感病毒，也包括衣原体或寄生虫感染。

一、病因

过敏性紫癜的病因尚不能确定，主要考虑与感染和变态反应有关。

（一）感染

大约有 1/3 的患者在发病前有感染发生，最常见的是上呼吸道感染，包括金黄色葡萄球菌、肺炎球菌、结核杆菌、水痘病毒、麻疹病毒、流感病毒感染，也包括衣原体或寄生虫感染。

（二）变态反应

约有 1/4 的患者发病前有药物（如抗生素、磺胺、异烟肼、水杨酸、奎宁等）过敏、食物（如鱼、虾、蟹、蛋、牛奶等异性蛋白质）过敏、花粉吸入过敏、疫苗接种和昆虫叮咬的经历。

二、发病机制

目前认为，本病系免疫复合物性疾病，主要与体液免疫异常有关，也涉及细胞免疫，同时又有多种细胞因子和炎症介质以及遗传因素的参与。

患者发病前一般均有较明确的外源性物质过敏史，发病初期多数患者血清中 IgA 的水平可增高，可有 IgA 在全身大多数组织中沉积。其在肾脏、皮肤及肠系膜中的沉积率明显高于其他器官。体内形成的免疫复合物可通过激活补体、引起白细胞集聚并吞噬免疫复合物、释放溶菌酶而损伤血管壁，引起小血管发生广泛的毛细血管炎及坏死性小血管炎，造成血管壁通透性和脆性增高，导致皮下组织、黏膜及内脏器官的出血和水肿。

三、临床表现

除肾外表现外，本病在病史、临床表现和免疫病理改变方面与 IgA 肾病十分相似。

（一）皮肤紫癜

皮肤紫癜常为首发症状，皮疹主要发生在四肢远端皮肤伸面（尤其是在足背、小腿、踝关节处多见）、下腹部及臀部，多呈对称性分布，为出血性斑点，稍高于皮肤表面，可分批出现，常于 1～2 周后逐渐消退，也有 4～6 周延缓消退者。在皮疹发作时可伴有发热、乏力等全身症状。

（二）关节炎

本病通常表现为非游走性、多发性关节肿痛，主要累及膝、踝等大关节，其次为腕关节和手指关节，常表现为关节周围触痛和肿胀，但无关节腔积液、红肿或局部皮肤温度升高。

（三）胃肠道表现

有约 60%的患者有胃肠道症状，以腹部不定位绞痛为主，尤以儿童患者多见，同时可伴有恶心、呕吐、稀便、黑便等，但肠穿孔、肠套叠及上消化道出血较少发生。

（四）肾脏损害

肾脏损害多在紫癜发生后 4 周出现，也可以更晚出现，甚至出现于发病后数月至两年以上。肾脏受累主要表现为血尿、蛋白尿和高血压，少数患者出现水肿，但肾脏受累程度与肾外（皮肤、关节、胃肠道）受累程度无关。

（五）其他表现

有上呼吸道感染史者可有低热、乏力、全身不适等表现。

四、诊断和鉴别诊断

（一）过敏性紫癜的诊断要点

(1)肾脏受累多发生于皮肤紫癜后 1 个月内，一般紫癜常复发、病程迁延及胃肠症状严重者较易累及肾脏。

(2)症状轻重不一，除见皮肤、胃肠道、关节症状外，大多数患者早期可见肉眼血尿与蛋白尿，轻者仅见镜下血尿。水肿和高血压多为轻、中度。

(3)轻型患者仅尿有轻微改变，血尿持续时间较短，水肿、高血压不明显。

（二）实验室检查

1. 病理检查

肾病理检查表现为各种类型的 IgA 肾病，常见局灶系膜增生病变、严重弥漫增殖和新月体形成，免疫荧光检查可见系膜区 IgA 颗粒样沉着。

2. 免疫学检查

患者血补体 C3、C4、IgG、IgM 均正常，早期部分患者增高，部分患者免疫复合物阳性。

3. 尿检

可见血尿和(或)蛋白尿，多为低选择性；尿红细胞位相呈畸形。

4. 血液学检查

可见血嗜酸性粒细胞增多，合并消化道出血者大便隐血试验(+)。

（三）鉴别诊断

过敏性紫癜需要和有皮肤紫癜、肾脏损害的其他疾病相鉴别。

1. 急性肾小球肾炎

该病临床上以血尿、高血压、少尿及水肿为特征，检血补体 C3 下降。根据病史及临床特点，与紫癜性肾炎不难鉴别。

2. 特发性 IgA 肾病

本病临床上以反复发作的肉眼或镜下血尿为常见表现，亦有肾小球系膜细胞增生、基质增多、伴广泛 IgA 沉积的病理改变，与紫癜性肾炎容易混淆，但是紫癜性肾炎有皮肤的损害，故不难鉴别。

3. 狼疮性肾炎

临床上常表现为发热、面部红斑、多形性皮疹、光过敏、多发性口腔溃疡、关节炎、多发性浆膜炎、血管炎、肾炎及中枢神经系统症状，也可表现为急性肾炎综合征或肾病综合征，但本病除肾脏受累外，常伴多系统受累改变，患者体内可产生针对自身细胞核、胞质及胞膜抗原的抗体。根据病史及临床表现，一般较易与紫癜性肾炎鉴别。

4. 抗中性粒细胞胞浆抗体相关性血管炎性肾病

本病临床表现除了肾脏损害外，亦有关节疼痛和皮肤紫癜。但本病好发于老年人，血清 ANCA 阳性为其特征性改变。

5. 冷球蛋白血症肾炎

常见症状除了皮肤紫癜、关节痛、肾炎的一般表现，还伴有雷诺现象(即寒冷性肢端发绀)、坏死、溃疡、寒冷性荨麻疹、感觉麻木等，亦有脑、肝和脾等器官损害。本病临床表现多变，主要涉及冷球蛋白类型，除原发疾病的临床表现外，部分病例可无症状。而实验室检查可见血凝障碍，丙种球蛋白、γ 球蛋白增高，类风湿因子常阳性且滴度较高。抗人球蛋白试验(Coombs 试验)阳性，抗核抗体阳性。根据临床表现和实验室检查不难鉴别。

6. 急进性肾小球肾炎

起病急，血尿明显，早期即有高度水肿，少尿或无尿，常于 3 个月内发展至肾衰竭而死亡。

7. 慢性肾炎

常伴有紫癜反复发作，病程迁延，最终发展为慢性肾功能不全。

8. 肾病综合征

患者有明显水肿、大量蛋白尿、和/或轻度血尿；过敏性紫癜引发的急性肾炎综合征与链球菌感染后肾炎相似，可出现轻度血尿、水肿、高血压，补体多数正常，紫癜消退后尿变化恢复正常，激素治疗不如原发性肾病综合征。

五、治疗

1. 一般治疗

(1)急性期和发作期应该注意休息、保暖；缓解期应适当运动，增强体质。

(2)寻找和去除潜在的感染灶；明确感染或感染灶后应选用敏感的抗菌药物，慎用肾毒性药物。

(3)积极寻找并去除可能的过敏原。

(4)高血压患者首选 ACEI/ARB 治疗，可联合使用钙通道阻滞剂和 β 受体阻滞剂。

(5)使用抗组胺药物如氯苯那敏、阿司咪唑、赛庚啶等进行抗过敏治疗。

(6)无明显大出血者一般不用止血药，当出现严重的呼吸道出血和消化道出血时可选用酚磺乙胺(止血敏)或卡巴克络治疗。

2. 肾损害的处理

(1)对于症状轻微、临床表现呈一过性的尿异常者，一般无须处理。如果反复出现尿异常，可使用小剂量的肾上腺皮质激素维持治疗。一般疗程为 3～6 个月。而大多数过敏性紫斑肾炎的儿童患者均有自限性倾向，症状轻微，一般无需特殊治疗。

(2)临床上表现为急性肾炎的，可以采用甲泼尼龙加环磷酰胺的“双冲击治疗”，方案为：注射用甲泼尼龙 500～1000 mg 加入 5%的葡萄糖注射液 250 mL 静脉滴注，每日 1 次，连用 3 天，3 天后改为泼尼松片 0.5 mg/(kg·d)，连续口服 3 个月，在随后的 3 个月内逐渐减量至停用；同时分别在第 1、第 2 个月将注射用环磷酰胺 1.0 g 入生理盐水注射液 250 mL 静脉滴注，每月 1 次。病情重的患者需要进行透析治疗。

(3)临床上表现为肾病综合征的患者可先给予大量糖皮质激素进行标准治疗，方法是用足量泼尼松 1 mg/(kg·d)连用 6～8 个月，待病情缓解后开始减量。对于激素耐药、频复发、激素依赖及出现严重激素不良反应者，可考虑选用免疫抑制剂如环磷酰胺、左旋咪唑、环孢素 A、普乐可复等。

第二节　过敏性紫癜性肾炎的中医辨证施治

过敏性紫癜性肾炎属中医的血证、水肿、尿血等范畴，该病多因素体禀赋不足，正气亏虚，卫外功能失职，风热湿毒等外邪乘虚而入，外溢肌肤则为紫癜，内伤肾络则发为尿血、腰痛。本病病位在肾，与肺脾关系密切。病性为本虚标实，本虚为肺脾肾不足，标实为热毒、瘀阻、湿蕴等。治疗初期应清热解毒，凉血止血，兼以固表；后期宜健脾益肾，活血化瘀。

一、辨证施治

(一)外邪入侵,血热妄行

1.症状

突然发病,发热咽痛,皮肤紫癜,色红而密,关节疼痛,肉眼血尿或镜下血尿,舌质红,苔黄,脉滑数。

2.治法

散风祛邪,清热凉血。

3.方药

消风散合清热地黄汤加减:

荆芥 10 g	防风 10 g	黄芩 10 g	金银花 30 g
连翘 15 g	生地 30 g	丹皮 12 g	蝉蜕 6 g
赤芍 15 g	野菊花 30 g	玄参 30 g	

(二)脾肾两虚

1.症状

紫癜消退,面色萎黄,神疲乏力,食欲缺乏,便溏,腰膝酸软,尿蛋白增多,可见水肿,舌质淡有齿痕,苔白滑,脉沉细无力。

2.治法

健脾补肾,益气摄血。

3.方药

参芪地黄汤加减:

生黄芪 30 g	党参 18 g	白术 10 g	茯苓 30 g
山药 30 g	熟地黄 15 g	山萸肉 10 g	丹皮 10 g
炙甘草 9 g			

(三)气阴两虚

1.症状

气短乏力,头晕腰酸,手足心热,舌干燥,镜下血尿,舌红苔黄或少苔,脉细数。

2.治法

滋阴补肾,益气养阴,凉血和络。

3.方药

生脉散加减:

党参 18 g	麦冬 30 g	五味子 6 g	知母 6 g
黄柏 6 g	熟地黄 30 g	丹皮 12 g	泽泻 12 g
茯苓 15 g	山萸肉 10 g	枸杞子 10 g	女贞子 15 g
旱莲草 15 g	益母草 9 g		

二、我科经验及各家学说

胡天成[1]在治疗过敏性紫癜时主张辨病辨证论治，并根据是否伴关节肿痛、或腹痛便血、或血尿、或蛋白尿的情况将该病分为单纯型、混合型和肾型。对单纯型和混合型患者采用清热解毒、祛风胜湿、化瘀消斑治法，方用清热化斑汤随症加减；对肾型的患者采用清热渗湿、解毒化瘀、凉血止血治法，并根据患者情况选取黄芩滑石汤加减和银翘小蓟饮，并用加味玉屏风散调理善后。

杜雨茂[2]教授自拟肾宁汤（生地、白芍、丹皮、白茅根、槐米、山萸肉、茯苓、泽泻、金银花、连翘、旱莲草、石韦、大小蓟）加减治疗过敏性紫癜性肾炎患者 41 例，其中痊愈 22 例，显效 16 例，有效 3 例，总有效率为 100%。

裴宏彬、冀慧鹏[3]等认为，过敏性紫癜性肾炎发病人群多为阳气未充之儿童，治疗上主张用益气升阳之法，佐以清热凉血，以升阳散火汤（药用党参、黄芪、葛根、羌活、防风、升麻、柴胡、赤白芍、蝉蜕、茜草根据患儿体重、年龄分别取 5～10 g 不等，腹痛明显者加元胡，关节肿痛者加鸡血藤、豨签草，血尿明显者加白茅根、旱莲草，蛋白尿重者加芡实、金樱子、五倍子、煅牡蛎）加减配合西药治疗。用上述方法治疗小儿过敏性紫癜性肾炎患者 37 例，有效率 94.59%，优于纯西药组的 77.14%。

丁樱教授[4]根据数十年的临床经验认为，紫癜性肾炎的中医辨证实质为本虚标实，并将其病机概括为热、虚、瘀三者的相互作用，尤以瘀为主。其临床辨证分型为：早期为风热夹瘀、血热夹瘀，以实证为主；后期多辨为阴虚夹瘀和气阴两虚夹瘀，以虚症为主。治疗上应当分期而治。早期邪盛而正气不弱，治疗以祛邪为主，佐以化瘀：风热伤络型治疗以疏散风热为主，佐以化瘀，方药为银翘散或连翘败毒散加减（金银花、连翘、淡竹叶、薄荷、防风、牛蒡子、黄芩、生地、玄参、赤芍、紫草、丹参、川芎、水牛角、地肤子、徐长卿）；血热妄行型治疗以清热解毒为主，佐以凉血化瘀，方药为犀角地黄汤加减（水牛角、生地、丹皮、赤芍、紫草、玄参、黄芩、丹参、川芎、紫草、地肤子、徐长卿、甘草）。后期正气亏虚，则治疗时以扶正为主，佐以化瘀：阴虚火旺型治疗以滋阴降火为主，佐以凉血化瘀，方药为知柏地黄丸加减（熟地、龟板、鳖甲、黄柏、知母、地骨皮、生地、玄参、麦冬、丹参、川芎、紫草、旱莲草）；气阴两虚型治疗以益气养阴为主，佐以活血化瘀，方药为玉屏风散合知柏地黄汤加减（黄芪、生地、山茱萸、山药、茯苓、泽泻、丹皮、丹参、益母草、川芎、紫草、蝉衣）。

郑珊等[5]运用除湿化瘀方预防过敏性紫癜肾炎，早期让患者口服除湿化瘀汤（丹参、牡丹皮、生地、泽兰、三七、茯苓、白茅根、芦根）治疗 6 个月，结果治疗组仅发生过敏性紫癜肾炎 1 例，发生率为 5%(1/20)。

董志刚[6]教授认为，过敏性紫癜性肾炎系正气不足、脏腑失司、外邪扰动影响肺肾功能所致，提出了“从肺肾着手，分期辨治，注重病后养生调护，医患共同治疗”的独到见解，强调预后，提倡医患共同治疗。董教授将本病分为急性活动期和慢性恢复期，急性活动期以祛邪为要，补益肺肾为辅，辨证以毒热蕴结、迫血妄行为关键，予自制紫癜肾汤（双花、连翘、桔梗、防风、丹皮、黄芪、丹参、穿山龙、赤芍、白术、生地）治疗。慢性恢复期分为阴虚火旺证和气不摄血证，阴虚火旺证治以滋补肺肾为主，佐以清热凉血，药用六味方

(太子参、黄芪、山药、生地、山茱萸、泽兰、丹参、小蓟、当归、三七粉);气不摄血证治以补肺健脾为主,佐以益气摄血,药用党参、白术、贝母、麦冬、五味子、当归、酸枣仁、远志、龙眼肉、黄芪等。

张新宇[7]认为,过敏性紫癜性肾炎的中医治疗应依据病情发展的不同阶段而采取不同的辨证论治原则:早期风邪袭表、邪热内蕴,病在卫分、营分,应以祛风宣透为主,兼以清营凉血,使邪从表散:中期营热炽盛、迫血妄行,应以凉血解毒或凉血化斑为主,佐以清气透表:后期肾阴亏虚、阴虚火旺,当重在养阴清热,佐以凉血化瘀,若病情日久反复不愈,损及脾气,应佐以养血活血。

刘涛[8]通过回顾并总结近 5 年内发表过的名老中医治疗过敏性紫癜性肾炎的经验类文献发现,过敏性紫癜性肾小球肾炎发生的因素有内外之分:内因多为阴虚血热、气虚不固、湿热内蕴,外因多为感触六淫、饮食刺激、接触过敏源。其病理因素主要为风、热、毒、瘀、湿、积之邪,脏腑定位多为肺、脾、肾。治疗注重分期辨治,急性期可分为风热犯表证、血热妄行证,治以疏风清热、清热凉血法;慢性期分为瘀血内阻证、湿热内蕴证、阴虚内热证,可予活血化瘀、清热利湿、滋阴清热疗法;迁延期又分为气虚不摄证、气阴两虚证、脾肾阳虚证,分别采用补气摄血、益气养阴、温补脾肾治法。各医家多偏重于活血化瘀、清热、顾护脾胃等疗法,以及现代药理研究表明有抗过敏作用的中药的运用。

王淑君[9]采用西药加清热凉血化瘀中药(方药组成为水牛角 10 g 并先煎,鲜生地、丹皮、赤芍、白茅根、黄芩、紫草各 15 g,菊花、连翘、小蓟、茜草、当归、丹参各 10 g,大枣 3 枚)的方法对 42 例过敏性紫癜性肾炎患儿(5.3~14.5 岁)进行了治疗,结果发现临床总有效率为 95.2%。

吴永、曾春野等[10]对 37 例过敏性紫癜性肾炎患儿(2~16 岁,中医辨证分型为血热夹瘀证、风热夹瘀证、气阴两虚夹瘀证、阴虚夹瘀证)选取滋阴凉血化瘀止血方辨证加味治疗,方药为牡丹皮、赤芍、小蓟、生地黄、墨旱莲、丹参各 3 g,三七 0.75 g,根据患者的不同证型进行加味:气阴两虚夹瘀型加用黄芪、黄精、女贞子各 3 g,太子参 6 g;风热夹瘀者加用银翘散(连翘、金银花各 3 g,桔梗、薄荷、竹叶、生甘草、荆芥穗、淡豆豉、牛蒡子各 1 g),白花蛇舌草、紫草各 3 g;阴虚夹瘀型加用黄柏 1.5 g、知母 3 g、黄精 4.5 g。

梁成[11]认为,过敏性紫癜性肾炎早期多为风热之邪从口鼻而入,与气血相搏,灼伤血络,血不循经,渗于脉外、溢于肌肤出现紫癜;紫癜性肾炎病机又是风热毒邪与溽其同为害。治疗上宜用清热燥湿、祛风湿类中药配伍。临床上采用清湿热祛风湿方(苦参、黄柏、续断、寄生、独活、丹皮、赤芍、地肤子、茜草各 10 g,秦皮、虎杖、穿山龙各 15 g,黄芪、仙鹤草各 20 g)治疗 1~3 个月,有效率为 92.5%。

叶景华[12]认为,过敏性紫癜性肾炎多属于风热或者湿热伤肾、肾气不固,或者邪毒瘀于血分,络破血溢所致。患者常有表证存在,或常因外受风邪诱发加重。治疗上主张上下同治,表里同治,而保护肾功能是治疗的关键所在。

闻名等[13]认为,过敏性紫癜性肾炎属祖国医学“发斑”“血证”等范畴。其发病原因不外风、热、毒、虚,多因血热壅盛兼感风邪,而风热搏结于血分,聚者迫血妄行,致血溢于肌肤而发斑。对于本病的治疗,初起多由风热疫毒内侵,治当疏风清热,抗敏凉血;病久伤及营血,治当清降,且治血证勿忘行瘀,活血化瘀当贯穿始终。由此辨证组成“抗敏解毒汤”(生地、丹皮各 15 g,乌梅 9 g,防风 6 g,蝉蜕 9 g,紫草、赤芍各 15 g,益母草 30 g,黄芩 20 g,蒲黄 10 g)加减治疗 30 例患者,总有效率为 93.33%。

参考文献

[1]周江.胡天成教授分型论治过敏性紫癜经验[J].四川中医,2015,05:5-7.

[2]吴永钧,张海芳,董正华.杜雨茂教授自拟肾宁汤加减治疗过敏性紫癜性肾炎 41 例[J].国医论坛,2015,02:35-36.

[3]裴宏彬,冀慧鹏.升阳散火汤配合西药治疗小儿过敏性紫癜性肾炎 37 例[J].实用中医内科杂志,2011,08:61-62.

[4]郑海涛,尚东方,韩姗姗,等.丁樱教授扶正祛邪活血化瘀治疗紫癜性肾炎思辨[J].中国中西医结合儿科学,2014,06:510-512.

[5]郑珊,文仲渝,曹霞.除湿化瘀方预防过敏性紫癜 20 例分析[J].重庆医学,2015,03:395-397.

[6]徐春宇,董志刚.董志刚从肺肾分期辨治过敏性紫癜性肾炎[J].实用中医内科杂志,2015,06:17-18.

[7]张新宇.中医辨证治疗紫癜肾 57 例临床疗效观察[J].中外医疗,2010,16:128.

[8]刘涛.当代名老中医治疗过敏性紫癜性肾炎近 5 年文献回顾[J].环球中医药,2015,10:1275-1280.

[9]王淑君.清热凉血化瘀类中药结合西药治疗小儿过敏性紫癜性肾炎临床研究[J].亚太传统医药,2015,18:126-127.

[10]吴永,曾春野,赵明雷.滋阴凉血化瘀止血方辨证加味治疗小儿过敏性紫癜性肾炎 37 例[J].安徽中医药大学学报,2015,04:36-39.

[11]梁成.清湿热祛风湿方治疗过敏紫癜性肾炎 40 例[J].陕西中医,2008,12:1594-1595.

[12]张新民,盖云,陈敏,等.跟名师做临床·内科难病(五)[M].北京:中国中医药出版社 2011 年版.

[13]闻名,王佩芳,马骏.抗敏解毒汤治疗过敏紫癜性肾炎 30 例[J].辽宁中医学院学报,1999,03:189-190.

第十五章　狼疮性肾炎

第一节　狼疮性肾炎的常规诊疗

系统性红斑狼疮(SLE)可累及全身各处组织器官,其中以肾脏受累最为常见。约80%的SLE患者可出现肾脏受累的临床表现,若行肾组织活检,则几乎所有的患者均有不同程度的肾脏病理改变。SLE患者发生蛋白尿和(或)血尿或肾功能减退者可诊断为狼疮性肾炎(LN)。肾脏病变的严重程度是直接影响SLE预后的重要因素,肾损害和进行性肾衰竭是SLE患者的主要死亡原因之一。

一、发病机制

SLE的病因及发病机制尚不甚明了。大多数患者可能是具有一定遗传素质的人群,他们在某些环境因素(如病毒感染、紫外线照射、药物等)或(和)雌激素的作用下发生了异常的免疫应答,产生了持续的致病性自身抗体和免疫复合物,最终导致本病的发生。

虽然狼疮性肾炎的发病机制错综复杂,但目前已公认LN是一种免疫复合物介导性肾炎。

抗DNA抗体(特别是抗双链DNA抗体)是SLE的标志性抗体。大量的实验和临床研究证实,血清抗dsDNA抗体和SLE的发生发展密切相关。并不是所有的抗DNA抗体均有致病性,其是否具有致病性与多种因素有关,包括电荷、同型、亲和性、交叉反应性、独特型等。LN发病机制的作用和地位目前仍不十分清楚,需作进一步的研究。

二、病理改变

(一)分型

狼疮肾炎的病理改变复杂多变,肾小球内固定细胞增生及单核巨噬细胞、T细胞浸润是本病的基本病变。其病变不均一,可呈弥漫性、节段性或局灶性,弥漫性病变时细胞数目和种类在各个肾小球及肾小球各节段也是不均一的。免疫荧光可见到上皮下、内皮下、系膜区及基膜上有大量免疫复合物沉积。免疫病理可见IgG荧光染色,且常伴有IgG、IgM,补体C3、C4、C1q荧光亦常呈强阳性。多数患者的免疫荧光改变呈“满堂亮”表现,有时可见到“白金耳”现象,即光镜下肾小球毛细血管袢呈铁丝圈样。有时在毛细血管腔内可见“透明样血栓”,即嗜伊红蛋白。本病的另一个基本病变是肾小球毛细血管袢呈节段性坏死。鉴于LN病理学的变化多样，世界卫生组织(WHO)于1982年根据肾小球组织学病变和免疫复合物沉着部位的不同将LN的病理学改变归纳为以下6种：

(1)Ⅰ型(正常肾小球型)：本型甚为少见，光镜、电镜及免疫荧光均未见病变及免疫复合物沉积，电镜下偶尔可见基膜呈不规则增厚等非特异性的微小病变。

(2)Ⅱ型(系膜增生型)：病变局限于系膜区，根据光镜下系膜病变的严重程度分为Ⅱa型和Ⅱb型：Ⅱa型光镜下无结构异常或仅有轻度系膜增生；Ⅱb型系膜区有一定程度的系膜增生。本型免疫荧光显示系膜区IgG、C3、C4、C1q及备解素沉着，有时伴有IgA和IgM颗粒沉积。电镜下系膜区有电子致密物沉积，肾小球上皮细胞足突呈节段性消失。本型肾小管、肾间质及血管的病变很少见。

(3)Ⅲ型(局灶节段型)：本型可分为活动性坏死性损害型、坏死性和硬化性损害型和单纯硬化性损害型3个亚型，光镜下呈局灶性节段性肾小球肾炎改变，但范围较局限，仅少于50％的肾小球受累。节段性病变可呈增生、坏死、硬化改变，或三者皆有之。除了常见的系膜病变外，肾小球毛细血管袢也同时受累。免疫荧光表现为系膜区和毛细血管壁少量IgG、IgM、IgA、C3、C4、C1q、备解素等呈颗粒状沉积，电镜下可见内皮下、系膜区电子致密物沉积。本型还可见新月体形成。

(4)Ⅳ型(弥漫增殖型)：本型基本病变类似局灶节段型，但病变更为严重和广泛，有超过一半的肾小球受累。免疫荧光检测可见系膜区及毛细血管袢有颗粒状的免疫蛋白(IgG、IgA、IgM甚至IgE)和补体(C3、C4、C11、C5-9)沉积，尤其多见于毛细血管壁内皮下。纤维素沉积更为常见，主要见于肾小囊，这可能与新月体形成有关。光镜下几乎所有的肾小球都有严重病变，出现广泛的细胞增生(主要是系膜细胞和内皮细胞增生)和细胞浸润，许多细胞出现退行性变和核固缩，间或可见苏木素小体。毛细血管壁增厚明显，出现“白金耳”现象，某些患者甚至所有的肾小球中均有大小不一的节段性或环状新月体出现。当绝大部分肾小球中出现大量新月体时，则称为“狼疮性新月体型肾炎”。电镜下可见电子致密物沉积于肾小球的各个结构，以内皮下沉积物最多且突出。基膜外和基膜内沉积物也常见，但其数量和分布均少于内皮下。肾小球毛细血管内血栓(纤维素性)形成提示肾小球硬化的发生。

(5)Ⅴ型(膜型)：本型的病理改变类似于原发性膜型肾小球肾炎，其特点是免疫球蛋白和补体沿着所有的毛细血管壁呈颗粒状沉积，其中以IgG和C1q最为多见，这种沉积亦可见于系膜区。光镜下表现形式多样，分为4个亚型：①特发性膜性肾小球肾炎相似型(Ⅴa型)；②伴弥漫性系膜病变型(Ⅴb型)；③伴局灶性细胞增生和硬化型(Ⅴc型)；④伴弥漫性增生性肾小球改变型(Ⅴd型)。其中，Ⅴa、Ⅴb型的预后较Ⅴc、Ⅴd型要好。电镜下可见系膜区、内皮下、小管间质等处有电子致密物沉积。

(6)Ⅵ型(硬化型)：以肾小球硬化为主，常伴有局灶性节段性或弥漫性增生等病变。

需要注意的是，LN的各型病理改变并不是一成不变的，LN的各种病理类型之间可以自发转化。这种转化可以由坏转好，但更多见的是由好转坏。由Ⅲ型向Ⅳ型转化的发生率最高。

(二)血管损害

虽然WHO病理分型中没有提及血管损害,但在LN中血管损害普遍存在,包括血管内血栓形成、动脉和小动脉硬化以及坏死性动脉炎等。特别重要的是,肾小球毛细血管内血栓形成预示着血管内凝血异常。与成人溶血尿毒综合征类似,多发性的纤维蛋白原性毛细血管和小叶间动脉血栓与肾衰竭的急速进展密切相关,因此称之"为狼疮性血管炎"。这是一种免疫原性微血管病,而无血管炎症反应。

(三)小管间质病变

间质炎症、纤维化和小管上皮改变在LN中并不少见,发生严重的活动性间质性肾炎最常见于Ⅳ型和Ⅲ型LN。虽然绝大多数病例间质炎症浸润中含有淋巴细胞和浆细胞,但也常发现中性粒细胞和嗜酸性粒细胞,而且后者更能反映病变的活动性。免疫荧光有时显示小管内存在颗粒状沉积物,甚至存在线条状沉积物,提示可能有抗肾小管基膜抗体存在。但肾小管间质沉积物的量与炎症程度并不一致。

(四)肾脏活动性和慢性病变的评估

临床上采用半定量分析方法评估狼疮肾炎的活动性和严重程度。与疾病活动性相关的指标有肾小球节段性坏死、新月体形成、毛细血管内皮细胞和系膜细胞增生、肾小球白细胞浸润、透明血栓、肾小球和间质炎症等,这些都是激素及免疫抑制剂治疗的重要指标;慢性病变的有关指标包括肾小球硬化和纤维化、间质瘢痕形成、小管萎缩、肾小囊粘连等。

(五)"静止"型狼疮肾炎

虽然一般认为绝大部分无肾脏损害表现的患者的肾脏病理改变较轻,但亦有不少报道称无蛋白尿和尿沉渣检查异常的患者肾脏病理改变为严重的增生性肾小球肾炎并伴有内皮下复合物沉积。

三、临床病理联系

有50%～80%的成年SLE患者会出现肾损害的临床特征。研究表明,LN患者的临床表现与其组织病理学之间存在显著的相关性。

肾小球硬化和间质纤维化在提示肾衰竭发展方面有重要的意义。此外,与长期预后有关的指标包括血肌酐、24小时尿蛋白排泄量、血压和血尿。肾脏病理活检在狼疮肾炎诊治中的临床价值已得到了充分的肯定,其可为LN患者提供是否使用细胞毒性药物的基本依据,这有助于降低病死率和延缓肾功能的恶化。

四、临床表现

(一)肾外表现

1. 发热

SLE 患者常常出现发热,这既可能是 SLE 的表现,也可能是感染所致,临床上须注意鉴别。SLE 患者发热往往提示疾病处于活动期,高热则常常是疾病急进期的表现。凡有发热的 SLE 患者必须做常规细菌学检查,在免疫抑制治疗中出现的发热尤需警惕,以防感染。

2. 疲乏

狼疮患者疲乏现象很常见,但在临床上常被忽视。疲乏的出现往往早于其他症状,患者主诉疲乏时常是狼疮活动的先兆。

3. 皮肤与黏膜改变

SLE 患者可出现多种多样的皮肤损害。约半数患者可出现面部蝶形红斑,病变局限于面颊和鼻梁,呈轻度的水肿性红斑,可见毛细血管扩张和鳞屑;重度炎性渗出时可有水疱和痂皮,红斑消退后一般不留瘢痕和色素沉着。SLE 患者皮疹多无明显瘙痒,亦可见网状青斑、荨麻疹、盘状红斑、紫癜等。约一半的患者发生脱发,头发硬而脆,易于折断,这多是狼疮活动的表现。

口腔溃疡或黏膜糜烂也是 SLE 患者常见的表现,口腔和口唇黏膜糜烂伴明显水肿往往是 SLE 进行性加重的预兆。

4. 关节和肌肉表现

约 90%的 SLE 患者可见关节痛,多呈对称性,可为游走性,也可有晨僵现象,但非侵蚀性,多不引起骨质破坏。肌痛和肌无力也较常见,少数合并肌炎者肌酸磷酸激酶可明显增高。

5. 血液系统表现

SLE 患者常出现贫血、白细胞减少或血小板减少,短期内出现的重度贫血常是自身免疫性溶血所致。SLE 本身便可出现白细胞减少,治疗 SLE 的免疫抑制剂也常会引起白细胞减少,二者需认真鉴别。SLE 本身引起的白细胞减少一般发生在治疗前或疾病复发时,多数对激素治疗敏感。约 50%的患者起病初或活动期有淋巴结和(或)脾大。

6. 浆膜炎

SLE 患者常出现胸膜炎、心包炎和腹膜炎。SLE 的浆膜腔积液为渗出液,临床上常见以浆膜炎为主要症状的 SLE 被误诊误治者。年轻人(尤其是女性)有渗出性浆膜腔积液者,除结核外应注意 SLE 的可能性。

7. 肺部表现

约 10%的 SLE 患者可发生狼疮性肺炎。狼疮性肺炎肺间质的浸润有时在胸片上酷似粟粒性肺结核,应仔细鉴别。

8. 心脏表现

SLE 患者常出现心脏增大、心肌炎、心律失常,少数出现二尖瓣脱垂、心绞痛或心肌梗死。多数情况下,SLE 的心肌损害不太严重,但是重症的 SLE 患者常常伴有心功能不全,而且心功能不全往往是预后不良的重要指征。

9.消化系统表现

SLE 患者可出现恶心、呕吐、腹痛、腹泻或便秘,其中以腹泻较为常见,可伴有蛋白丢失性肠炎,是继狼疮性肾炎之后导致 SLE 低蛋白血症的另一个主要原因。

SLE 患者常见肝酶增高,仅少数出现严重肝损害和黄疸。以急腹症为主要表现的 SLE 患者相对不常见,活动期 SLE 患者有时可出现严重腹痛、腹膜炎、肠系膜血管炎等类似急腹症的表现,往往被误诊为胃穿孔、肠梗阻而手术探查。

10.神经系统损害

虽然 SLE 患者神经系统损害多表现为癫痫和精神症状,但实际上患者神经系统的任何部分均会受累,引起各种神经精神损害的表现。轻者仅有偏头痛、性格改变、记忆力减退或轻度认知障碍;重者可出现狼疮危象而危及生命。脑血管意外、昏迷、癫痫持续状态等是预后不良的指征需要积极治疗。SLE 出现新的中枢神经系统损害时,往往提示病情正在加重,需要积极治疗。

11.眼部病变

SLE 患者可发生结膜炎、葡萄膜炎、眼底改变、视神经病变等。眼底改变包括出血、视盘水肿、视网膜渗出等,视神经病变可在一夜间突然致盲。

12.继发性干燥综合征

患者表现为口干、眼干、阴道干,这主要是由于外分泌腺受累所致,常伴有血清抗 SSA 和抗 SSB 抗体阳性。

(二)肾脏病变表现

SLE 患者肾脏受累的表现包括肾小球、小管间质和肾血管性病变等一系列症状,起病快慢不一,病程一般较长,有或无自觉症状,有时肾损害也可能是唯一的临床表现。根据临床表现可将其分为以下六种类型:

1.肾病综合征型

本型最为常见,有 40%~60%的患者表现为此型。狼疮性肾炎的肾病综合征可分为单纯型和肾炎型。

(1)单纯型:患者存在大量蛋白尿(超过 3.5 g/L)、低蛋白血症及水肿,但不一定有血胆固醇增高。此型在病理上多属膜型,少部分呈系膜增生型。

(2)肾炎型:患者除了肾病综合征表现外,还有血尿、高血压和肾功能损害,且常伴明显的狼疮全身性活动表现。约 50%的弥漫增生型患者可出现此表现。如不治疗,多数患者可于 2~3 年内发展成尿毒症。

2.无症状蛋白尿或(和)血尿型

该型亦称为轻型,较为常见。患者没有水肿、高血压等表现,主要表现为轻、中度蛋白尿(24 小时尿蛋白小于 1 g)或(和)血尿。病理改变多属系膜增生型或局灶节段型。本型患者预后良好。

3.急进性肾炎综合征型

该型较为少见，临床表现酷似急进性肾小球肾炎，起病急，发展迅速，表现为少尿甚至无尿，可有血尿、蛋白尿、管型尿，有时出现水肿，高血压不明显，病理改变呈新月体性肾炎，严重弥漫性增生伴间质及血管病变。患者预后较差，血肌酐在3个月内增加超过1倍，常在几周至几个月内发展成尿毒症。

4.慢性肾炎综合征型

患者表现为不同程度的高血压、蛋白尿、血尿、管型尿、贫血及肾功能不全。病理改变多为弥漫增生型。本型病程漫长，迁延不愈，预后差。

5.肾小管综合征

患者表现为肾小管性酸中毒、水肿、高血压及夜尿增多，约50%的患者出现肾功能减退。

6.抗磷脂抗体型

此型见于抗磷脂抗体阳性患者，主要表现为大、小动静脉血栓形成及栓塞，习惯性流产和血小板减少。患者肾脏除了合并大血管栓塞外，也可出现肾小球毛细血管血栓性微血管病，常导致急剧的肾功能损害，特别是急性肾衰竭。产后患者尤易出现本型病变，病死率较高。

五、诊断

（一）系统性红斑狼疮的诊断

美国风湿病学会（ACR）在1982年修订的系统性红斑狼疮的诊断标准如下：

（1）蝶形皮疹：颧部隆起的或不高出皮肤的固定性红斑。

（2）盘状红斑：红色隆起斑片，表面附有角化性鳞屑及角质栓，陈旧损害可见萎缩性瘢痕。

（3）光过敏：有光过敏史或检查时发现对光异常反应所引起的皮损。

（4）口腔溃疡：口腔或鼻咽部溃疡，常无痛，由医师检查发现。

（5）关节炎：累及两个或更多的周围关节，非糜烂性关节炎，特征为关节触痛、肿胀或积液。

（6）浆膜炎：①胸膜炎：有胸痛史，体检可闻及胸膜摩擦音，发现胸腔积液；②心包炎：听及心包摩擦音，或心电图、超声心动图证实有心包积液。

（7）肾损害：①持续性蛋白尿或蛋白尿（＋＋＋）以上；②细胞管型为红细胞、血红蛋白、颗粒或混合管型。

（8）神经系统病变：①癫痫：排除药物和代谢紊乱如尿毒症、酮体血症或电解质紊乱；②精神症状：排除药物和代谢紊乱如尿毒症、酮体血症或电解质紊乱。

（9）血液学异常：①溶血性贫血伴网织红细胞增多；或②白细胞低于4×10^9/L（4000/mm^3）；或③淋巴细胞低于1.5×10^9/L（1500/mm^3）；或④血小板低于100×10^9/L（10^5/mm^3），排除药物所致。

（10）免疫学异常：①LE细胞阳性；或②抗dsDNA抗体滴定度升高；或③抗Sm抗体

阳性;或④梅毒血清试验假阳性,至少持续6个月,并由苍白螺旋体制动试验(TPI)或荧光螺旋体抗体吸附试验(FTA)证实非梅毒感染。

(11)抗核抗体阳性。

由于上述11项标准的敏感性及特异性都很高,比较适合SLE的诊断,故被选出。患者具备上述11项中的任何4项或4项以上即可诊断为SLE。上述方法诊断的敏感性及特异性均在96%左右。

1992年,ACR的诊断和治疗标准委员会重新评定了1982年对SLE的修订标准,建议对其中的第10项作如下修订,且已获得研究理事会及指导委员会的批准:取消第①项"狼疮细胞阳性",将第④项改为"抗心磷脂抗体阳性,对抗磷脂抗体的检测应使用标准方法"。

国内系统性红斑狼疮诊断标准是在1982年ACR制订的11项标准的基础上,增加了"狼疮带试验阳性"和"补体C3低于正常"两个条件,13项中符合4项者即可确诊。有检验条件的单位对患者(特别是早期症状不典型的患者)可使用这一标准,据报道其敏感性为97.5%,特异性为93.6%。

(二)狼疮肾炎的诊断

在确诊SLE并排除其他泌尿生殖系统疾病的基础上,符合下列条件之一者即可诊断为狼疮肾炎:

(1)肾活检示病理为WHO分型Ⅱb型、局部增生或弥漫增生性肾炎、膜性肾病。

(2)1年后肌酐清除率下降30%。

(3)24小时尿蛋白定量大于1 g。

(4)持续性血尿且尿红细胞大于5个/HP。

由于狼疮肾炎的临床表现复杂,不典型病例的误诊率较高(国内报道约30%),因此在临床上必须与原发性肾小球疾病、慢性活动性肝炎、痛风、感染性心内膜炎、特发性血小板减少性紫癜、混合性结缔组织病等相鉴别。

狼疮活动性的判断目前缺乏统一的标准,可用下面的简单计分法粗略地判断疾病活动情况:①发热;②关节炎;③浆膜炎;④典型皮疹;⑤神经精神症状;⑥脱发;⑦全身中毒症状;⑧尿常规异常;⑨血沉大于50 mm/h;⑩贫血;⑪白细胞减少;⑫血小板减少;⑬心电图显示心肌受损;⑭低补体血症;⑮LE细胞阳性;⑯ANA大于等于1∶80;⑰血中抗dsDNA(+)。以上每项计1分,若总分低于3分则表示没有活动;4～5分表示轻度活动;6～7分表示中度活动;大于等于9分表示重度活动。

六、治疗

(一)常规治疗

1.激素

激素目前仍然是治疗LN的传统药物。一般选择标准疗程的泼尼松治疗,即在开始治疗阶段给予患者泼尼松每日1 mg/kg,每日晨顿服,8周后开始减量,每周减原用量的

10%，至小剂量时(每日 0.5 mg/kg)改为隔日晨顿服，视情况维持一段时间后继续减量至维持量(隔日晨 0.4 mg/kg)。对暴发型狼疮或出现急进性肾衰竭者，可先予甲泼尼龙(0.5～1.0 mg/kg 入生理盐水中静脉滴注)冲击治疗 3 天，再改为标准疗程泼尼松口服治疗。据笔者和其他医务工作者的经验，在应用激素治疗的同时，配合中药可明显减轻激素的不良反应并防止反跳。

2.细胞毒性药物

近年来的临床实践表明，细胞毒性药物联合激素治疗较单纯应用激素治疗的疗效要好得多。常用的细胞毒性药物有：

(1)环磷酰胺(CTX)：在众多用于治疗 LN 的细胞毒性药物中，CTX 的应用最为广泛。与单纯使用激素治疗相比，狼疮性肾炎患者用激素加 CTX 治疗在保存肾功能、减少死亡率方面的疗效明显更佳。大剂量静脉注射 CTX 冲击治疗对肾脏的保护效果比口服为好，并且各种不良反应更轻。方法是在进行标准激素治疗的同时，予以 CTX 16～20 mg/kg 入生理盐水 200 mL 行静脉点滴或静注，滴注时间不少于 1 小时，一般 4 周冲击 1 次，病情较重者每隔 2 周冲击 1 次，至累积总量为 150 mg/kg 后改为每 3 个月冲击 1 次，直至病情稳定 1～2 年后方可考虑停止 CTX 冲击治疗。当患者 Ccr 低于 30 mL/min 时要适当减少用药剂量。另外，CTX 不能被透析完全清除，因此透析患者用量要减少，约为原量的 75%。

(2)硫唑嘌呤(Aza)：Aza 具有免疫抑制作用，能直接抑制 B 细胞的功能，耗竭 T 淋巴细胞，并能减少狼疮肾炎患者免疫复合物在肾脏的沉积，还有非特异性抗炎作用。有资料显示，激素加口服 Aza 治疗与激素加大剂量静脉注射 CTX 治疗具有相同的疗效，而且不良反应更少。但目前对本药的研究报道相对较少，因此有待进一步的研究。另外，Aza 对急性或严重 SLE 患者的疗效不及大剂量静脉注射 CTX。近年来多主张用 CTX 冲击治疗 6～8 次后改为口服 Aza 治疗，待病情稳定后再考虑撤药。在常规免疫抑制剂量(每日 2～2.5 mg/kg)下长期应用 Aza 的不良反应少见，甚至在妊娠期应用也较安全。

(3)环孢霉素 A(CsA)：目前，CsA 在 SLE，特别是 LN 的治疗中应用越来越多。CsA 在早期即可缓解 LN 患者的临床症状，减少激素和 CTX 的用量及其相应的不良反应。在临床中对某些激素加 CTX 治疗无效或因种种原因不能使用 CTX 治疗的患者，采用 CsA 联合激素治疗较为成功。

(4)骁悉：该药物是一种免疫抑制剂，主要成分为霉酚酸酯。其可以选择性地抑制淋巴细胞鸟嘌呤经典合成途径，抑制 T、B 细胞的增殖，抑制抗体生成，还可阻断细胞表面黏附分子的合成，抑制血管平滑肌细胞增殖。

(5)雷公藤制剂：该类药物有抑制淋巴、单核细胞及抗炎作用。本药有不同的剂型，如雷公藤总苷每日剂量为 60 mg，分 3 次服用，病情稳定后可酌情减量。不良反应为性腺毒性，如月经减少、停经、精子活力及数目降低、皮肤色素沉着、指甲变薄软、肝损害、胃肠道反应等。

3.静脉注射大剂量免疫球蛋白

该疗法剂量目前尚未统一，多为每日 0.4 g/kg，每天静脉点滴，连用 3～5 天为一个疗程，1 个月后可重复。

4. 血浆置换(PP)与免疫吸附法(IAT)

对危及生命的SLE、暴发型狼疮、急进性LN、迅速发展的肾病综合征、高度免疫活动者、常规治疗无效、对激素免疫抑制剂治疗无效或有应用禁忌者可考虑应用该法。IAT对致病性免疫物质的清除率更高,目前多用蛋白作吸附剂。一般每次每千克体重用40 mL血浆,每周3次,共治疗2～6周。此疗法须同时使用免疫抑制剂,以预防或改善血浆置换后患者体内抗体产生反跳。

除上述方法外,可用于LN常规治疗的方法还有:

(1)全身淋巴结放射治疗。

(2)UVA-1放射。该法疗效较好,且无不良反应,但尚待进一步研究。

(3)抗CD4单克隆抗体治疗,可能有效。

(4)抗凝治疗,包括肝素和其他抗凝药物、蛇毒Ancrod、TXA_2拮抗剂等。

(5)雄激素治疗:可能有效。

(6)LN患者,尤其是膜型患者可配合使用双嘧达莫、阿司匹林等抗凝药物。对合并水肿和高血压的患者应予以积极的对症处理。

(二)个体化治疗

狼疮肾炎的病理、临床表现多种多样,因此治疗时要注意区分不同情况,实现治疗的个体化。其中肾活检在判断疾病活动性、制订治疗方案中有非常重要的作用。

(1)仅有血清学检查异常,无SLE临床表现,尿常规无异常,肾活检为Ⅰ或Ⅱ型改变者,不用激素等免疫抑制剂,应密切追踪病情发展。

(2)无肾脏受累,临床上仅表现为肾外症状,或肾活检为Ⅰ、Ⅱ型者,可作症状性治疗,如非类固醇抗炎药、阿司匹林等或加用小剂量泼尼松隔日顿服。对肾外症状明显、需用大剂量激素才能控制者,可加用CTX等细胞毒性药物。

(3)轻中度肾损害者,临床上表现为血尿或(和)蛋白尿(24小时尿蛋白大于1.0 g),或肾病理分型为WHO的Ⅲ型,轻者可隔日口服泼尼松30～40 mg,较重者可用标准激素疗法,必要时加用CTX。对此型患者应密切追踪。

(4)膜型狼疮肾炎患者临床上呈肾病综合征表现,一般无高血压,肾功能较为稳定。患者病情多呈良性改变,不应过分积极治疗。但对于有狼疮活动或病理性改变增生明显者,或发生病理类型转变时,应进行积极的治疗,可选用标准激素疗法加CTX冲击治疗。值得注意的是,本型经治疗后尿蛋白难以完全消除,因此应防止追求尿蛋白完全消失而过度治疗,从而增加药物发生毒副作用的危险性。此外,本型易致肾静脉血栓形成,必要时可视情况给予肝素等抗凝剂。

(5)弥漫增生性肾小球肾炎型临床上多表现为肾病综合征、慢性肾炎综合征、急性甚至急进性肾炎综合征伴肾功能损害,应予以积极的治疗。常采用激素标准疗法加CTX冲击治疗。此疗法对大部分患者有效,但有10%～40%的患者,特别是那些表现为肾病综合征的患者,对泼尼松和CTX有抵抗性,最多见的是开始4～6个月内有反应,但至9～15个月开始出现反应变差,病情复发。对于这种情况,有人认为可采用以下方法:①每个月重复使用大剂量静脉注射CTX,持续6个月;②每个月用甲泼尼龙冲击替代大剂量静脉注射 CTX;③改为口服硫唑嘌呤或 CTX,或两药联用;④加大每日激素用量。

(6)本病伴血栓性血小板减少、溶血尿毒综合征或血清抗磷脂抗体阳性血栓性微血管病时,应加用小剂量阿司匹林等抗凝药物。

(7)病情呈慢性过程,肾病理改变也以慢性病变为主者,不要盲目长期大剂量使用激素和细胞毒性药物治疗,否则有可能出现严重的药物毒副作用。

(8)LN 患者出现的肾衰竭不一定是由于肾小球硬化、肾单位废用等解剖学病变所致,反而有可能是 LN 发作时的活动性炎症,如急性肾小管间质性炎症、肾小管细胞坏死以及炎症引起的肾内血管收缩等因素导致肾组织血供减少而引起的肾功能恶化。经妥善治疗促使肾组织炎症消退后,上述功能性异常可消失,肾功能可好转达到停止透析的程度。笔者的经验是,在下列情况下的 LN 应予以积极治疗:①短期内进展至肾衰竭的患者;②影像学显示肾脏未缩小者;③LN 病史未超过 2 年者;④有明显活动性病变的 LN 透析患者。有条件的单位应对上述患者行肾穿刺活检,如有明显的狼疮活动的组织学改变,则是予以积极治疗的强烈指征。笔者曾报告过,在透析治疗的支持下,标准激素疗法配合 CTX 和中药治疗可使患者的肾功能得到明显改善,84%的患者能脱离透析,其中约半数患者能恢复正常工作。因此,临床上应提醒每位医生注意对这部分患者的治疗,以免丧失良机。

(9)终末期(慢性)狼疮性肾炎所致的不可逆性尿毒症患者仅能依靠透析和肾移植治疗。透析不仅能缓解尿毒症症状,而且还能减轻狼疮活动性,减少激素及免疫抑制剂的用量。对 LN 所致的不可逆性尿毒症患者,在病情活动完全静止的情况下也可进行肾移植治疗,一般移植肾很少再发生狼疮肾炎。

(10)狼疮性肾炎患者在病情控制后,还需接受长期的维持性治疗,目的在于应用最小不良反应的药物(如隔日晨服泼尼松 15 mg)达到抑制疾病复发的目的。有人主张维持治疗 4～5 年才可停药,也有人认为 LN 患者应终身服药。

第二节 狼疮性肾炎的中医辨证施治

中医里无“系统性红斑狼疮”这一病名,对该病症状的描述散见于阴阳毒、血风疮、日晒疮、面游风、蝶疮流注、温毒发斑等记载中;对狼疮性肾炎的描述见于水肿、虚损、关格等病证中。1997 年颁布的国家标准《中医临床诊疗术语》将“系统性红斑狼疮”称为“蝶疮流注”,认为其主要病因是先天禀赋不足,肝肾阴虚;或因七情内伤、劳累过度,或日晒,或药物所伤等,导致热毒入里,燔灼阴血,充斥于上中下三焦。如发病日久或屡用激素类西药则出现阴虚阳亢或气阴两虚、阴损及阳、阴阳俱虚。其基本病机是阴阳失衡,毒热为患,瘀血阻络。其中阴阳失调为本,毒热淤血为标,病变涉及五脏六腑,而又以肾脏病变最为常见。基本治疗原则为调整阴阳治其本,清热解毒、活血化瘀治其标,扶正与祛邪兼顾标本兼治。应注意本病症候常随治疗而变化,特别是使用中西医结合方法治疗时,应抓主要矛盾,随证治之。

一、辨证施治

(一)热毒炽盛

1. 症状

高热或高热不退,面部及其他部位皮肤红斑、出血斑,日光照射后病情转剧或骤发,红斑色紫红,烦躁口渴喜冷饮,关节酸痛,肌肉疼痛无力,肢体水肿,目赤唇红,精神恍惚,严重时神昏谵语,手足抽搐。并可见吐血、衄血、便血等出血症状。可有口舌生疮,大便秘结、小便短赤或浊。舌质红或紫暗或苔黄或黄干,脉弦数或洪数。本型多见于系统性红斑狼疮的活动期。

2. 治法

清热解毒,凉血活血。

3. 方药

清瘟败毒散加减:

生石膏 30 g	水牛角 15 g	生地黄 30 g	丹皮 9 g
赤芍 12 g	知母 10 g	玄参 30 g	黄芩 10 g
黄连 6 g	栀子 10 g	半枝莲 15 g	土茯苓 30 g
全蝎 6 g	白花蛇舌草 15 g	紫草 15 g	

(二)阴虚内热型

1. 症状

持续低热,手足心热,心烦,面颧潮红,自汗盗汗,口干舌燥,尿黄便干,腰膝酸软,脱发。舌质红、苔少或镜面舌,脉细数。本型多见于系统性红斑狼疮的亚急性期或轻度活动期。

2. 治法

滋阴降火。

3. 方药

知柏地黄丸加减:

知母 12 g	生地黄 30 g	山药 30 g	山萸肉 12 g
泽泻 12 g	茯苓 15 g	丹皮 9 g	半枝莲 15 g

(三)肝肾阴虚型

1. 症状

不发热或偶有低热,两目干涩,腰酸腿痛,毛发脱落,月经不调或闭经,或头晕目眩,耳鸣,口干咽燥,大便偏干。舌红少津,脉沉细。此型多见于系统性红斑狼疮的缓解期。

2. 治法

滋补肝肾。

3. 方药

六味地黄丸加减：

生地黄 30 g	山药 30 g	山萸肉 12 g	泽泻 12 g
茯苓 12 g	丹皮 6 g	女贞子 15 g	旱莲草 15 g

（四）脾肾阳虚型

1. 症状

面色苍白，面目、四肢水肿，气短无力，腹胀纳呆，肢冷面热，腰膝酸软疼痛，尿少或清长，便溏，拒食或呕吐，甚则四肢拘急，短气喘促，动则喘甚。舌胖质淡有齿痕，苔白薄或厚腻，脉沉细小或沉滑无力。此型是系统性红斑狼疮侵及肾脏发生狼疮性肾炎或狼疮性肾病综合征的常见类型。

2. 治法

温补脾肾，利尿解毒。

3. 方药

实脾饮加减：

厚朴 12 g	白术 12 g	木瓜 12 g	木香 9 g
草果仁 6 g	大腹皮 12 g	附子 6 g	茯苓 15 g
炮姜 6 g	炙甘草 6 g		

二、我科经验及各家学说

治疗狼疮性肾炎时，周乃玉教授[1]在诱导缓解期常以清除热毒为大法，方药常选择清热解毒的药物，如蒲公英、紫花地丁、白花蛇舌草、半枝莲、土茯苓、苍术、黄柏等；热毒伤营时选择清热解毒凉血的药物，如羚羊角粉、生地黄、连翘、元参、竹茹等；热毒伤肾，尤其是出现血尿时以知柏地黄、小蓟饮子加减，如盐知母、盐黄柏、熟地黄、小蓟、金钱草、白茅根、藕节炭、侧柏炭；水肿明显者应用茯苓皮块、桑白皮、车前子、泽泻、土茯苓等；蛋白尿增多者应用莲须、金樱子等；舌苔腻者加用藿香、佩兰、砂仁、佛手等，皮损明显者选加金银花、苦参、白鲜皮、蝉蜕；口腔溃疡明显者加凤凰衣、玉蝴蝶；热毒伤肺者常以清燥救肺润肺为主，选用北沙参、枇杷叶、杏仁、生石膏、生熟地、百合、麦冬、山药等；狼疮性胸膜炎、胸腔积液者以泻肺利水为主，以葶苈大枣泻肺汤合五苓散加减，常用药为葶苈子、大枣、半夏曲、猪苓、茯苓、炒白术、苏子、泽泻、桑白皮等。维持缓解期常以补肾强肾为大法，脾肾阳虚为主者以真武汤、乌头汤、桂枝附子汤加减，方药应用麻黄、芍药、生黄芪、甘草、黑附片、茯苓、炒白术、土白芍、干姜、车前子；气阴两虚者治以熟地黄、生黄芪、生甘草、怀牛膝、北沙参、生白术、龟板；肝郁脾虚者治以柴胡加龙骨牡蛎汤、丹梔逍遥散加减；心脾两虚者治以归脾汤加减。

张鸣鹤教授[2]提出了“清热解毒法作为一切风湿性疾病治疗的基础”的观点，认为狼疮性肾炎急性期重清热解毒，缓解期重补肾调理，病程中贯穿活血化瘀。张教授应用参芪地黄汤合五子衍宗丸加减，贯众可清解潜伏之余毒，褚实子补肝肾之阴、助生肾气，益气滋补肝肾取参芪地黄汤。覆盆子、菟丝子取义于五子衍宗丸，更以水陆二仙丹之金樱子、芡实合桑螵蛸、莲须加强固涩之力，可迅速控制蛋白尿；鸡血藤功善行血补血，舒筋活络；尿中潜血加强、涩精则改熟地为五味子；换用茜草可通经络行瘀滞，凉血止血功效更甚。

夏嘉等[3]选取了95例患者观察中西医结合疗法治疗阴虚内热、水瘀互结型狼疮性肾炎的临床疗效及安全性。对照1组予环磷酰胺静脉滴注，每30天1次，每次0.6～1.0 g；泼尼松片口服，用量根据SLEDAI积分及患者病情变化调整，中重度患者激素每日用量为（以泼尼松计算）1 mg/kg，轻度患者每日用量不超过0.5 mg/kg，疗程为1年。对照2组予自拟狼疮肾炎方口服，基本方为生地黄30 g、丹参30 g、接骨木15 g、猫爪草15 g、积雪草9 g，随证加减。每日1剂，水煎，分2次口服。泼尼松片用量根据SLEDAI积分及病情变化调整，疗程为1年。治疗组为1、2组结合。结果表明：中西医结合疗法治疗阴虚内热、水瘀互结型狼疮性肾炎可显著改善患者的临床症状及体征，减少激素的用量及不良反应，从而提高患者的生活质量，值得在临床上推广应用。

唐怡、宋卫国[4]选取了60例患者随机分为实验组和对照组，以观察温肾健脾、利湿化瘀法治疗维持期狼疮性肾炎中医辨证为脾肾阳虚、湿瘀内结证患者的临床效果。两组均予以西医常规治疗，对照组采用MMF方案（强的松10 mg/d＋骁悉1.0～0.75 mg/d）治疗，实验组采用MMF方案结合中医温肾健脾、利湿化瘀法治疗，处方为党参10 g、黄芪30 g、生地10 g、山药20 g、山茱萸10 g、茯苓15 g、泽兰10 g、川芎10 g、青风藤30 g、鬼箭羽10 g、巴戟天10 g、补骨脂110 g，12个月为一疗程。结果表明：中医温肾健脾、利湿化瘀法结合西药治疗维持期狼疮性肾炎脾肾阳虚、湿瘀内结证能明显控制狼疮性肾炎的复发，延缓慢性肾脏病的进程。

温成平等[5]强调，在激素大剂量阶段治以清营凉血、滋阴降火之法，方用犀角地黄汤加减；减量阶段，治以滋阴清热、益气养阴之法，方用二至丸合大补阴丸或杞菊地黄丸等加减；维持量阶段，治以益气养血、健脾温肾之法，方用真武汤加减。

许正锦等[6]等对激素撤减期的狼疮性肾炎患者予以加味黄芪桂枝五物汤治疗，结果显示治愈率有了明显的提高，同时复发率有所减少。

洪钦国、汤永福[7]通过现代药理研究手段证实：白花蛇舌草能刺激网状内皮系统，增强白细胞的吞噬功能；丹参可抑制肾成纤维细胞的生长和促进其死亡，从而消除肾炎症，防止肾小球的纤维化和向终末期肾病方向发展。若同时配合激素应用，既可增强疗效，又会减少激素的不良反应，因而具有重大的临床意义。系统性红斑狼疮多表现为体液免疫偏亢，实验证明生地黄、玄参、天冬、麦冬等养阴药能对形成抗体的B细胞产生一定的抑制作用。

夏嘉等[8]自拟养阴清热、活血利水中药组方治疗狼疮性肾炎，结果表明养阴清热、活血利水中药组方具有一定的免疫抑制作用，联合环磷酰胺可以更有效地控制蛋白尿，有利于激素快速撤减，减少并发症的发生。

温伟强等[9]运用益肾化瘀透邪方联合强的松、环磷酰胺治疗狼疮性肾炎，可以提高治疗狼疮性肾炎的总有效率，降低狼疮性肾炎患者的感染率。

李明等[10]选用黄芪、生地黄配合糖皮质激素治疗狼疮性肾炎，发现激素的用量及其引起的失眠、潮热、虚汗、肥胖等不良反应均有所减少，即有利于激素的撤减及病情的稳定。

夏嘉等[11]将95例狼疮性肾炎患者随机分为中医组、西医组和中西医结合组，西医组静滴环磷酰胺1.0 g/月；中医组予以生地黄、丹参、接骨木、猫爪草、积雪草等，每日一剂，分2次口服；中西医结合组在中药组方的基础上每月静滴环磷酰胺0.6 g。治疗完成后，观察三组狼疮性肾炎患者血清IFN-γ、IL-4和TGF-β的水平。结果表明：养阴清热、活血利水中药组方可改善狼疮性肾炎患者血清中IFN-γ、IL-4和TGF-β的水平，从而发挥治疗作用。

李春妍[12]对52例狼疮性肾炎患者进行了随机对照研究，其中对照组患者采用西医常规治疗措施，即在服用强的松的同时给予环磷酰胺冲击治疗，剂量为8～10 mg/kg入100 mL生理盐水中静脉注射，滴注时间不少于1小时，连续注射2天，每2周注射1次，累积总剂量不超过每千克体重150 mg，冲击6～18次后改为每3个月冲击1次，同时根据患者的情况给予肝素、双嘧达莫等抗凝/抗血小板聚集药物。观察组在对照组的基础上根据中医分型进行辨证治疗，热毒炽热型患者给予凉血瘀、清热解毒药物，如犀角地黄汤加减、清瘟败毒散；阴虚内热型患者给予养阴清热、活血化瘀药物，如知柏地黄丸、五味清毒饮加减；肝肾阴虚型患者予以滋补肝肾对症治疗；肺肾气阴两虚患者给予参芪丸、四君子汤加减对症治疗；脾肾气阴两虚患者给予六味地黄丸、四君子汤加减对症治疗。结果表明，观察组疗效较对照组更为明显。

王庆苗[13]认为，狼疮性肾炎在病变过程中出现频率最高的邪实因素为热毒、瘀血、湿热，三者分别占34.92%、30.16%和14.29%；辨证分型中以热毒炽盛、气阴两虚、肝肾阴虚、脾肾阳虚、阴虚内热占有主导地位。方剂使用频率排在前八位的分别为知柏地黄汤、犀角地黄汤、六味地黄丸、二至丸、清瘟败毒饮、真武汤、金匮肾气丸、参芪地黄汤。

宋绍亮[14]将狼疮性肾炎的基本病机概括为“正气亏虚、邪毒内伏”，以六味地黄汤合升降散作为治疗狼疮性肾炎的基础辨病方，在此基础上进行分型论治，毒热炽盛证合以犀角地黄汤清热解毒、活血化瘀；阴虚内热证易六味地黄汤为知柏地黄汤并合以青蒿鳖甲汤、二至丸滋阴补肾、养阴透邪；脾肾阳虚证合以真武汤及五等散温阳健脾、健脾祛湿；气阴两虚证合以生脉散及玉屏风散益气养阴；肾虚不固证合以五子衍宗丸及水陆二仙丹以补肾固精。

曹式丽[15]提出，肾虚为狼疮性肾炎发病之基础，血分热毒为致病诱因，湿热癖血为主要病理因素，辨别证候常见类型为热毒炽盛型、阴虚内热型、气阴两虚型和脾肾阳虚型，热毒炽盛型可选用清瘟败毒饮、清营汤治疗；阴虚内热型可选用知柏地黄丸合青蒿鳖甲汤治疗；气阴两虚型可选用参芪地黄汤治疗；脾肾阳虚型可选用济生肾气丸、理中汤、实脾饮加减治疗。

丁樱教授[16]根据狼疮性肾炎的临床特点及“热、虚、瘀”的基本病机提出，应将狼疮性肾炎分为活动期和缓解期进行辨证论治：在病变活动期以“热”为主，分为热毒内盛兼血瘀型和阴虚内热兼血瘀型，热毒内盛兼血瘀型予以犀角地黄汤加减以清热解毒、凉血化瘀，阴虚内热兼血瘀型予以知柏地黄汤加减以滋阴降火兼化瘀；在病变缓解期以“虚”为主，分为气阴两虚兼血瘀型和脾肾阳虚兼血瘀型，气阴两虚兼血瘀型予以四君子汤合六味地黄汤加减以益气养阴兼化瘀，脾肾阳虚兼血瘀型予以真武汤加减以温补脾肾、利水化瘀。

杨霓芝教授[17]指出，肝肾阴虚、热毒瘀血往往同时出现在同一狼疮性肾炎患者的病程中，但在狼疮性肾炎活动期热毒瘀血往往是主要表现，治疗以清热解毒、活血化瘀为法，选用犀角地黄汤为基本方以活血化瘀、清热解毒；缓解期以肝肾阴虚最为多见，治疗以补益肝肾、养阴清热为法，选用六味地黄丸以养阴清热。

周锦[18]认为，狼疮性肾炎活动期热毒炽盛，治疗以西药激素及细胞毒药为主、中药清热解毒为辅，方选犀角地黄汤加减；缓解期正虚邪恋，治疗以中药滋阴补肾、养阴益气为主，选用黄芪、党参、金樱子、覆盆子、芡实、何首乌、生地黄、石斛等药作为主方；恢复期多为气阴两虚或阴阳两虚，治疗以扶正为要，方用生脉饮加减以养阴益气、活血通络。

舒慧荃教授[19]在西药治疗的基础上将狼疮性肾炎急性活动期辨证为热毒炽盛型，亚急性活动期辨证为阴虚火旺型，前者予以五味消毒饮合犀角地黄汤以清热解毒、凉血化瘀，后者予以滋水清肝饮合二至丸以滋阴降火、清热凉血；将临床缓解期辨证分为气阴两虚型、气虚兼脾肾阳虚型和气虚兼瘀水互结型，气阴两虚型予以玉屏风散合当归补血汤益气养阴、活血化瘀，气虚兼脾肾阳虚型予以真武汤合肾气丸温补脾肾、化瘀利水，气虚兼瘀水互结型予以桃红四物汤合五等散益气活血、化瘀利水。

白文汉[20]将 37 例狼疮性肾炎患者在激素加环磷酰胺治疗的同时进行中医辨证，分为热毒炽盛、脾肾阳虚、肝肾阴虚、气阴两虚四个证型，以六味地黄丸合青蒿鳖甲汤为主方加减治疗，结果发现在西药治疗的基础上联用六味地黄丸合青蒿鳖甲汤可以提高治疗狼疮性肾炎的总有效率，并降低西药的不良反应发生率。

陈以平教授[21]认为，本病辨证的特点是本虚标实，以先天肾阴亏损、阴虚火旺为本，病因主要是阳邪、热邪、火毒之邪的侵袭，导致体内阴阳平衡失调，气血运行不畅，痰凝脉络，热毒燔灼。在此基础上，陈以平教授将狼疮性肾炎分为四型：热毒炽盛型选用犀角地黄汤加减；脾肾阳虚型选用济生肾气丸加减；阴虚内热型选用参麦地黄汤加减；气虚血瘀型选用生脉饮合桃红四物汤加减。

杨东威等[22]以活血解毒方（水牛角、生地黄、白花蛇舌草、丹参、猪苓、茯苓、牡丹皮、知母、生甘草、水蛭）治疗了 27 例狼疮肾炎患者，在大剂量激素治疗阶段加用知柏地黄丸，在激素撤减阶段加用四君子汤合黄芪、淫羊藿，在环磷酰胺冲击治疗时加当归、黄芪、阿胶，在激素维持阶段或久病气阴两虚者加用六味地黄丸合党参、黄芪，与 25 例单用西药治疗的患者进行对照的结果显示：中西医结合治疗组的疗效明显提高，复发和不良反应的发生亦减少。

李宝丽、庄鸿贤[23]认为，本病的基本病机为本虚标实，肝肾阴虚为本，热毒血瘀为标，正气亏虚贯穿于病程的始终，湿热毒邪则是加重诱发及反复发作迁延不愈的因素，两者常相互影响。活动期以阴虚阳亢为多，治宜滋阴凉血、解毒化瘀，方用六味地黄丸或犀角地黄汤加清热解毒之品；缓解期病情多表现为本虚为主，治宜健脾益肾，方以六味地黄丸或桂附丸加入大量黄芪。他们还认为，在西药治疗的基础上结合中医辨证论治，不但可以提高西药的疗效，而且可以减少激素的不良反应，防止病情复发，改善临床症状。

王柏丁等[24]对狼疮性肾炎进行了辨证论治：热毒炽盛方用清瘟败毒饮加减，阴虚内热方用知柏地黄丸加减，气阴两虚方用生脉饮加减，脾肾阳虚方用真武汤加减，各证型均佐以化瘀解毒药物，酌加三棱、莪术、益母草、白花舌蛇草、半枝莲，并长期服用丹参片。以此治疗 86 例，结果表明中西医结合治疗组显效 66 例，有效 15 例，总有效率 94.2%，优于西医组 77.3%的总有效率($p<0.05$)。

朱辟疆[25]认为，狼疮性肾炎活动期及在应用大剂量激素治疗期间，中医证型主要为热毒炽盛和阴虚内热两型，前者可用清瘟败毒散合犀角地黄汤化裁，后者可用知柏地黄汤合五味消毒饮加减；缓解期及激素减量期中医证型以肝肾阴虚及气阴两虚两型多见，前者常用六味地黄丸合二至丸化裁，后者用参芪地黄汤或六味地黄汤合补中益气汤加减；稳定期及激素少量维持期中医证型为脾肾气虚及气阴两虚两型，常用金匮肾气丸合四君子汤化裁，并适当加上淫羊藿、肉苁蓉等补肾药以兴奋肾上腺皮质。

陈湘君等[26]以补肾固精方(生地黄、生黄芪、桑螵蛸、白花蛇舌草、丹参、莪术、金樱子等)治疗了 37 例狼疮性肾炎患者，对照组予以糖皮质激素治疗，结果治疗组总有效率为 89.2%，明显高于对照组 77.3%的总有效率($p<0.05$)；而且治疗组在降低 24 小时尿蛋白定量、血沉、抗 dsDNA 抗体，提高补体 C3 水平，减少激素用量方面均优于对照组($p<0.05$)。

奚智蕾[27]以参芪活血汤(黄芪、党参、何首乌、丹参、生地黄、益母草、白花蛇舌草、白茅根、甘草)为基本方治疗狼疮性肾炎，随证加减为：发热不退者加金银花、连翘、水牛角；蛋白尿者加生大黄、蒲公英、薏苡仁；血尿者加小蓟、藕节、蒲黄；水肿者加车前子、淫羊藿、猪苓；舌质有瘀斑者加水蛭、赤芍、川芎。以此为基础治疗 54 例，总有效率为 85.2%。

陈培智等[28]选用叶任高狼疮方(白花蛇舌草、半枝莲、紫草、乌梢蛇、蜈蚣、瞿麦)为基本方，结合中医辨证分型用药治疗 30 例，结果完全缓解 8 例，显著缓解 16 例，部分缓解 3 例，无效 3 例，总有效率 90%。这表明，中西医结合疗法在缩短疗程、减少药物不良反应、巩固疗效、降低复发率、提高生活质量等方面比现有的单纯西医疗法优越。

王思平等[29]从病理学角度进一步观察了狼疮颗粒(黄芪、生地黄、女贞子、旱莲草、白花蛇舌草)对 AHN 肾炎模型大鼠肾病变的改善作用。实验结果表明：狼疮颗粒对模型大鼠的肾脏病变有不同程度的改善作用，表现为各治疗组大鼠的肾小球面积、体积、表面积明显减少，肾小球毛细血管膜厚度明显减轻，系膜细胞增生减轻及毛细血管基底膜由厚减薄，近端小管上皮变性、坏死减轻，远端小管及集合管内蛋白、细胞管型明显降低等。狼疮颗粒对肾组织病理的改善作用可能与其益气健脾、滋养肝肾、宁心解毒功能以及对狼疮性肾炎大鼠异常状态的全面调节有关。

参考文献

[1]郑桂敏，路素言，周乃玉．周乃玉教授治疗狼疮性肾炎的经验[J]．中国中西医结合肾病杂志，2015，16(9)：818.

[2]杨娇，付新利．张鸣鹤教授治疗狼疮性肾炎验案一则[J]．云南中医中药杂志，2015，36(2)：5.

[3]夏嘉，苏晓，陈薇薇，等．中西医结合疗法治疗阴虚内热、水瘀互结型狼疮性肾炎的临床随机对照研究[J]．上海中医药杂志，2014，48(11)：42.

[4]唐怡,宋卫国.中西医结合治疗维持期狼疮性肾炎30例[J].江西中医药,2015,46(388):31.

[5]温成平,谢志军,尤晓娟,等.中医药对狼疮肾炎激素不同使用阶段的治疗策略研究[J].中华中医药学刊,2011,(4):680-682.

[6]许正锦,郭宇英,陈进春,等.加味黄黄芪桂枝五物汤在狼疮性肾炎激素撤减期的临床观察[J].中国中西医结合肾病杂志,2013,14(3):234-236.

[7]洪钦国,汤永福.肾病诊断治疗学[J].中国中西医结合肾病杂志,2001,116-118.

[8]夏嘉,苏晓,江丽红,等.养阴清热、活血利水中药治疗狼疮性肾炎的临床研究[J].中国中西医结合肾病杂志,2014,15(7):591-593.

[9]温伟强,黄胜光,谭宁,等.益肾化瘀透邪方治疗狼疮性肾炎临床疗效及对并发感染的影响[J].中国中医药信息杂志,2012,19(7):7-10.

[10]李明,赵雪丽.药对黄芪生地黄配合糖皮质激素治疗狼疮性肾炎的初步临床观察[J].中国中西医结合杂志,2014,34(8):956-959.

[11]夏嘉,江丽红,苏晓,等.中药组方对狼疮性肾炎患者血清IFN-γ、IL-4、TGF-β的影响[J].吉林中医药,2015,35(4):367.

[12]李春妍.中医辨证分型结合西医治疗狼疮性肾炎临床研究[J].亚太传统医药,2015,11(11):87.

[13]王庆苗.名中医治疗狼疮性肾炎的文献理论研究[J].中国中医药现代远程教育,2014,12(8):3-4.

[14]许冰.宋绍亮教授"伏毒"论治狼疮性肾炎经验[J].云南中医中药杂志,2012,33(2):5-6.

[15]黄勇,曹式丽.曹式丽治疗狼疮性肾炎临床经验述要[J].辽宁中医杂志,2012,39(5):798-799.

[16]刘帆.丁樱教授治疗狼疮性肾炎经验介绍[J].光明中医,2010,25(3):388-389.

[17]张蕾,杨霓芝.杨霓芝教授治疗狼疮性肾炎经验[J].云南中医中药杂志,2010,31(2):6-7.

[18]毛俐婵,周锦.周锦治疗狼疮性肾炎临床经验[J].中国中西医结合肾病杂志,2010,11(4):289-290.

[19]易锐,张晓,刘佳.舒惠荃治疗狼疮性肾炎临床经验[J].中医药临床杂志,2012,24(8):703-704.

[20]白文汉.中西医结合治疗狼疮性肾炎37例[J].陕西中医学院学报,2013,36(1):51-53.

[21]王海颖.陈以平教授治疗狼疮性肾炎的经验[J].新中医,2001,33(9):9-10.

[22]杨东威,赵和平,黄斌,等.中西医结合治疗狼疮肾炎的疗效观察[J].湖北中医杂志,2002,24(7):19-20.

[23]李宝丽,庄鸿贤.狼疮性肾炎的病因病机及分期论治[J].山东中医杂志,2002,21(4):199-201.

[24]王柏丁,熊绍权,易学冰,等.中西医结合治疗狼疮性肾炎86例疗效观察[J].四

川中医,2003,21(1):28-29..
[25]朱辟疆.狼疮性肾炎分型分阶段中西医结合治疗[J].中国中西医结合肾病杂志,2003,4(6):358-361..
[26]陈湘君,毋小真,顾军花,等.补肾固精方治疗狼疮性肾炎的疗效观察[J].上海中医药大学学报,2003,17(1):23-24..
[27]奚智蕾.中西医结合治疗狼疮性肾炎54例[J].江苏中医,2001,22(12):21-22.
[28]陈培智,陈绍辉,刘少列,等.中西医结合治疗狼疮性肾炎30例疗效观察[J].中国中西医结合肾病杂志,2001,2(12):715-716..
[29]王思平,陈红,陈明龄.狼疮颗粒对AH模型大鼠肾组织病理学的影响[J].中药药理与临床,2003,19(1):28-30.

第十六章　急性肾衰竭

第一节　急性肾衰竭的常规诊疗

急性肾衰竭(ARF)是由于肾小球滤过率急骤下降、体内尿素氮和肌酐等氮质代谢产物积聚导致的综合病症，可由多种不同的病因引起。ARF 可发生于非卧床患者，是内科、外科和妇产科较为常见的临床问题。虽然近年来针对 ARF 的治疗方法有了很大的进展，但 ARF 的病死率仍然很高。虽然如此，如进行及时、合理的治疗，大部分 ARF 患者仍可以康复。少尿是 ARF 的第一个临床征象，但非少尿性 ARF 患者尿量可正常。

一、急性肾衰竭的病因

急性肾衰竭的病因分为肾前性、肾性和肾后性三大类。

(一)肾前性急性肾衰竭

肾前性急性肾衰竭又称急性肾血流灌注不足，是由于肾小球灌注损害引发肾小球滤过率(GFR)下降所致，如低灌注得到及时纠正则 GFR 可望恢复。临床表现主要有以下四个方面：

1. 有效血容量不足

病因包括组织创伤、烧伤和挤压伤，产后、胃肠道和外科手术出血，呕吐、腹泻、胰腺炎和腹膜炎致脱水，低蛋白血症，强力利尿剂、糖尿病酮症酸中毒、高渗昏迷致利尿脱水等。

2. 心输出量减少

病因包括严重充血性心力衰竭、心肌、瓣膜和心包病变、严重心律失常，肺动脉高压、大块肺动脉梗死，正压呼吸等。

3. 肾血管病变

病因包括去甲肾上腺素和麦角碱，高钙血症，肾动脉硬化、栓塞、壁层动脉瘤和血管炎，恶性高血压，血液黏滞度增加，多发性骨髓瘤、冷球蛋白血症、真性红细胞增多症、DIC、肾静脉血栓形成等。

4. 全身性血管扩张

病因包括降压药物过量，休克，败血症，麻醉，肝功能衰竭，血管紧张素转换酶抑制剂等。

肾前性衰竭早期肾脏可通过以下机制代偿以维持GFR：①肾灌流下降时入球小动脉扩张；②肾脏局部产生前列腺素和激肽以维持在低灌流情况下的肾血流量；③肾素-血管紧张素活性增高，血管紧张素Ⅱ使出球动脉收缩以提高肾小球内压力，这一过程为肾小球自身调节。但这些代偿机制是有限的，若有效血容量丧失和心输出量减少进一步发展，GRF下降，即可出现氮质血症。

（二）肾性急性肾衰竭

这是指肾内结构性损伤导致肾小球滤过率降低，引发代谢产物积聚、水电解质和酸碱平衡失调。肾性急性肾衰竭的病因包括以下六类。

1. 急性肾小管坏死

包括急性肾缺血（多见于心血管病、黄疸、胃肠道大手术和灼伤），急性血红蛋白尿、肌红蛋白尿、高铁血红蛋白尿、横纹肌溶解，革兰阴性杆菌败血症，败血症流产、胎盘早期剥离，大出血、严重失水等。

2. 急性肾毒性物质

多见于使用氨基苷类抗生素、先锋霉素Ⅱ、环孢素A，各种含碘造影剂，接触重金属和有机溶剂，生物毒蛇毒、鱼胆、毒蕈等。

3. 急性肾小球病变

包括急性肾炎、急进性肾炎、SLE、结节性多动脉炎、坏死性血管炎、血栓性血小板减少性紫癜、溶血素尿毒症综合征、韦格纳肉芽肿等。

4. 急性间质性肾炎

感染因素，如葡萄球菌、白喉、伤寒、各种革兰阴性菌、布氏杆菌、真菌、病毒等；药物变态反应，如应用抗生素；淋巴瘤、白血病和结节病等直接浸润；急性高尿酸血症、高草酸血症、高钙血症等。

5. 肾血管病变

包括肾动脉栓塞、肾静脉血栓形成等。

6. 慢性肾小球病变恶化

包括肾病综合征、氮质血症等。

（三）肾后性急性肾衰竭

急性尿路梗阻可致ARF，又称“急性梗阻性肾病”或“肾后性氮质血症”。肾后性急性肾衰竭的原因为：

1. 输尿管受压

压迫因素包括子宫颈、前列腺新生物、输尿管周围纤维化、盆腔手术和其他后腹膜手术误扎、后腹膜血肿等。

2. 膀胱排出道受阻

压迫因素包括结石、血凝块、前列腺肥大或肿瘤、神经源性膀胱或神经节阻滞剂等。

3. 尿道阻塞

阻塞因素包括先天性后尿道瓣、尿道狭窄、淋菌感染后、包茎、尿道癌等。

二、急性肾衰竭的病理生理

急性肾衰竭的发病机制至今尚未完全清楚，其中心环节是肾内血流动力学改变和GFR下降。肾小管阻塞、肾小管液回流、肾血流量下降、肾内血液重新分布、肾素-血管紧张素等血管物质的作用均可诱发急性肾衰竭。近年来在细胞分子水平上对ARF肾脏细胞损伤、修复和增生的研究取得了重大进展。

(一)肾小管作用

ARF的病理改变以肾小管损害和肾间质水肿为特征，因此肾小管损害是ARF的基本病变。ARF的肾小管损害包括：

(1)肾小管返漏：即肾小管渗透性增加。

(2)肾小管阻塞：肾小管阻塞在缺血性ARF的发病中有重要的作用。

(3)肾小管的非均一性损伤：缺血性ARF可见肾单位损害呈多样性。

(二)肾血管作用

人类ARF伴有肾血流(RBF)的下降，且以肾皮质为著。用甘油或肾内输注去甲肾上腺素阻塞肾动脉后可诱发试验性ARF。RBF在病变初期即可减少50%以上。RBF下降的可能机制为：①血管内皮细胞肿胀阻止RBF恢复，出现不能重新灌流的现象；②小叶间动脉和入球小动脉外膜增厚和纤维素沉着；③收缩血管的体液因子(如肾素和血栓素)增加；④肾上腺素能系统呈现超敏状态。

(三)ARF细胞水平的病理生理

现已发现，某些细胞的损伤是ARF发病的基础，但这些细胞损伤和器官衰竭的确切关系仍有待澄清。在这些细胞损伤中，有以下变化受到了人们的重视：

1. 能量耗竭

缺血性或中毒性ARF早期肾组织ATP和ADP降低。ATP耗竭使耗能的细胞功能(如主动转运和容量调节)出现障碍，导致细胞膜损害。

2. 细胞肿胀

除了ATP耗竭阻碍细胞容量调节使肾小管上皮细胞肿胀外，细胞膜对钠通透性升高，加速钠内流超过其主动泵出量会使细胞肿胀更加显著。细胞肿胀会阻塞管腔或增加毗邻毛细血管的阻力，出现不能重新灌注的现象。

3. 多肽生长因子的作用

无论缺血性还是肾毒性ARF，病变初期肾脏组织中表皮生长因子(EGF)均明显减少，但当肾小管上皮细胞出现再生时，肾组织中EGF开始回升，尿中EGF的排泄量也呈类似改变。

4. 肾素-血管紧张素系统

急性肾衰竭，尤其是急性肾小管坏死时，肾小管对钠的重吸收功能减退，小管内液中钠浓度升高，从而刺激球旁系统分泌肾素，激活肾素-血管紧张素系统，使血管紧张素Ⅱ浓度升高，引起入球小动脉痉挛，使 GFR 下降。肾皮质外层肾素含量最高，故肾皮质缺血最为严重。

5.肾内儿茶酚胺和前列腺素

在休克和创伤所致的急性肾衰竭中，肾皮质缺血和儿茶酚胺大量释放有关。儿茶酚胺可以使肾血管收缩，导致肾血流量减少和肾小球滤过率降低。

三、急性肾衰竭的病理改变

以往对急性肾衰竭的研究强调肾的功能性变化，对病理组织变化关注较少。现在认为，ARF 的结构损害和功能损害是一致的。缺血性 ARF 在病理上可见肾皮质血管痉挛收缩，肾皮质表面苍白。肾小管上皮细胞因缺血而出现混浊肿胀、脂肪和空泡变性，小管腔缩小，近端和远端肾小管均有退行性变，远端肾小管可有坏死。这种远端肾小管的严重病变可能和髓质外带微血管功能不全有关。重金属所致的 ARF 可见葡萄糖尿、重碳酸尿和肾小管酸化功能不全，但多数其他原因导致的缺血和中毒性 ARF 则较为少见。

ARF 肾直血管内有炎症细胞浸润和不同程度的有核细胞浸润，浸润的程度反映了肾小管、间质病变的严重性和广泛性，这种直血管细胞是对髓质外带局部损伤的反应。急进性肾炎所致的急性肾衰竭患者半数以上的肾小球毛细血管外有细胞增生和浸润，致肾小囊腔消失，新月体形成，毛细血管襻受挤压和闭塞。急性肾小球肾炎病变较轻，电镜下除内皮细胞和系膜细胞增生外，上皮下还可见“驼峰”样电子致密物沉积。继发于结缔组织疾病、感染、恶性肿瘤等的血管炎和部分病因未明的血管炎可见肾小球毛细血管有炎症细胞浸润、内皮损伤和纤维素样坏死，也可表现为局灶性节段坏死伴新月体形成。溶血尿毒综合征可致毛细血管内皮增生、肿胀伴纤维素沉积，内皮下及系膜区可见颗粒样电子致密斑，血管内可见红细胞和血小板碎片。

四、急性肾衰竭的临床表现

急性肾衰竭按其发病机制分起始、持续和恢复三个阶段，又因病因不同而导致临床表现变化颇多，习惯上将其分为以下五期：

（一）ARF 早期

以原发病的症状和体征为主要表现，如肾前性脱水有血容量不足和心力衰竭的临床症状。致病因素作用于肾脏但还未真正发生严重肾损害。这一期长短从数小时到数天不等，如能及时合理治疗可避免 ARF 的发生。

（二）少尿或无尿期

24 小时尿量小于 400 mL 者称少尿，小于 100 mL 者称无尿。完全性无尿多由急性双侧肾皮质坏死和完全性尿路梗阻引起。此期肾小球滤过率急骤下降，可见体内水潴留、电解质紊乱和氮质血症等一系列症状。该期短的仅数小时，多的可达数周至数月，平均 10～14 天。急进性肾炎、肾血管炎、肾动脉梗死和双侧肾皮质坏死患者该期较长。

1.电解质和酸碱平衡失调症状

(1)高钾血症:高钾血症是 ARF 患者在第 1 周内死亡的主要原因。高钾血症的原因是由于肾脏排钾障碍导致大量 K^+ 从细胞内转移到细胞外,外加组织分解代谢产生钾。无并发症的 ARF 患者血钾每日上升小于 0.5 mmol/L,但在高分解代谢的情况下(如高热、败血症、创伤和继发性横纹肌溶解)患者血钾每日可上升 1~2 mmol/L。

(2)低钠血症:ARF 的低钠血症有稀释性低钠血症和缺钠性低钠血症两种类型。前者由于水潴留所致,后者往往在 ARF 之前有呕吐、腹泻、摄入减少或原有失盐性肾病。ARF 低钠血症常伴有低氯血症。在临床上,除一般胃肠道症状外,低钠和低氯还常伴有神经系统症状如淡漠、嗜睡、视力模糊、晕厥、抽搐和昏迷。

(3)低钙血症:多数 ARF 患者有低钙血症,常发生于少尿后 1~2 天,但血钙降低程度较慢性肾衰竭轻。低钙血症的发生和高磷血症、甲状旁腺激素的抵抗性、1,25-二羟基维生素 D_3 代谢异常有关。由于血浆白蛋白降低和酸中毒减少了钙和蛋白质的结合,游离钙不减少,所以低钙抽搐较为少见。补充碱性药物易出现低钙抽搐。

低钙血症常伴有高磷血症,组织分解增加和横纹肌溶解时血磷可达 6.46 mmol/L。ARF 患者在利尿期可出现高钙血症。高钙和高磷可致肺和心等实质性脏器发生广泛的转移性钙化。

(4)高镁血症:ARF 患者少尿期由于 Mg^{2+} 排出障碍导致高镁血症。若同时服用导泻药或抗酸剂则血镁升高显著,可影响神经肌肉功能,出现反射迟钝、肌力减弱,甚至呼吸肌麻痹和心律失常。庆大霉素和顺铂所致的 ARF 由于肾小管分泌 Mg^{2+} 增加可出现低镁血症。

(5)代谢性酸中毒:是体内酸性代谢产物积聚所致。患者尿酸化功能不全的发展速度可根据组织破坏程度和少尿期确定。血浆 $NaHCO_3$ 下降表明蛋白质分解产生的硫酸和磷酸等内源性结合酸减少和肾小管的排酸能力降低。轻度酸中毒一般无明显症状,重度酸中毒在 CO_2 结合力体积分数小于 25%时出现乏力、厌食、恶心、呕吐甚至呼吸缓慢等症状。FAR 偶尔可因碱性药物使用过多或胃液抽取过多、肾脏酸碱调节障碍而出现代谢性碱中毒。

2.体液潴留

这主要是由于肾脏排水障碍所致,部分是由于 ARF 患者少尿期摄入液体或输液过多所致。心力衰竭和肺水肿常发生于少尿初期,这是患者在少尿期主要的死亡原因。患者可出现气急、端坐不能平卧、咳嗽、咳粉红色泡沫样痰,口唇青紫、颈静脉怒张,心动过速、听诊有舒张期奔马律,两肺满布湿啰音、肝大,肝颈回流阳性等表现。由于少尿、水分摄入和内生水积聚使细胞外液容量急骤上升,体液呈低渗状态,水分进入脑细胞致脑水肿,患者可出现头疼、恶心、呕吐、表情淡漠、定向障碍、意识模糊,抽搐和昏迷等表现,称急性水中毒。

3.尿毒症

ARF 患者由于代谢产物积聚产生氮质血症,在少尿或无尿时肌酐每日增高约 44.2 μmol/L;如有严重创伤、烧伤或感染等高分解代谢,则血清尿素氮和肌酐会迅速升高,血清肌酐每日增加达 177 μmol/L,可有多系统功能障碍的表现。

(1)消化系统症状:胃肠道病变是尿毒症最常见的特征,早期有厌食、恶心和呕吐等。腐蚀性溃疡可发生于胃肠的任何部分,溃疡产生后易致消化道出血,这是ARF患者重要的死亡原因。

(2)心血管症状:充血性心力衰竭是ARF最常见的心血管症状,主要由于液体负荷过度所致,其次是电解质紊乱、酸中毒、毒性物质作用和高血压影响所致。ARF易使洋地黄蓄积和敏感性增高,故使用洋地黄时易致心律失常。

ARF患者可发生急性纤维性心包炎和肺栓塞,有7%～8%的ARF患者会发生心肌梗死,约1/3的ARF患者合并有容量依赖性高血压,严重的高血压常为肾炎所致。

(3)神经系统症状:嗜睡和共济失调是尿毒症早期的神经系统特征,如尿毒症未得到控制可进展至昏睡、木僵、昏迷、肌阵挛和抽搐。精神症状从不安发展至严重精神障碍称代谢性脑病,可伴有脑电图异常,透析可以逆转精神状态。实验表明,ARF患者的神经系统症状和脑内Ca^{2+}浓度相对增高有关。

(4)血液系统症状:ARF患者血液系统常有显著的变化,其中贫血是由于促红细胞生成素生成障碍所致,水肿时血液稀释、红细胞寿命缩短和血液丢失为附加因素,血栓性血小板减少性紫癜、溶血尿毒症性综合征和急进性肾炎常伴有微血管病性溶血性贫血,由弥散性血管内凝血(DIC)产生的ARF常伴有消耗性低凝血症和继发性纤维蛋白溶解。ARF常伴有血小板质与量的异常,这也是ARF有出血倾向的原因。ARF患者如使用大剂量青霉素等抗生素易致血小板功能异常。

(5)皮肤症状:干燥脱屑、皮下水肿,有出血倾向者有瘀斑和紫癜。

(6)合并感染:有51%～89%的ARF患者合并有各种感染,部分ARF患者死于感染并发症,呼吸系统、尿路和创口是最常见的感染部位。少尿患者如留置导尿管,则尿路感染发生率尤其高。尿毒症巨噬细胞功能和抗体产生异常为ARF患者易感染的原因。

(7)内分泌系统症状:ARF患者常有多种激素异常和内分泌病变,如PTH的增加和维生素D下降可导致钙代谢紊乱和骨骼病变,低T3状态作为机体的一种保护性反应同样可见于ARF。糖尿病患者合并ARF时胰岛素用量可减少。ARF不管是起始期还是维持期都有肾素-血管紧张素系统被激活。

少尿期长短不一,短者只有数小时,亦可长达数周,一般持续1～2周。超过4周者预后差。

(三)利尿早期

患者度过了少尿期后,尿量每日可达400 mL,称利尿期,这是肾开始恢复的信号。典型病例每日可增加200～300 mL尿量,最终可达到4000～6000 mL。利尿期开始时由于肾小球滤过率仍较低,且由于氮质分解代谢增加,尿素氮和肌酐并不下降,而且可持续增加,但上升速度则极其缓慢。当肾小球滤过率增加时且尿量持续在1000 mL以上数天后,尿素氮和肌酐方下降。尿素氮降至正常水平只意味着30%的肾单位得到恢复。部分病例利尿开始时便出现多尿。

（四）利尿后期

随着尿量的增加，患者水肿消退，血压、尿素氮、血肌酐和血钾趋于正常，尿毒症和酸中毒的症状也随之消失。多尿期一般持续 1～3 周，3～4 天后患者可由于大量水、钠和钾的丢失而发生脱水、低血钠和低血钾，出现四肢麻木，恶心和肌无力，严重的会出现肢体瘫痪、腹胀、肠鸣音和肌腱反射减弱。心电图出现 Q-T 间期延长，T 波平坦倒置或增宽，有 u 波出现，如未及时控制可出现心律失常以至心脏停搏。

利尿期尿量多少和体内细胞外容量、尿素氮积聚有关。如有梗阻，则梗阻解除后利尿更为明显。

（五）恢复期

患者的机体消耗、软弱无力、淡漠、肌肉萎缩等表现多数约在半年以内得以恢复。3～12 个月后患者的肾功能逐渐改善，绝大多数患者最终能恢复到健康水平。约 2/3 的患者在 1 年或更长时间内肾小球滤过率仍低于正常人的 20%～50%，肾脏酸化功能和肾浓缩功能缺陷也可持续存在。

横纹肌溶解所致的 ARF 在恢复期可出现高钙血症，这是由于损伤的肌组织释放所致，也可能和继发性甲状旁腺功能亢进或 1，25-二羟基维生素 D_3 增高等因素有关。

五、急性肾衰竭的诊断

临床上将少尿或无尿、水钠潴留、代谢性酸中毒和迅速发生氮质血症的表现称为“急性肾衰竭综合征”。非少尿性肾衰患者尿量可维持在正常范围内。

（一）实验室检查的诊断意义

1. 尿的检查

根据尿量可将 ARF 分成少尿型和非少尿型。无尿提示双侧肾皮质坏死、肾血管阻塞、严重的急性增殖性肾小球肾炎和完全性尿路梗阻。急性肾小管坏死也可产生无尿。尿量变化不定提示不完全性梗阻。急性肾衰竭患者尿比重小于 1.020，但尿中有大量葡萄糖、蛋白质、造影剂、甘露醇、右旋糖酐和羧苄西林时尿比重可略上升。测量尿渗透压较有意义，急性肾衰时尿渗透压小于 350 mmol/L，该指标尤其对髓质缺血十分敏感。

急性肾小管坏死时尿液中常有含色素的颗粒管型，尿中有红细胞和红细胞管型见于增殖性肾炎或小血管炎，偶尔也可见于急性间质性肾炎。严重的肾盂肾炎和肾脓肿可有白细胞和白细胞管型。结晶尿可见于肿瘤溶解综合征、甲氧氟烷中毒等。尿隐血阳性，镜检无红细胞则为血红蛋白尿或肌红蛋白尿，血红蛋白尿离心后常有粉红色血浆，肌红蛋白尿离心后尿呈橙色。

2. 血尿素氮和肌酐增高的鉴别

血尿素氮和肌酐增高是重要的实验室检查根据，但存在下列情况时可出现假性增高：①使用头孢菌素等干扰肌酐测定的药物；②应用甲氰咪呱导致肾小管肌酐分泌减少；③各种肌病导致肌酐产生增多；④家族性氮质血症；⑤蛋白质和氨基酸摄入过多、分解代谢增加导致尿素氮产生增多；⑥使用四环素和肾上腺皮质激素。上述因素在一定范围内可影响尿素氮和肌酐的测定结果，即尽管尿素氮和肌酐升高，但肌酐清除率仍可正常，并不真正下降。

3. 尿化学指标

尿液的化学分析是一种非创伤性方法，通过其可了解患者肾功能的变化。某些诊断指标有助于 ARF 的鉴别诊断，特别是和肾前性氮质血症的鉴别。

（1）滤过钠分数（FENa）：是测定肾小球和尿排泄钠的百分率，即肾小球滤过而未被肾小管重吸收的钠的百分率。其计算方式为：

FENa＝尿钠/滤过钠×100＝尿钠×尿量×100/GFR×血钠或钠的清除率/肌酐清除率＝尿钠×血浆肌酐/（血钠×尿肌酐）

肾前性氮质血症 FENa 低于 1%，而急性肾衰竭 FENa 高于 2%。大面积烧伤、造影剂使用、败血症、肝功能衰竭、心力衰竭和急性间质性肾炎导致的 ARF 可由于肾小管损伤轻和钠重吸收增加而导致尿钠排泄减少。非少尿型肾衰和肾前性氮质血症患者的 FENa 可发生重叠。

（2）肾衰指数（RFI）：其计算公式为：

RFI＝尿钠×血浆肌酐÷尿肌酐

RFI 的意义与 FENa 相似，肾前性氮质血症患者 RFI 小于 1，而少尿型 ARF 患者 RFI 大于 1。

（3）尿/血浆渗透压比：急性肾衰竭患者肾脏浓缩和稀释功能丧失，肾小管重吸收的能力和肾小管从血浆中排泄纯水的能力丧失，尿/血浆渗透压比降低，接近或等于 1。ARF 患者的该指标小于 1.2。

（4）尿/血肌酐（U/Pcr）、尿/血尿素氮（U/Pbun）：根据临床经验，这两项指标在肾前性氮质血症和 ARF 患者有重叠。尿素氮变异因素较多，如高蛋白摄入、创伤、严重感染、高热、上消化道出血可使血尿素氮上升较快；反之，肝功能不全和蛋白摄入不足会使血尿素氮下降。

（5）尿尿酸/尿肌酐：如大于 1 mg/dL 常提示为急性尿酸肾病所致的 ARF。

除上述指标外，肾实质损害 NAG、LDH、LAP、AKP、溶菌酶、肾小管上皮细胞抗原、TH 蛋白等均有显著增高，但缺乏特异性，已较少使用。上述尿诊断指标在肾前性氮质血症和 ARF 鉴别中的“全或无”（all or none）现象通常是不存在的，只有当肾前性氮质血症病因去除后，肾小管功能的及时恢复才能真正明确。

（二）鉴别诊断

1. 肾后性肾衰竭

患者常表现为突然无尿，去除梗阻因素后病情好转，尿量迅速增多。B 超显示两肾增大和肾盂积水。尿路平片可以发现结石阴影，肾影增大。如肾影缩小应考虑慢性肾病，快速补液和使用甘露醇尿量不增加提示梗阻。

2. 肾前性氮质血症

肾脏低灌流可发生肾前性氮质血症。

3. 肾实质性病变

ARF 的肾实质性病变主要有急性间质肾炎、急性肾小球病变、肾血管炎和慢性肾衰竭急性加重。

(1)急性间质肾炎所致的 ARF 可由多种致病因素产生，在诊断时应寻找下列致病因素：①葡萄球菌、肺炎球菌、各种革兰阴性杆菌、伤寒杆菌、白喉杆菌、布氏杆菌、真菌和病毒引起的感染性疾病；②使用青霉素 G、青霉素 V、氨苄西林、头孢噻吩、磺胺嘧啶、利福平、萘普生、布洛芬、西咪替丁等；③淋巴瘤、白血病和结节病等浸润性病变，这类病变常有发热、皮疹、关节痛、淋巴结肿大和嗜酸性粒细胞增加，尿沉渣有嗜酸性粒细胞。这些特征有助于诊断，肾组织活检可以确定诊断。有文献报告非甾体消炎镇痛药、氨苄西林、利福平、干扰素和苯妥英钠可导致蛋白尿。

(2)急性肾小球病变所致的 ARF：原发性肾小球病非增殖性病变如微小病变、膜性肾病和局灶性肾小球硬化产生的肾病综合征，如严重低蛋白血症、非甾体消炎镇痛药产生的肾前性氮质血症，低血容量致肾缺血、肾小管坏死，利尿剂产生肾间质水肿和急性肾静脉血栓形成等。由于循环动力学改变或代谢并发症可致 ARF。

增殖性病变由于肾内血管收缩 Kf 下降，使 GFR 降低。主要见于新月体肾炎、急性链球菌、急性或亚急性细菌性心内膜炎等感染后肾炎和分流性肾炎、SLE、IgA 系膜增生性肾炎。肾小球病临床表现有水肿、高血压，尿检有红细胞以及管型、蛋白尿等，但确定病理类型需进行肾活检。

急进性肾炎是肾小球病中 ARF 最常见的病因，有血尿、红细胞管型、蛋白尿、暴发性氮质血症等表现，其病理改变为新月体形成。由血管炎、原发或继发性肾小球病所致的占 30%，抗肾基膜抗体所致的占 20%，其余 50%为特发性，特征为肾小球内无或少免疫球蛋白沉积，部分患者伴 ANCA 阳性，血管炎引起的新月体性肾炎大多归于此类。抗肾基膜抗体肾炎患者 2/3 有肺咯血，称肺出血肾炎综合征，应和韦格纳肉芽肿、SLE、原发性混合性冷球蛋白血症、硬皮病、微血管性结节性多动脉炎、右心内膜炎、肾静脉血栓形成合并肺栓塞等鉴别，因这些病变均有肺肾同病的表现。

(3)肾血管病变致 ARF：相对少见，肾动脉栓塞和血栓形成常伴有其他血管病变。肾动脉栓塞可继发于细菌性心内膜炎，由左心房、左心室壁栓子脱落而导致，栓塞也可发生于外伤、主动脉和肾动脉外科手术后，常伴有少尿或无尿，有时发生腰痛或突然发生高血压。静脉肾盂造影可见肾影缺如，放射性同位素扫描无肾血流。肾血管造影可以确诊。

(4)慢性肾衰竭急骤加重：即发生于慢性肾功能不全基础上的急性肾衰竭。慢性肾功能不全常由于某些原因而被忽视，直到急性发作时才确诊。下列情况有助于慢性肾功能不全的判断：①病史中有夜尿、多尿、水肿和血尿；②存在瘙痒尿毒性神经综合征；③有高血压和糖尿病基础病变；④体检发现肾性骨病、结膜钙化，双肾缩小。此外，低钙、高磷和贫血较少见于 ARF。原有慢性肾功能不全者 BUN 和 Ccr 上升快。

(三)非少尿型 ARF 的诊断

每日尿量大于 600 mL，占 ARF 患者总数的 20%～60%，其病因和少尿型相似，常见于外科手术、外伤、烧伤、产科病、横纹肌溶解、败血症、麻醉、肿瘤和应用抗生素的患者。

尤其是甲氧氟烷、氨基苷抗生素和顺铂等肾毒性药物导致的是非少尿型 ARF，诊断时要注意。肾缺血和中毒因素产生的肾衰竭不仅取决于缺血和中毒时间，也和毒物的量及宿主对缺血和毒物的过敏状态、单侧肾功能等因素有关。

六、急性肾衰竭的治疗

急性肾衰竭的治疗已有很多进展，如血液净化疗法、静脉高能营养液输入和高效无毒抗生素的使用等，但病死率仍未见显著下降，因此积极治疗仍显得十分迫切和重要。因急性肾衰竭通常有原发病和医源性因素，故正确的判断和及时处理将直接影响预后。治疗时应先纠正水电解质紊乱和酸中毒，然后鉴别，针对病因进行治疗，应用促使肾细胞恢复的药物及进行血液净化，预防、治疗并发症。

（一）清除原发病因

病因治疗是缓解病情和防止病情恶化的重要环节。如由感染和创伤所致应采用有效抗生素控制感染，及时处理创伤坏死组织和感染灶。误服和误食肾毒性物质应立即导泻或洗胃，使毒物尽快排泄，如已吸收应尽快使用解毒剂。在肾毒性药物中氨基苷类抗生素和造影剂最为常见，而年迈、潜在性肾功能不全、脱水、糖尿病、合用呋塞米和头孢菌素均可增加其肾毒性，应避免或纠正这些因素。

（二）针对发病机制进行治疗

治疗目的在于恢复肾血流量、增加肾小管腔内尿量和减少肾细胞受损。

1. 及时纠正血容量

急性肾衰竭的肾缺血多由液体和电解质大量丢失、失血和多种原因休克所致，应及时补充血容量，以改善微循环。可采用下列方法之一：

（1）输入 5%葡萄糖液 500 mL，1 小时内输完。快速补液后 2 小时见尿量排出，尿比重大于 1.025 或渗透压大于 600 mmol/L 应继续补液，直至尿量超过 40 mL/h 和尿比重达1.020～1.025 时停止。

（2）快速补液后测定中心静脉压，如小于 0.588 kPa 提示血容量不足，应继续补液，当中心静脉压为 0.784～0.981 kPa 时减慢补液速度。如中心静脉压不再下降，说明血容量已足，应停止补液以免产生肺水肿。

2. 解除肾血管痉挛

血管扩张药物多巴胺 60～80 mg 入 5%的葡萄糖溶液 500 mL 中静脉滴注，有解除肾血管痉挛的作用。多巴胺已广泛应用于治疗少尿型 ARF，按每千克体重每分钟 1～3 μg 的速率静滴可增加肾血流量，但不改变全身血液循环动力学。多巴胺还可直接抑制近曲小管对水和钠的重吸收。

3. 利尿剂的使用

利尿剂可从以下三个方面改善 ARF 的自然病程：

（1）利尿剂可防止高危人群（心脏、主动脉手术，应用肾毒性药物如造影剂）ARF 的形成。

(2)ARF 早期使用利尿剂可防止或缩短无尿期。

(3)提高 ARF 的治愈率。

血容量正常的情况下,甘露醇和呋塞米可合用。呋塞米有冲刷肾小管和解除肾小管阻塞的作用;甘露醇可减轻肾小管内皮细胞和上皮细胞肿胀,起保护肾小管的作用;两药合用可以增强利尿效果。较合理的治疗剂量为甘露醇 25 g 加呋塞米 300～400 mg,如无利尿反应不宜大剂量重复使用。血容量低时应补足血容量,否则会加重肾损害,但血容量过多时应用甘露醇易诱发急性左心衰竭。

4. 钙通道阻滞剂的使用

钙通道阻滞剂可改善缺血性 ARF 的肾功能,其可能的机制为:

(1)在基础情况下不影响肾脏血流量,在去甲肾上腺素诱发肾血管收缩时钙通道阻滞剂能扩张入球小动脉,增加肾小球滤过率。

(2)能增强利尿剂的效果,通过利尿防止肾小管阻塞。

(3)对缺血性肾损伤有直接保护作用。

5. 前列腺素(PG)的使用

动物实验发现,PG 对急性肾小管坏死有保护作用。在肾缺血前使用 PG 能增加肾小球滤过率,减少肾小管中管型的形成和减轻肾小管上皮细胞损伤。

6. 心房利钠多肽(ANP)的使用

ANP 是一种强有力的肾血管扩张药物,能提高 GFR。现已证明 ANP 能持续改善缺血性或肾毒性肾损害的 GFR,但大剂量 ANP 静脉注射时血压下降,若同时使用多巴胺可以维持血压于正常范围内。

7. 肾小管上皮细胞修复和再生药物的使用

腺嘌呤核苷酸可促进肾小管上皮细胞修复和再生,增加细胞内 ATP 含量;肾缺血后予以上皮生长因子可促进肾小管上皮细胞再生,尤其对肾皮质和髓袢升支粗段的组织细胞效果明显。

(三)少尿期的治疗

水钠潴留、肺水肿和高血钾是少尿期患者的主要死亡原因。此期着重调整体液平衡,纠正高血钾和酸中毒,降低氮质潴留和治疗感染。

1. 严格限制入液量

少尿期必须控制液体的摄入量,防止体液过多发生肺水肿。输液公式为:

每日入量＝前一天液体排出量＋基础补液量

基础补液量为不显性失水减去代谢内生水,每日一般为 500～600 mL。判断入液量是否正确可以下临床指标为参考:

(1)体重:每日应减轻 0.3～0.5 kg,但 ARF 常有第三体液间隙的改变(如败血症在自然病程和治疗过程中血管床的变化),故体重不能反映有效血液循环量的改变。所以此时应观察胸片或肺动脉楔压的变化,但肺动脉导管术心内膜炎发生率高,应谨慎。

(2)血钠:应保持在 130～140 mmol/L。

(3)如有水肿、血压升高和颈静脉怒张等应立刻纠正。此时如胃肠功能好可按照

2 mL/kg口服 70%的山梨醇，或 20%的山梨醇 10 mL/kg 灌肠使体内过多的液体从肠道排出。此方法每日可排出液体 5 kg。

2. 饮食疗法

合理的饮食治疗可以维持 ARF 患者的营养，增强抵抗力，降低机体的分解代谢。胃肠道反应轻、无高分解代谢者应予以低蛋白饮食，每日蛋白质摄入量宜在每千克体重 0.5 g 以下。应予以优质蛋白质和足够的热量，以减少负氮平衡。实行透析治疗者蛋白摄入量可增至每千克体重 1 g。

高营养疗法可改善患者预后，消化道外高营养液由氨基酸和葡萄糖配制而成，为高渗液，使用时可加正规胰岛素，每 4 g 糖加 1 U 胰岛素，这样可以防止血糖过高和血液高黏滞状态。

3. 防治高血钾

脱水、休克或钠缺乏所致的急性肾衰竭患者在通过适当措施输液、输血矫正上述病理状况后，随着尿量的增加、肾功能的恢复，高钾血症可得到缓解。若由于持续少尿或短暂阻断血流（如腹主动脉瘤手术、肢体挤压综合征、多脏器损伤和血压持续下降者）导致的高钾血症往往会危及生命，宜积极救治。高钾血症紧急处理的指征为：

（1）心电图出现 QRS 波增宽、房室传导阻滞、心室纤颤和心房停顿等危急情况，应立即静脉注射 10%的葡萄糖酸钙 20～30 mL，Ca^{2+} 可对抗 K^{+} 对心脏的毒性作用。因 Ca^{2+} 很快从循环中进入间质，故可重复作用。

（2）在急性期 P-R 间期延长、T 波高耸时，用 10%的葡萄糖液 500 mL 加正规胰岛素 12 U 静滴，使 K^{+} 向细胞内转移。

（3）使用 5%的碳酸氢钠 200 mL 静脉滴注，随着细胞外液 pH 升高，细胞外 K^{+} 转入细胞内，在 1 小时内即有血钾的明显降低。此外 Na^{+} 对高血钾和迷走神经有拮抗作用。

（4）急性肾衰竭伴有高钾血症是血液透析的主要适应证，可较早地考虑透析治疗。

在治疗高钾血症时应严格控制使用含钾高的食物、药物和库存血。积极治疗感染、纠正酸中毒、彻底清创可减少 K^{+} 释出。

4. 纠正酸中毒

ARF 患者由于大量酸性代谢产物在体内积聚产生代谢性酸中毒。供给足够的热量、控制蛋白质摄入、减少分解代谢可预防或防止酸中毒的发生。只有当临床出现明显的酸中毒症状（CO_2 结合力小于 13 mmol/L 或动脉血 pH 低于 7.15）时方考虑补碱。$NaHCO_3$ 的补充量有下列两种计算方法：

（1）$NaHCO_3$(g)＝体重(kg)×0.026×(38－测得的 CO_2 结合力容积)。

（2）初次用量为 5%的 $NaHCO_3$ 溶液每千克体重 5 mL。

5. 积极控制感染

ARF 患者感染的诊断较困难。体温不能反映感染的情况，如 Ccr 低于 30 mL/min，即使血培养阳性，体温也较少超过 39 ℃；接受透析治疗者白细胞的反应也不一致。又由于机体发生反应性改变，因此即使严重的腹膜炎患者，腹部检查的阳性体征也较少。一旦感染发生则易恶化，败血症的病死率很高，一般不主张预防性应用抗生素，以避免患者抵抗力低下时有抗药性细菌侵袭繁殖，使治疗困难。感染发生时宜首选无毒性抗生素，如半合成青霉素、红霉素、克林霉素和头孢类等。ARF 患者在抗生素治疗过程中应防止真菌感染,丙种球蛋白可提高 ARF 患者的抗感染能力。

6. 血液净化

治疗 ARF 有持续性或间歇性血液透析、腹膜透析、血液滤过和血液透析滤过等方法。作为 ARF 替代的首选治疗方法,间歇性血透在治疗过程中有 10%～50%的患者发生低血压和间歇期不同程度的细胞水肿,低血压可使 ARF 恢复延迟。高分解代谢性 ARF 患者首选血液透析。少尿或无尿,机体又需补充营养液以维持水电解质平衡者可做持续性透析。有出血倾向或心功能不全者可选择腹膜透析,其疗效逊于血液透析,但腹部手术和腹腔内脏器损伤者不宜,且腹膜炎发生率高。ARF 心血管不稳定者也可行血液滤过,因其清除 BUN 低,可使用透析滤过法。

连续性肾替代治疗(CRRT)是急性肾衰竭治疗中的一个非常重要的进展。这种血液净化方法使用双腔导管穿刺大静脉(一般为颈静脉),采用静脉-静脉方式(中间为一滤器或透析器),根据需要进行血液滤过、血液透析或血液滤过透析。CRRT 优于上述任何一种净化方法,其在治疗急性肾衰竭合并心、脑水肿、水负荷过多、高分解代谢方面的作用已得到公认。

即使采用了血液透析治疗,ARF 的病死率仍较高,早期预防性透析是降低病死率和提高成活率的关键。预防性透析是指出现并发症之前开始透析,其主要作用为:①尽早清除体内过多的水分以免发生肺水肿或脑水肿;②及时清除体内的代谢废物,使毒素所致的各种病理生理变化、组织细胞损伤减轻,有利于细胞修复;③治疗、预防高血钾和酸中毒以稳定机体内环境。

(四)多尿期的治疗

少尿期过程中尿量开始增加,超过 400 mL 即认为是多尿期的开始。多尿期肾实质开始修复,肾小管上皮细胞开始再生,肾间质水肿逐渐消退,但肾功能尚未恢复,部分患者病情反而加重,机体抵抗力极度下降,处理若不合理病死率仍很高。

1. 支持治疗

ARF 患者在多尿期前负氮平衡十分严重,应给予高糖、高维生素、高热量饮食,并补充必需氨基酸等。

2. 保持水和电解质平衡

此期入水量如按出入水量加不显性失水量来估计可使多尿期延长。目前主张进水量为尿量的 2/3,其中生理盐水和 5%～10%的葡萄糖液各半。尿量超过 2000 mL 者应补充钾盐。根据血钾浓度和心电图监护防止大量利尿后发生的低钾血症。

3. 防治感染

由于负氮平衡机体免疫功能降低,少尿期多种导管的应用易致感染,故提倡早期下床活动,补充蛋白质的摄入。一经发生感染应予以非肾毒性的抗生素。

(五)恢复期治疗

此期肾功能尚未完全恢复,许多药物排泄仍有障碍,应避免一切对肾脏有害的因素,如妊娠、手术、外伤和肾毒性药物。应定期查尿常规和肾功能以观察肾功能恢复情况。肾浓缩功能恢复较迟。

第二节　急性肾衰竭的中医辨证施治

急性肾衰竭属中医“水肿”“癃闭”“关格”等病证范畴，本病的病因主要是热毒和肾虚。邪毒内侵，血脉损伤，营阴损耗，瘀血内停等病因使肺、脾、肾三脏对水液的调节失常，气化失司，水道闭阻，膀胱气化功能失常，水湿壅塞于三焦，肾关开阖失度而发病。多起病急骤，变化迅速。本病病位在肾，与膀胱、脾、肺、肝、三焦等脏器相关。病性属邪盛正衰，标实本虚，标急本缓。治宜祛邪为主，兼顾扶正。

一、辨证施治

（一）热毒炽盛

1. 症状

尿少色赤，烦躁不安，心悸气喘，口渴欲饮，头身疼痛，舌质红，苔黄，脉数。

2. 治法

清热解毒。

3. 方药

白虎汤合泻心汤：

石膏 30 g	知母 18 g	甘草 6 g	黄芩 9 g
黄连 6 g	栀子 9 g	茯苓 30 g	泽泻 15 g

随证加减：

身热头痛者加金银花 30 g、连翘 15 g 以清热解毒；神昏谵语者加石菖蒲 10 g、广郁金 10 g 以清心开窍；病情重者加安宫牛黄丸 1 粒吞服；肢体抽搐者加羚羊角（先下）10 g、钩藤 30 g 以平肝息风；呕血便血者加地榆炭 30 g、槐花 30 g 以凉血止血。

尿少未透析者用大黄汤灌肠：生大黄（后下）30 g、附子（先下）15 g、龙骨（先下）30 g、牡蛎（先下）30 g、蒲公英 30 g 浓煎成 200 mL 以保留灌肠，每日 1～2 次。

（二）湿热蕴结

1. 症状

尿少或尿闭，纳呆食少，恶心呕吐，脘闷腹胀，口有尿味，头痛身痛，咽干，舌红苔黄腻，脉滑数。

2. 治法

清热利湿。

3. 方药

甘露消毒丹加减：

茵陈 15 g	滑石 15 g	黄芩 10 g	石菖蒲 10 g
藿香 6 g	白蔻仁 6 g	连翘 15 g	黄连 10 g
大黄 6 g	茯苓 30 g	猪苓 30 g	泽泻 15 g

（三）肾阴亏虚

1. 症状

夜尿清长，潮热盗汗，两颧发红，口干欲饮，腰膝酸软，头晕耳鸣，舌红，少苔，脉细数。

2. 治法

滋补肾阴。

3. 方药

知柏地黄丸加减：

知母 12 g	黄柏 6 g	生地 30 g	丹皮 10 g
山茱萸 10 g	怀山药 30 g	怀牛膝 15 g	泽泻 12 g

（四）气阴两虚

1. 症状

尿多清长，口干欲饮，神疲乏力，腰膝酸软，手足心热，舌红少津，脉数。

2. 治法

益气养阴。

3. 方药

生脉散：

党参 18 g	麦冬 30 g	五味子 6 g	黄芪 15 g
生地 30 g	山药 30 g	山茱萸 10 g	茯苓 12 g
丹皮 10 g	泽泻 10 g		

随证加减：

口干咽燥、大便秘结者加玄参 15 g 以养阴增液；余邪未净、午后低热者加地骨皮 10 g、青蒿 10 g 以清泄余邪；口干欲饮者加乌梅 10 g、天花粉 15 g、石斛 10 g 以生津止渴；尿频量多者加金樱子 15 g、芡实 15 g、莲须 15 g 以补肾固涩；腰酸明显者加桑寄生 15 g、杜仲 15 g 以补肾壮腰。

（五）脾肾两虚

1. 症状

腰膝酸软，头晕耳鸣，食欲缺乏，神疲体倦，少气懒言，舌质淡，苔薄白或微腻，脉沉弱。

2. 治法

健脾益肾。

3. 方药

参苓白术散合金匮肾气丸：

党参 30 g	白术 10 g	茯苓 10 g	熟地 30 g
山药 30 g	山茱萸 10 g	丹皮 10 g	泽泻 10 g
桂枝 6 g	砂仁 6 g	炙甘草 10 g	

随证加减：

食欲缺乏明显者加砂仁 6 g、麦芽 30 g 以化湿健脾；恶心腹胀者加川朴 10 g、姜半夏 10 g、陈皮 6 g 以健脾和胃；夜尿清长者加金樱子 15 g、芡实 15 g 以补肾固摄。

二、我科经验及各家学说

黄敏等[1]用益肾和络泄浊法治疗了 46 例在慢性肾脏病基础上发生急性肾衰竭的患者，并进行了对照实验，结果表明：治疗组总有效率为 96.7%，对照组总有效率为 81.25%，两组综合疗效比较差别无统计学意义（$p>0.05$）；两组疗前后中医证候的积分差值比较差别有统计学意义（$p<0.05$），治疗组患者恶心呕吐、食少纳呆、舌苔厚腻等证候的消失数高于对照组，两组差别有统计学意义（$p<0.05$）。

钟唯章[2]对肾衰灌肠方（六月雪 30 g、黄芪 15 g、生大黄 30 g、川芎 15 g、锻牡蛎30 g）治疗 50 例急性肾损伤患者的疗效进行了评价。结果表明：观察组患者在住院时间、总有效率、死亡率等各方面均优于对照组，差异具有统计学意义。结论：肾衰灌肠方主要是通过渗透、吸附等作用来清除人体内的肌酐、尿素氮等代谢废物，将方剂中的中药成分吸收进入血液，以达到治疗急性肾损伤的目的，在控制血压、使用抗生素抗感染、补充血容量、抗休克等常规治疗的基础上再联合肾衰灌肠方治疗急性肾损伤效果更佳，治愈率高，值得临床推广使用。

叶景华教授[3]在急性肾衰竭的治疗中非常重视二便的通畅与否。他指出，汗与二便是人体排邪、保持内环境平衡的三种主要形式。大便通则胃肠道的积滞邪毒得解，热、毒之邪随之而解，病情有望迅速好转。

陈绍宏教授[4]认为，急性肾衰竭在临床上分三期：

（1）少尿期：治疗上予中药汤剂治疗必须做到浓煎，其原因一方面是汤剂增加水的摄入量不便于液体控制，可能导致水过多、水中毒，另一方面因中药汤剂含钾量高可加重高钾血症而直接导致患者猝死。治疗时遵循：①严格控制液体平衡；②予以患者高热量、低精蛋白饮食。

（2）多尿期：临床表现多以肾阳虚为主，治疗时加入温肾祛寒、缩尿止遗之品如金锁固精丸、桑螵蛸散合缩泉丸（沙苑蒺藜 15 g、芡实 15 g、莲米 15 g、煅龙骨30 g、锻牡蛎 30 g、桑螵蛸 15 g、台乌 15 g、益智仁 15 g、怀山药 15 g），加减可促进肾小管功能的恢复，缩短多尿期，改善病情，缩短疗程。

（3）恢复期：此期应定时随访患者，告诫患者避免使用肾毒性药物。

曾国志[5]对 80 例原发性肾病综合征合并急性肾衰竭患者中医辨证分型之间关系的临床研究发现，本病常见五种中医临床证型：湿热内蕴证、脾肾阳虚证、水湿浸渍证、脾肾气虚证、瘀水交阻证。瘀水交阻证患者比其他组更易发生高脂血症。

黄艳[6]对急性肾损伤早期的研究发现：大黄胶囊对治疗危重症急性肾损伤早期患者有积极意义。其可降低胱抑素-C和血肌酐水平，增加肾小球滤过率，预防肾衰竭的发生和（或）进一步的恶化。

黄睿[7]将60例ARF患者随机分为治疗组30例、对照组30例，治疗组给予急肾宁Ⅱ号（大黄、泽泻、黄芪、丹参、桃仁、炙甘草等）高位保留灌肠，对照组给予排钾利尿治疗。研究发现急肾宁Ⅱ号可以改善急性肾衰竭患者早、中期的临床症状和体征，并有效改善急性肾衰竭患者的肾功能，降低BUN和Scr水平。

万来彪等[8]将64例急性肾衰竭患者随机分为实验组和对照组各32例，实验组32例患者除进行常规治疗（血液透析、饮食治疗、维持日常水和电解质平衡）外，还加用了中药制剂黄芪注射液及舒血宁作为辅助治疗；对照组32例患者仅作常规治疗。通过比较实验组和对照组临床疗效和治疗前后患者肾功能指标的变化发现，实验组患者的治愈率为81.38%，对照组患者的治愈率为56.25%，并且加用了左卡尼汀的实验组患者肾功能改善情况要明显优于对照组。

张琪教授[9]认为，慢性肾衰患者极易因感染、误治、劳累、情志等因素而使病情迅速恶化，短期内肾小球滤过率迅速下降，血尿素氮、肌酐迅速上升，现代医学称之为“在慢性肾脏病基础上的急性肾衰竭”。张教授认为，感染、误治等因素使患者在CRF基础上出现ARF，其病机为热毒血瘀，使慢性肾衰患者内浊毒蕴结更甚、气血瘀滞更重。

何建华[10]对80例急性肾衰竭患者应用肾康注射液的疗效及安全性进行了探讨，结果表明：治疗12天之后，两组Cys-eGFR(Mac)、BUN、Scr、血K^+、ScysC、尿钠、尿CysC/CR以及尿ACR明显改善，而实验组改善明显优于对照组（$p<0.01$），同时实验组疗效明显优于对照组（$p<0.05$），差异具有统计意义。所有患者在治疗过程中均未出现不良反应。可见肾康注射液治疗急性肾衰竭的临床疗效明显且无不良反应，其用药的安全性值得肯定，可以作为急性肾衰竭的治疗药物推广应用

林波等[11]研究了复方保肾颗粒（由黄芪、络石藤、鱼腥草等中药组成）对甘油法致急性肾衰竭大鼠模型的影响，结果发现：复方保肾颗粒能明显降低甘油法致大鼠急性肾衰竭模型的尿蛋白、Scr及BUN的含量，明显降低肾脏指数。可见复方保肾颗粒对甘油法致大鼠急性肾衰竭模型具有一定的保护作用。

苑磊等[12]应用川芎嗪联合黄芪治疗了70例甘露醇所致的急性肾衰竭患者，其中治疗组38例，对照组32例。结果表明：治疗组总有效率为86.8%，对照组总有效率为71.8%，两组有显著性差异；治疗组治疗前后各项生化指标变化有显著性差异，对照组治疗前后各项生化指标变化无显著性差异。结论：川芎嗪联合黄芪注射液治疗甘露醇导致的急性肾衰竭的临床疗效显著。

参考文献

[1]黄敏.益肾和络泄浊法治疗慢性肾脏病基础上急性肾衰竭的临床研究[D].南京中医药大学硕士学位论文，2007.

[2]钟唯章.肾衰灌肠方治疗急性肾损伤50例疗效评价[J].青岛医药卫生，2014，06：

442-443.
[3]盖云,张彤.通腑泄浊法治疗继发性急性肾衰竭1例[J].上海中医药杂志,2008,10:11-12.
[4]张静.陈绍宏教授谈急性肾衰中西医结合非透析疗法应注意的几个问题[J].成都中医药大学学报,2007,01:11-12.
[5]曾国志.原发性肾病综合征合并急性肾衰竭与中医辨证分型之间关系的临床研究[D].福建中医药大学硕士学位论文,2010.
[6]黄艳.大黄胶囊对危重症急性肾损伤早期患者干预治疗的临床研究[D].广州中医药大学硕士学位论文,2011.
[7]黄睿.急肾宁Ⅱ号治疗急性肾衰竭的临床观察研究[D].黑龙江中医药大学硕士学位论文,2010.
[8]万来彪,衷美兰,尹金凤.中药注射液联合血液透析治疗急性肾衰竭患者32例[J].中国中医药现代远程教育,2015,21:68-69.
[9]于梅,于卓.张琪用加味解毒活血汤治疗慢性肾衰基础上的急性肾衰竭经验[J].中国中医基础医学杂志,2011,06:695-696.
[10]何建华.肾康注射液对急性肾衰竭的疗效及安全性探讨[J].中外医疗,2015,24:139-141.
[11]林波,向丽,刘宇,等.复方保肾颗粒对甘油法致大鼠急性肾衰竭模型的影响[J].中药与临床,2015,04:17-19.
[12]苑磊,成月英,张红,等.川芎嗪联合黄芪治疗甘露醇所致急性肾衰竭38例[J].中医临床研究,2014,36:79-81.

第十七章　慢性肾衰竭

第一节　慢性肾衰竭的常规诊疗

慢性肾衰竭(CRF,简称“慢肾衰”)是一种常见的临床综合征,它发生在各种慢性肾实质疾病的基础上,缓慢地出现肾功能减退而至衰竭。

一、慢性肾衰竭的分期

肾脏具有极其强大的代偿储备功能。各种原发或继发性病因引起的肾脏损害并呈慢性进行性恶化是一个逐渐发展加重的过程。临床上根据肾功能损害的程度和特点,通常将慢性肾衰竭分为以下四期:

(一)肾储备力下降期

本期又称“肾功能不全代偿期”。此期 GFR 仅为正常时的 35%～70%,此时肾的储备力虽下降,但其功能仍能维持机体内环境的稳定,临床上无症状和氮质血症(即血肌酐正常)。

(二)氮质血症期

本期又称“肾功能不全失代偿期”,简称“肾功能不全”,是慢肾衰的开始阶段。此时肾小球滤过率减少到正常的 21%～35%,肾维持机体内环境稳定的能力已受到损害,可有不同程度的氮质血症(血肌酐高于正常值,但低于 451 μmol/L),肾浓缩功能有轻度损害(多尿和夜尿),并可有轻度贫血和乏力。患者通常无明显症状,易被忽视。此期的肾脏代偿能力是极其脆弱的,若肾功能再稍微受损则血中肌酐、尿素氮就会迅速上升,临床症状也会迅速加重。故当机体有额外负荷时,如疲劳、血容量不足、感染、尿路梗阻或使用肾毒性药物等,患者就会迅速出现肾衰竭甚至尿毒症症状。若纠正了额外负荷则症状可逆转,并恢复到原来比较稳定的状态。

(三)肾衰竭期

当 GFR 减少至正常的 11%～20%时(即血肌酐为 451～707 μmol/L 时),机体的内环境已长期地、持续地不正常,患者出现显著的氮质血症,贫血亦较明显;肾小管浓缩功能明显障碍(等张尿、夜尿),出现水、电解质失调,如轻或中度代谢性酸中毒、水钠潴留、低钙血症、高磷血症等，一般无高钾血症。临床上大多有明显贫血，可有轻度胃肠道、心血管和中枢神经系统症状。

（四）尿毒症期

本期亦即肾衰的晚期。当上述肾衰竭期更进一步发展时，残存的 GFR 仅为正常的10%以下，即出现尿毒症症状群，表现为上述肾衰的临床表现更明显，并出现严重的各系统症状，尤以胃肠道、心血管和神经系统症状最为突出，如食欲缺乏、恶心、呕吐、腹泻、口有尿臭味、心力衰竭、尿毒症性心包炎、神志不清、昏迷、抽搐等。患者血肌酐大于 707 μmol/L，水、电解质严重失调，常有明显的代谢性酸中毒。如不及时进行透析治疗，极易危及患者生命而致死亡。正确地确诊尿毒症对制订治疗方案具有指导意义。

二、慢性肾衰竭的发病机制

（一）慢肾衰进行性恶化的发病机制

有关慢肾衰进行性恶化的机制，历年来先后提出过"尿毒症毒素学说""完整肾单位学说""矫枉失衡学说""肾小球高滤过学说""脂质代谢紊乱学说""肾小管高代谢学说"等，但没有一种学说能完整地解释其发病的全部过程，真正的发病机制仍不清楚。

1. 健存肾单位和矫枉失衡学说

20 世纪 70 年代初，Bricker 根据对慢肾衰的一系列临床和实验研究结果，提出了"健存肾单位"学说来解释。该学说认为：肾实质疾患导致相当数量的肾单位破坏，余下来的"健存"肾单位为了代偿，必须增加工作量，以维持人体内环境稳定和机体正常的需要。因此，每一个"健存"肾单位都会发生代偿性肥大，以增强肾小球滤过功能和肾小管处理滤液的功能（包括肾小管重吸收和分泌能力）来适应机体的需要。此时，患者的血生化尚可维持正常，临床上亦无症状。但如果肾实质疾患的破坏继续进行，"健存"肾单位越来越少，终于到了即使"健存"肾单位倾尽全力也不能达到人体代谢的最低要求时，就发生肾衰竭，这就是"健存肾单位学说"。当患者出现肾衰的一系列病态现象时，为了矫正它，机体要作出相应的调整（即矫枉），但在调整的过程中却不可避免地要付出一定的代价，因而发生了新的失衡，使人体蒙受新的损害。如此周而复始造成进行性损害，成为 CRF 患者病情进展的重要原因之一，这就是 Bricker 为了补充"健存肾单位"学说而提出的"矫枉失衡"学说。举例来说，当"健存"肾单位减少时，余下的每个健存的肾单位排出磷的量代偿性增加，从整个肾来说，其排出磷的总量仍可基本正常，故血磷正常；但后来当"健存"肾单位逐渐减少，余下的"健存"肾单位虽加倍努力，但仍不能将多余的磷排泄而潴留于血中，于是发生高磷血症。人体为了矫正磷的潴留可发生甲状旁腺功能亢进，以促进肾小管排磷，这时高磷血症虽有所改善，但甲状旁腺功能亢进却引起了其他症状，如由于溶骨作用而发生广泛的纤维性骨炎和转移性钙化症，以及神经系统毒性作用等，给人体造成新的损害。

2. 肾小球高压和代偿性肥大学说

20 世纪 80 年代，Breuner 等学者切除了大鼠 5/6 的肾脏，应用微穿刺研究证实了残余肾脏单个肾单位肾小球滤过率增高(高滤过)、血浆流量增高(高灌注)及毛细血管跨膜压增高(高压力),提出了著名的“肾小球高滤过”学说。本学说认为,随着肾单位破坏增加,残余肾单位的代谢废物的排泄负荷增加,因而代偿地发生肾小球的高灌注、高压力和高滤过,上述肾小球内“三高”可引起:①肾小球上皮细胞足突融合,系膜细胞和基质显著增生,肾小球肥大,继而发生硬化;②肾小球内皮细胞损伤诱发血小板聚集,导致微血栓形成,损害肾小球而促进硬化;③肾小球通透性增加,使尿蛋白增加而损伤肾间质。上述过程不断进行,形成恶性循环,使肾功能不断恶化。最近认为,肾小球高压是促使肾功能恶化的重要原因,而增生肥大是肾脏硬化的前奏。本学说是健存肾单位矫枉失衡学说的补充和发展。

3. 肾小管高代谢学说

该学说认为,在慢肾衰的进展过程中,肾小管并不是处于被动的代偿适应或单纯受损状态,而是直接参与肾功能持续减退的发展过程。慢肾衰时,健存肾单位的肾小管呈代偿性高代谢状态,耗氧量增加,氧自由基产生增多,肾小管细胞产 NH_3 显著增加,可引起肾小管损害、间质炎症及纤维化,以致肾单位功能丧失。近年已明确慢肾衰的进展和肾小管间质损害的严重程度密切相关。

4. 其他

有些学者认为慢肾衰的进行性恶化机制与下述因素有关:①在肾小球内“三高”的情况下,肾组织内血管紧张素Ⅱ水平增高,转化生长因子 β 等表达增加,导致细胞外基质增多,从而造成肾小球硬化;②过多的蛋白从肾小球滤出,引起肾小球高滤过,而且近曲小管细胞通过胞饮作用将蛋白吸收后引起肾小管和间质的损害,导致肾单位功能的丧失;③脂质代谢紊乱,低密度脂蛋白可刺激细胞增生,继而发生肾小球硬化,促使肾功能恶化。

(二)产生慢肾衰症状的机制

尿毒症的各种临床症状有些与水电解质和酸碱平衡失调有关,有些则与各种尿毒症毒素有关。尿毒症性毒素是由于绝大部分肾实质毁坏而不能排泄多种代谢废物和不能降解某些内分泌激素而蓄积在体液内的。它们起毒性作用,可引起某些尿毒症症状。此外,肾脏的内分泌功能障碍也可引起某些尿毒症症状。尿毒症的毒素包括:

1. 小分子含氮物质(分子量小于 500)

如无机物质中的无机磷、H^+、某些酸根(如 SO_4^{2-})及有机物质中的胍类(甲基胍、胍琥珀酸等)、尿素、尿酸、胺类、多胺酚类和吲哚类等蛋白和氨基酸的代谢废物。其中较主要的是胍类,而研究最多的是甲基胍,它能引起胃肠、神经、心血管和血液系统症状,如厌食、恶心、呕吐、腹泻、消化性溃疡、出血倾向、皮肤瘙痒、贫血、抽搐、意识障碍、肺水肿、肺瘀血、心肌病变、心室传导阻滞、心功能不全等,与尿毒症的临床表现颇为相似。

2. 中分子毒性物质(分子量 500～5000)

这类物质包括高浓度的中分子正常代谢产物、高浓度的激素、细胞代谢紊乱产生的多肽、细胞或细菌的裂解产物等。中分子毒性物质在血内水平的增加不仅由于肾的排泄障碍所致,与肾对其分解代谢的功能障碍亦有关系,此外与尿毒症时许多种类的多肽类激素(如PTH、胰岛素等)在血内水平的增高亦有关。中分子毒性物质主要引起周围神经病变、尿毒症脑病、糖耐量异常、性功能障碍等,此外对细胞生成、白细胞吞噬、淋巴细胞和纤维细胞增生也有明显的抑制作用。由于腹膜对中分子物质有较好的通透性,因此中分子毒性物质水平很高的慢肾衰患者可选择腹膜透析。改进血液透析的透析膜,或采用血液滤过、血液灌流及血浆免疫吸附等方法亦可较好地清除中分子毒性物质。

3.大分子毒性物质(其分子量大于5000)

肾脏具有降解多种肽和大分子蛋白(分子量小于50000)的作用。尿毒症时,肾脏的这种能力显著下降,因而使多肽类、激素和某些小分子蛋白(如甲状旁腺激素、胰高血糖素)的血浆浓度升高,可造成机体的某些损害。小分子蛋白如β-微球蛋白、β糖蛋白、溶菌酶、核糖核酸酶、维生素A结合蛋白等的蓄积也可能会有毒性作用,引起尿毒症的某些症状。新近较多的研究结果表明,CRF时循环和组织中的晚期糖基化产物(AGE)含量明显增加,并参与许多尿毒症并发症的发生,因此亦被认为是一种新发现的"尿毒症毒素"。

有学者试图综合各种原因来解释尿毒症各种症状的发生机制,最终提出了细胞膜转运失调学说。该学说认为,由于肾实质严重损害和肾的排泄、内分泌和代谢功能障碍导致细胞膜转运失调,包括:①小、中、大分子毒性物质的潴留;②肾脏内分泌障碍,如肾素、红细胞生成素、活性维生素D、前列腺素等;③肾脏分解功能的障碍,如胰岛素、胃泌素、胰高血糖素等;④"矫枉失衡"学说;⑤肾衰时机体代谢紊乱和营养障碍。由于细胞膜转运失调,离子转运越过细胞膜发生障碍而导致细胞内液的组成异常,最明显的表现是钠含量增加而钾含量减少。细胞内钠含量高引起细胞内渗透压升高而发生细胞内水肿;细胞内液组成异常导致细胞内酶的活力差;细胞内代谢障碍可引起由细胞组成的各种组织和器官的功能障碍,在临床上表现出复杂的各系统症状。

三、病因及其诊断与治疗

(一)常见病因

任何泌尿系统病变能破坏肾的正常结构和功能者,均可引起慢肾衰。例如,原发和继发性肾小球疾病、慢性间质性疾病、肾血管疾病、尿路梗阻性疾病、先天性和遗传性肾脏病等都可发展至慢性肾衰。

(二)病因的诊断

早期慢性肾衰的病因诊断较易,因为此时的X射线静脉肾盂造影、B超和肾活检的危险性较小,而且诊断意义较大。晚期慢性肾衰的病因诊断较困难,但仍是重要的,因有一些病因仍有治疗价值,包括:①系统性红斑狼疮性肾炎;②恶性高血压性肾病;③近期的梗阻性肾脏病(指数周内的急性或亚急性梗阻),高钙血症肾病、多发性骨髓瘤、止痛药肾脏病、溶血性尿毒症综合征、草酸性肾病、肾结核、痛风性肾脏病、结节性多动脉炎及其他类似疾病等。

慢肾衰病因的诊断除详细地询问病史和体格检查外,实验室检查应包括准确的尿常规,24小时尿蛋白定量,尿蛋白电泳分析,中段尿细菌培养计数,血尿素氮、肌酐、钠、钾、氯，二氧化碳结合力，尿酸，钙、磷、碱性磷酸酶、血脂，病毒性肝炎血清学试验，血糖、白蛋白和球蛋白测定，蛋白电泳，肌酐清除率测定，X射线腹部平片（必要时作肾断层照片），X射线胸部检查，心电图，B型超声显像。必要时还要作核素肾图、肾显像、肾CT检查及肾穿刺活组织检查。有指征时应做ANA、dsDNA等血清学检查。鉴于慢性肾炎和慢性间质性肾炎是慢肾衰的主要根底疾病（约占80%），且后者常为可治性，故应首先予以鉴别。其鉴别要点为：

（1）在肾衰前，慢性肾炎常有水肿和高血压史；而慢性间质性肾炎则常没有。纵使发生肾衰后，后者的高血压和水肿亦较前者轻。

（2）前者常有大量的蛋白尿，尿沉渣中常有较多的各种类型的管型和红细胞；后者蛋白尿多为（±）或（＋），24小时尿蛋白量常低于1.5 g，并以小分子量蛋白（如β-微球蛋白）为主要成分，亦称“肾小管性蛋白尿”，尿沉渣可有少量白细胞，偶有特征性的白细胞管型。

（3）前者肾小球功能损害（临床上可用肌酐清除率作指标）较肾小管损害明显，且较早出现；后者则肾小管功能损害较早和较明显，表现为浓缩功能差（晨尿渗透压或比重低）、失盐性肾病、高钾血症、高血氯性酸中毒等。

（4）前者双侧肾脏对称性缩小，肾盂、肾盏形状仍正常；后者双侧肾脏可呈不对称性缩小，外形不规则，肾盂、肾盏形状可有变形。在晚期肾衰时鉴别诊断较困难，但据笔者的经验，肾衰前有否水肿和高血压病史及肾脏的大小和形态对鉴别诊断有较大帮助。如果诊断为慢性肾炎，必须首先排除其继发于全身性疾病的可能性，特别是继发于系统性红斑狼疮等风湿性疾病，然后才考虑为原发性。宜详细地体检和询问有否不明原因的发热、多发性关节痛、皮疹（特别是红斑和紫癜）和多系统损害。如有可疑，应进一步做有关血清学如抗核抗体等检查。如诊断为慢性间质性肾炎，则必须分清：①原发于肾间质的疾病，如慢性肾盂肾炎、肾结核、止痛药肾病、高血钙性肾脏病、慢性重金属中毒所致等。据笔者的资料，我国的慢性间质性肾炎多由“复杂性慢性肾盂肾炎”引起。②继发于其他泌尿系统的疾病或全身性疾病，如梗阻性肾脏病、痛风性肾脏病、多发性骨髓瘤、遗传性肾脏疾病等。大约有90%的慢性间质性肾炎属可治性，经治疗后多可防止其病情发展成肾衰。即使已有肾衰者，其病情恶化也较慢性肾炎缓慢，存活期较长，且其中有些病例经治疗后可减慢甚至逆转肾衰的发展。据笔者的材料，有不少慢性间质性肾炎患者因被误诊为慢性肾炎而坐失治疗的良机。这方面的教训是很深刻的，值得引起临床医师的重视。

（三）病因的治疗

有些慢肾衰的原发疾病是有治疗价值的，如狼疮性肾炎、结节性多动脉炎、过敏性血管炎、韦格纳肉芽肿、恶性高血压、肾盂肾炎、肾结核、止痛药肾病、新近几个月的尿路梗阻、高钙血症（甲状旁腺瘤）等疾病，当其病变活动时均可引起或加重肾衰竭。故对慢肾衰患者，应详细询问病史及做相关检查，证实有无上述疾病。笔者曾报告，狼疮性肾炎采用激素、细胞毒性药物等治疗时效果明显，但若病变已发展为慢性固缩肾时则用此类药物不仅无效，反而会加重尿毒症及发生并发症。因此，应根据根底疾病的病变活动情况给予患者及时恰当的治疗，哪怕是肾脏病变有轻微的改善，肾功能都会有所好转，有些甚至可恢复至代偿期。因此，治疗慢肾衰的原发疾病是治疗慢肾衰非常重要的环节，其疗效不是对症疗法和替代疗法所能比拟的，值得强调。对危重患者，可用透析疗法延长生命，以创造条件、赢得时间来诊治根底疾病。

四、可逆性尿毒症

尿毒症并非全部不可逆转，部分尿毒症患者如能及时发现可以治疗的根底疾病或可逆因素并加以纠正，则尿毒症多能逆转，使肾功能得到明显改善，甚至恢复到原来较稳定的代偿期。因此，必须强调指出，对于所有的尿毒症患者，积极寻找和纠正可逆因素十分必要，以免贻误可以逆转尿毒症的良机。

（一）机制

肾脏具有强大的代偿能力。当 GFR 下降至 35～20 mL/min 时，亦即氮质血症期，在通常情况下，患者仍可无慢肾衰的症状。但在此时，如根底疾病的活动性发展及附加上可逆因素等，则患者将迅速出现肾衰的症状。此时的肾脏代偿能力是极其脆弱的，如肾组织损害稍加重，则血肌酐、尿素氮迅速上升，症状也迅速加重；如肾组织损害稍改善，则肌酐、血尿素氮即迅速下降，症状迅速好转至原来的水平。在代偿能力达到极限转折点时，若肾功能再稍微受损，则血中的肌酐、尿素氮等氮质就会迅速上升，临床症状也随之迅速加重。一般慢性肾脏病的肾功能损害过程是缓慢的，如慢性肾盂肾炎患者每年 GFR 减少约 3 mL/min，如果患者在短期内迅速发展成尿毒症，则除了注意肾脏本身的病变发展外，还应高度警惕有否其他促使肾功能恶化的可逆因素，如感染、心力衰竭、尿路梗阻、水电解质及酸碱平衡紊乱和使用肾毒性药物等。根据上述机制，如能对可治的尿毒症的根底疾病加以恰当的处理，或去除上述各种促使肾功能恶化的因素，纵使肾功能仅获得轻微改善，患者的肾衰症状也会有很大的好转，甚至解除尿毒症状态。

（二）可逆因素

应当指出，对慢肾衰患者，纵使其根底疾病不可逆转，也应努力寻找其有否可逆因素。促使肾衰加重的可逆因素大致有：

（1）血容量不足：可使肾小球滤过率下降，加重肾衰，常见于有钠水丢失的患者。若慢性肾脏病患者肾功能突然恶化且血压不高，应特别注意有此可能性。有直立性低血压、心动过速等表现者可能性极大。

（2）感染：常见：呼吸道感染和尿路感染。

（3）尿路梗阻：包括完全性和不完全性梗阻，最常见的是尿路结石，且常合并感染；此外还有肿瘤、前列腺肥大、尿道瓣膜病变、神经性膀胱等。

（4）心力衰竭：十分常见，如充血性心力衰竭、严重心律失常等。

（5）肾毒性药物的使用：最常见于氨基苷类抗生素和 X 射线造影剂的使用，包括链霉素、庆大霉素、卡那霉素、阿米卡星、新霉素等，此类药物主要以原形经肾排出。

（6）急性应激状态：如严重创伤、大手术。

(7)高血压:如急剧发生的高血压或长期高血压者降压过快过剧者。

(8)高钙血症或高磷血症:一般慢性肾脏病患者的肾功能破坏进展较缓慢,如肾功能急剧下降且超过预期的原发病进展速度时,应特别注意存在使慢肾衰加重的可逆因素的可能。

(三)治疗

虽然有些慢肾衰的病因本身是难于逆转的,仍应找寻并纠正某些使肾衰加重的可逆因素,这可使肾功能获得改善。如纠正水、电解质和酸碱平衡失调,特别是水、钠缺失;及时地控制感染;解除尿路梗阻;治疗心力衰竭;停止肾毒性药物的应用等。积极治疗慢肾衰的根底疾病和纠正肾衰中的可逆因素是治疗慢肾衰的关键,其疗效远比对症治疗和替代疗法显著。尤其是狼疮性肾炎患者,即使已进入尿毒症期仍有逆转的可能,值得一再强调。对尿毒症患者可用透析疗法改善病情,以创造条件、赢得时间来纠正可逆因素。

五、延缓慢肾衰发生、发展的对策

由于维持血液透析和腹膜透析的费用很高,肾移植费用也相当昂贵,许多患者难以承受,因而防止和延缓肾衰竭的发生、发展非常重要。

慢肾衰的早期预防又称一级预防,即在慢肾衰发生前开始预防,如及早发现肾脏病并加以治疗、积极治疗可能引起肾脏病的疾病(如高血压、糖尿病、红斑狼疮)等,以防止其引起肾脏病。

慢肾衰的二级预防是指延缓慢性肾功能减退进展的措施。延缓慢肾衰发展的措施如下:

(一)定期随访

氮质血症的早期应定期随访,以便对患者病情的发展进行监测,及时给予恰当的治疗。随访的频度取决于患者是否存在其他病症,如高血压、心力衰竭及肾功能恶化的速度。所有患者须每 3 个月至少随访 1 次,随访时应测量血压,作血常规、血尿素氮、血肌酐及电解质检查,并对患者给出下一步的治疗指导。经常随诊可以及时发现某些促进肾衰发展的不利因素而加以处理。

(二)预防和治疗加速肾衰发展的不利因素

如急性感染、血容量不足、高凝状态、低钾血症、高钙血症、肾毒性药物或化学物质中毒、结石尿路梗阻、高蛋白饮食、高磷饮食等。

(三)饮食治疗

饮食治疗是延缓慢肾衰发展的重要措施。现已证实,合理的饮食方案可延缓残余肾单位的破坏速度。

（四）控制全身性高血压

全身性高血压会损伤肾小球，促使肾小球硬化，故必须予以积极控制。理想的控制水平为：尿蛋白超过 1 g/d 者血压应控制在 125/75 mmHg 以下；尿蛋白低于 1 g/d 者血压应控制在 130/80 mmHg 以下。目前首选 ACE 抑制剂或血管紧张素Ⅱ受体拮抗剂。ACE 抑制剂在临床上已应用多年，有丰富的动物和临床实验资料可证实其对肾衰竭具有肯定的疗效，能够延缓肾功能恶化的趋势。可用依那普利 10 mg 口服，每日 1 次，渐增至 10～20 mg；或氯沙坦 50 mg 口服，每日 1 次。用时要特别注意：①肾功能不全的患者可引起高血钾；②GFR 低于 30 mL/min 者可能会引起肾功能急剧恶化；③用药量需按 GFR 调整。

（五）控制肾小球内的高血压

控制肾小球内的高血压，目的在于解决肾小球的高灌注和高滤过问题。因为肾小球高血压、高灌注和高滤过会促进肾小球硬化的进展。控制措施有低蛋白饮食、控制全身性高血压（因高血压能传递至肾小球内）、控制糖尿病和使用 ACE 抑制剂等。ACE 抑制剂能直接阻断 AT2 合成，其扩张出球小动脉的作用强于入球小动脉，故能直接降低肾小球性高血压，从而降低肾小球的高跨膜压，减少高滤过，因此能延缓肾功能减退。如选用依那普利，在无高血压的患者，可每日仅服 5～10 mg。

（六）控制肾单位高代谢

低蛋白、低磷饮食可降低残余肾单位的耗氧量，可能有降低高代谢的作用。口服大黄可能有助于控制肾单位高代谢、纠正酸中毒，口服碳酸氢钠 3～10 g/d 亦会有帮助。

（七）其他

针对慢肾衰时血栓素生成增多可使用一些抗血小板凝集药物，如阿司匹林（小量）及双嘧达莫，或中药的活血化瘀药物（如丹参、川芎等）。

六、慢性肾衰的临床表现与治疗

（一）肾脏病患者的胆固醇控制

相当一部分慢肾衰患者存在着高脂血症。有文献报道 30%～50%的慢肾衰患者空腹血三酰甘油升高可达 2.66～3.99 mmol/L，少数可达 13.3 mmol/L 以上。产生高三酰甘油血症的原因可能有：

（1）慢肾衰患者脂蛋白酯酶功能缺陷，致使极低密度脂蛋白代谢紊乱，引起血中极低密度及低密度脂蛋白升高。

（2）血液透析患者应用 β-肾上腺素能阻滞剂或醋酸盐透析液及肝素，均可促进三酰甘油的合成。

（3）长期腹膜透析患者由透析液中吸收大量葡萄糖而致三酰甘油升高。

(4)心功能不全致使肝脏血流减少。

(5)在慢肾衰时,体内多种激素分泌紊乱可加重脂质代谢的异常,某些药物的使用(如利尿剂、类固醇激素等)也可增高血中三酰甘油的水平。高三酰甘油血症和高血压是加速动脉硬化和增加慢性肾衰患者心脑血管病死率的主要危险因素。脂质代谢紊乱对肾脏的损害机制尚不明确,可能通过以下几方面:①损伤内皮细胞及肾小球基膜;②引起系膜细胞损伤与增殖;③诱导血小板聚集;④影响花生酸类似物的产生和释放等。慢肾衰患者除并发高三酰甘油血症外,也可出现高胆固醇血症。目前认为治疗的首要目标是降低血清胆固醇,采取的措施如下:

1. 一般治疗

减少胆固醇的摄入,应限制动物内脏、蛋黄、鱼子等高胆固醇食品的摄入,使饮食中多不饱和脂肪酸与饱和脂肪酸的比例为 1∶1。减少吸烟及饮酒。对肥胖患者应予以低热量饮食,配合适当的体育锻炼,争取将体重控制在理想范围内。

2. 降脂药物治疗

不饱和脂肪酸类药物有鱼油、月见草油等,首选用于轻中度高脂血症的慢肾衰患者;常用的降低胆固醇药物有辛伐他汀、阿托伐他汀钙、瑞舒伐他汀钙等。

3. 合理的透析治疗

减少超滤量以减少透析中的葡萄糖用量,避免血清三酰甘油升高;改用碳酸盐透析液做血透也有利于降低血清三酰甘油水平。

(二)水、电解质和酸碱失衡及其治疗

肾脏的基本功能是调节水、电解质及酸碱平衡。肾功能不全时,由于其排泄或代谢功能障碍,会引起不同程度的水电解质及酸碱平衡紊乱。

1. 失水

由于健存肾单位减少,每个肾单位平均所需排出的溶质负荷必然增加,可引发溶质性利尿。再加上肾的浓缩和稀释功能损害,故肾要超负荷工作,使尿比重固定于 1.010 左右(等张尿)和出现夜尿增多。由于肾对水分的调节能力很差,因此饮水不足可能会发生失水。此时患者有口渴、口腔黏膜干燥、乏力、尿量减少等表现,严重者可因脑细胞的严重脱水而出现精神症状,甚至昏迷。一般失水可通过口服补充;重度失水急需补液扩容,或患者有明显呕吐、腹泻和梗阻时,可给予静脉滴注 5%的葡萄糖液。补水量可按下述公式计算:

所需水量(mL)=[患者血钠(mmol/L)－142 mmol/L]×体重(kg)×4

女性患者所需水量为上述量的 75%,一般于第一个 8 小时内先补量的 1/2。以后根据补水后反应再给予补足。另外,计算补液量时还应包括每日生理必需补充的液量以及额外丢失的液量。补液时要注意患者的心血管功能。

2. 水过多

肾衰终末期尿少时,如摄入水分超出了肾脏的排泄能力,会出现水中毒。脑细胞水肿可出现各种精神神经症状,如乏力、头痛、感觉障碍、意识淡漠和精神失常。重者可发生惊厥、昏迷,其症状的严重程度与血钠浓度下降的速率和程度呈正相关,血钠常降低至

125 mmol/L 以下，出现稀释性低钠血症。水过多时，一般可按急性肾衰的办法，严格控制水摄入量。在有惊厥、昏迷等精神神经系统严重症状时，可用5%的氯化钠溶液每千克体重2.5 mL静脉滴注，根据临床反应可重复使用一次。补高渗盐水时，要密切监护心功能，如有条件做透析治疗最好还是用透析抢救。

值得注意的是，在临床上必须动态观察患者的水平衡情况，不加区别地限制水摄入可出现脱水，过多饮水则可出现水潴留。

3. 缺钠

肾衰患者对钠的调节功能差，易发生体内钠总量缺乏。主要原因是：

(1)肾小管重吸收钠的功能减退(失盐肾)，较常见于慢性间质性肾炎。

(2)渗透性利尿亦可能会加重缺钠的倾向。

(3)有些患者因呕吐、腹泻、使用利尿剂而丢失钠过多。

(4)长时间饮食摄入钠不足。

失钠后，血钠降低，细胞外液渗透压下降，使抗利尿激素分泌减少，肾排出水分增加。由于钠和水的丢失，导致细胞外液容量减少，引起血浆容量减少，血压降低，更进一步降低了肾小球滤过率，使肾功能迅速变坏。可使一个以前比较稳定和没有症状的早期慢肾衰患者出现明显的尿毒症表现。失钠时患者常出现头晕、乏力、直立性低血压、脉细而速，严重者可发生低血压甚至休克。

轻度缺钠患者的治疗可通过饮食调节。血压下降、心率加快的重症患者可按以下公式计算缺钠量而给予补充：

所缺钠量(mmol)=[142 mmol/L－患者血清钠浓度(mmol/L)]×体重(kg)×0.6

一般可用0.9%的氯化钠注射液先补充总量的1/2，再根据临床反应和复查电解质的结果酌情补充。如有明显的缺钠性低钠血症(失钠的比例远超过失水)，开始时可谨慎地给予5%的 NaCl 溶液，但3小时内绝不能超过200 mL。在补钠的过程中，应密切注意心功能情况。

4. 钠潴留

肾衰患者由于肾脏调节钠的能力差，常发生钠潴留。如果突然增加钠的摄入，而肾脏排泄钠的能力已受损害，钠不能很快地从尿排出则潴留体内。水也会由于血浆渗透压高的关系而被动潴留，导致水肿、高血压甚至心力衰竭。在这里需要指出的是，轻微的水钠潴留状态的危险性不及血容量不足的危害大。

钠过多时常伴有水肿，宜限制钠、水的摄入，及使用较大剂量的袢利尿剂，如呋塞米等。有心力衰竭者宜进行透析脱水。慢肾衰时，肾脏对钠摄入过多或不足调节的敏感性下降，故对饮食中钠摄入量的控制必须慎重。

5. 钾潴留

尿中的钾主要通过远曲小管排泄，因而其和细胞内 K^+ 的浓度有关。细胞膜上的 Na^+-K^+-ATP 酶调节细胞内 K^+ 的浓度，这种酶的活性可能受盐皮质激素的控制。当肾衰患者的 GFR 大于10 mL/min 时，血钾浓度一般能保持在正常水平，这是由于肾衰时远曲小管和结肠会增加对钾的排泄，直到尿毒症时才会较多地发生钾代谢失调，特别是较易发生高钾血症。原因包括：

(1)尿毒症少尿时,肾排钾少。

(2)感染、手术、创伤、溶血、发热时,体内产生钾增加。

(3)输库存血,含钾药物和食物等摄入过多。

(4)酸中毒:酸中毒时,由于细胞内钾外逸,亦可发生高钾血症。血 pH 每下降或升高 0.1,可使血钾升高或降低 0.8 mmol/L。

(5)其他:长期使用 ACE 抑制药、非甾体类抗炎药、β受体阻滞剂等可以发生严重的高钾血症(血钾浓度超过 7 mmol/L)。由于肌肉和神经跨细胞膜 K^+ 梯度减少,引起细胞电冲动传导障碍,可发生心律失常(包括传导阻滞)甚至心搏骤停等心脏症状,及四肢无力、手足感觉异常等肌肉神经系统症状。但绝大部分患者无明显自觉症状,直到突然发生心律失常或心搏骤停时,通过心电图或(和)血钾测定才能发现。

如有上述因素引起的中度高钾血症,纠正诱因常可使血钾降低。但如血钾严重升高,出现肌无力和心电图改变,则应紧急处理,方法包括药物和透析治疗。

6. 低钾血症

肾小管调节钾的平衡能力减退而致低钾血症在肾衰中并不常见,主要见于某些以间质、肾小管病变为病因者。在肾衰中如出现低钾血症,常是由于饮食内摄入钾过少,同时过分使用利尿剂或胃肠道丢失钾(呕吐、腹泻)。此外,肾衰时钾在尿中的浓度增加,结肠中排钾也增加,若小便量多或有腹泻时,则可丢失相当数量的钾。缺钾可引起肾损害,促使肾功能更加恶化。低钾血症的临床表现包括:①心律失常,以异位搏动为主,偶可发生房室传导阻滞;②患者常因肠平滑肌麻痹而腹胀;③四肢无力、感觉异常,严重者可发生松弛性瘫痪、呼吸肌麻痹。缺钾的临床表现往往被原发病的症候群所掩盖,故诊断主要依靠失钾的病史,配合心电图和血清钾检查。轻度缺钾者宜鼓励多进食含钾丰富的饮食,不宜口服钾,因为氯化钾对胃肠道刺激性较大,有时会引起小肠溃疡,甚至穿孔;缺钾严重者则宜口服10%的 KCl 溶液 10~20 mL,每日 8 次,必要时可静脉滴注 KCl 溶液,浓度最多不能超过 3%,成人滴速不能超过 4 mL/min。浓度过高会对静脉有刺激,滴速过快则有引起致死性高钾血症的危险。需要提及的是,在严重肾衰竭时若合并低钾,虽然应该补钾,但必须特别小心,以防发生血钾突然升高。

7. 代谢性酸中毒

慢肾衰主要由于下述原因引起代谢性酸中毒:

(1)尿毒症时,代谢产物如磷酸、硫酸、乙酰乙酸等酸性物质由于肾的排泄障碍而潴留,血阴离子间隙进行性增加,而血 HCO_3^- 浓度下降,这是尿毒症性酸中毒的特征。

(2)近曲小管分泌 H^+ 的功能缺损,H^+ 交换钠的功能丧失,因而 $NaHCO_3$ 不能重吸收而从尿中丢失。

(3)肾小管细胞制造 NH_3 的能力下降,除了肾小管一间质性病变或不明原因的毒性物质对肾小管的毒性作用可导致 NH_3 产生不足外,慢肾衰是尿液浓缩功能异常和 NH_3 的再循环功能障碍亦是重要因素,以至于尿的酸化功能丧失,碱性磷酸盐不能保留。

肾衰患者虽有慢性酸中毒存在,但多数患者尚能耐受,主要是由于一系列肾内外代偿性改变维持体液的 pH,然而这是以机体一系列代偿功能增加为代价的。一旦出现应激情况(如败血症等)则可引起较严重的酸中毒。在中度以上的代谢性酸中毒,二氧化碳结合力低于 13 mmol/L 时才有较明显的症状。呼吸深大而长，这种呼吸是对酸中毒的一种代偿性表现。此外，还有食欲缺乏、腹痛和恶心、呕吐，虚弱无力、头痛、躁动不安等症状，严重者可昏迷；因心肌收缩力减弱，可出现心力衰竭，并出现血管扩张、血压下降。上述症状可能与酸中毒时体内多种酶的活性受抑制有关，如当 pH 低于 7.2 时肾上腺素的作用被阻断而使心肌收缩力减弱，其机制为：①H^+ 可竞争性抑制 Ca^{2+} 与肌钙蛋白中钙结合亚单位结合；②H^+ 可影响 Ca^{2+} 内流；③H^+ 可影响心肌细胞内质网释放 Ca^{2+}；④酸中毒通过引起脑组织内 γ-氨基丁酸水平增加、氧化磷酸化过程减弱及 ATP 供应不足而对中枢神经系统产生抑制作用。在确诊引起酸中毒原因的基础上，根据化验结果作出判断。如能排除呼吸性因素，则二氧化碳结合力下降可作为简便诊断指标。酸中毒可致患者中枢神经系统代谢紊乱、意识障碍、呼吸中枢和血管运动中枢麻痹而死亡，是尿毒症最常见的死因之一。

严重的酸中毒必须予以纠正，但对伴有心力衰竭的患者，若过分强调完全彻底地纠正酸中毒而大量静脉补碱，则有一定的危险性。应该严格予以低钠饮食，在严密观察下给患者以少量多次的碳酸氢钠：二氧化碳结合力在 13 mmol/L 以上时可口服碳酸氢钠 1～2 g，每日 3 次。如仍有困难，则宁可让血二氧化碳结合力保持在较低水平，也不可冒加重心力衰竭的危险而进行补碱。注意，要处理的不是酸中毒本身，而是慢性肾功能不全患者的整体。一般无需将二氧化碳结合力提高到正常值，只要纠正至 17 mmol/L 就可以了。每千克体重提高二氧化碳结合力 0.45 mmol/L 需要 5%的碳酸氢钠溶液 0.22 mL；抢救酸中毒而又没有二氧化碳结合力的结果时，可先给予 5%的碳酸氢钠溶液每千克体重 3 mL。如纠正酸中毒后引起低钙，发生手足搐搦，则可给予钙剂注射。此外，对患者宜给予足够的热量，对于严重而又难以控制的酸中毒应采用透析治疗予以纠正，以挽救患者的生命。

8. 镁潴留

慢肾衰者血镁多轻度升高，一般无症状。但如果镁极度升高（超过 4 mmol/L），则可出现昏睡、昏迷、肌肉无力及皮肤激惹等症状。这样高的血镁，大都是使用镁盐作抗酸剂、泻剂致镁盐在体内存积，而残存的肾小球不能将之排泄的结果。因此，肾衰患者不宜使用含镁药物。透析是解决镁潴留的最佳办法。

9. 硫酸盐及其他

硫酸盐由含硫的氨基酸代谢而产生，与蛋白质的摄入量有关。当肾小球滤过率降低时，与血尿素氮一样，血硫酸盐的浓度就会升高。尿毒症患者的血硫酸盐升高会引起的症状和不良影响目前仍不明了。

在慢肾衰时，有几种微量元素会于血中潴留，其中比较值得注意的是铝。铝是从肠道吸收的，常是因为治疗高磷血症而长期服用氢氧化铝引起的，由于肾功能不好，不能及时排出体外，乃积蓄于体内而使血中浓度增高。铝可沉积于体内各组织器官，如沉积于骨内，可超过正常标准数倍。大量的铝沉积可导致透析性脑病和抗维生素 D 软骨症。

（三）钙磷代谢失调与肾性骨营养不良及其治疗

1. 钙磷代谢失调

慢肾衰时，钙磷代谢失调主要表现为血磷升高、血钙降低及肾性骨营养不良。一般不会发生低磷血症，如发生，则常是过量服用磷结合剂所致。当 GFR 低于 20 mL/min 时，磷的潴留超过了机体的代偿能力，导致血磷的增高。慢肾衰时常有高磷血症，这是因为消化道吸收的磷和由细胞分解出来的磷由于残存肾小球的总滤过面积广泛受损，不能充分排泄而积蓄于血中。血磷升高是肾衰患者发生甲状旁腺亢进的重要原因。在氮质血症期，磷的滤出已有所减少，于是血磷升高，血钙随之相应降低，低钙血症使 PTH 分泌增加，由于甲状旁腺激素的作用，肾小管对磷的重吸收相应地减少，故血磷尚可维持正常。磷酸盐的潴留可使钙进入骨内，导致低钙血症。后者刺激 PTH 分泌增高，因而血浆内 PTH 升高。在慢肾衰时，低钙血症较常见，血钙降低的其他原因还有：①由于仅存于肾中的 1-羟基化酶缺乏，不能生成有代谢活性的维生素 D，后者缺乏时，肠道吸收钙会减少，这是低钙血症的最主要原因；②在尿毒症时，PTH 虽然升高，但从骨中动员骨钙作用的能力却有所减弱，其机制可能与血中活性维生素 D_3 水平过低有关。按理来说，低钙血症可使神经肌肉的激惹性增加，但肾衰患者却很少有因低钙血症而出现搐搦等症状。搐搦的发生与血 pH 有关，肾衰时常有酸中毒，血 pH 低，则在总血清钙中游离 Ca^{2+} 的比例较大；虽有低钙血症，但游离钙的浓度还可以接近正常，因而可不发生搐搦，在大量补碱后，患者会发生搐搦。尿毒症患者常有肌肉抽搐或痉挛，通常是由于肾衰时的神经肌肉病变引起的，而并非是低钙血症所致。由于缺钙所引起的继发性甲状旁腺功能亢进还能引起其他症状，如皮肤瘙痒、阳痿、高脂血症及使神经传导速度减慢等。

血磷与血钙的浓度之间存在一定的关系，成人的血清磷钙乘积常保持在 30～40(是以“mg/L”为单位的乘积)。随着肾功能减退至肾衰期，血磷浓度升高，高磷血症有可能使血的钙磷乘积升高不低于 70，从而促使磷酸钙沉积于软组织中，引起软组织钙化，同时使血钙浓度(血总钙及游离钙)进一步降低。血钙浓度降低会刺激 PTH 分泌，而导致甲状旁腺增生增大。此外，肾脏是 PTH 降解的主要场所，因而肾衰患者常有继发性甲状旁腺功能亢进。

在氮质血症早期钙磷代谢失调的处理为限磷饮食，在肾衰早期应采取下述措施：

(1)限制含磷丰富的食物的摄入。

(2)口服碳酸钙。这是一种良好的肠道内磷结合剂，在进餐时口服 2 g，每日 3 次，既可减少磷的吸收，又可供给钙，同时还有利于纠正酸中毒。

(3)口服活性维生素 D_3(骨化三醇)0.25 μg/d，在 2～4 周内增至 0.5～1 μg/d，可使空肠、回肠吸收钙增加，并使它从骨中释出，有助于纠正低钙血症。同时，应经常监测血清磷钙的水平。长期大量应用活性维生素 D_3 有可能出现软组织异位钙化和肾功能损害，应予注意。

(4)血钙过低也可口服或静注葡萄糖酸钙，剂量分别为 3～6 g/d 或 1～3 g/d。

部分肾衰患者做透析治疗数月后会出现高钙血症，通常是由于原先已增生肥大的甲状旁腺持续分泌高水平的 PTH 所致。血清全段 PTH 测定及颈部 B 超甲状腺显像有助于判断。对临床表现严重的病例应考虑甲状旁腺切除术。

2.肾性骨营养不良症

简称肾性骨病，是肾功能不全时骨骼改变的总称，包括慢肾衰时出现的各种临床骨病和钙磷代谢紊乱。随着透析所带来的尿毒症患者寿命的逐渐延长，肾性骨病已成为影响患者生活质量的重要并发症之一。慢肾衰时发生骨病的主要原因是：

(1)PTH 产生增加。血 PTH 浓度在慢肾衰早期即升高,且升高程度与肾功能损害程度一致。PTH 通过成骨细胞上的受体间接升高破骨细胞的数量和活性,使骨的吸收增加。PTH 是甲状旁腺功能亢进骨病的重要决定因素,其升高程度与甲状旁腺功能亢进骨病的严重程度成正相关。

(2)活性维生素 D_3 生成减少,骨质矿化作用减弱。在儿童表现为佝偻病,在成人则表现为软骨病。

(3)慢性代谢性酸中毒,但其并非肾性骨病的主要致病因素。

(4)铝中毒和铁负荷过多。体外实验显示,铝对成骨细胞增生及胶原蛋白均有抑制作用,对羟磷灰石结晶形成和生长也有直接抑制作用。铝和铁均可沉积于矿化骨-骨样组织交界面,从而阻碍骨形成、骨矿化作用。肾性骨营养不良症包括纤维性骨炎、软骨病、骨质疏松症、骨硬化症。虽然骨病在临床上有症状者不多,晚期肾衰患者有骨病症状(如骨酸痛、行走不便等)者不到 10%,但行 X 射线检查时有 35%的患者可发生异常,骨活体组织检查可发现 90%的患者存在异常。患者的骨组织学改变最早,X 射线改变次之,临床表现出现最晚,故早期诊断需依靠骨活检。肾性骨营养不良症在生长发育中的儿童中较成人常见,特别是在先天性肾畸形伴有十分缓慢的进行性肾衰竭的患者更为常见。对于长期透析的患者来说,肾性骨病是一个重要的问题,因为纤维性骨炎和骨软化症可引起严重的自发性骨折。

肾性骨营养不良症主要包括以下几种:

(1)纤维性骨炎:该病最为常见,其发病机制是肾衰患者由于继发性甲状腺旁腺亢进导致 PTH 分泌增加,使破骨细胞活性增强,引起骨盐溶化,骨质重吸收,骨的胶原基质破坏,而代以纤维组织,形成纤维性骨炎。少数严重患者可发生囊肿样骨损害。X 射线有纤维性骨炎征,最早见于终末指骨,可并发转移性钙化。由于明显的继发性甲状腺旁腺亢进,患者血钙接近正常,而血磷可升高,钙、磷乘积可高达 70。

(2)肾性软骨病(在小儿为肾性佝偻病):较常见,为骨质矿化作用减弱、骨组织内钙化不足所致。其发病机制主要是由于活性维生素 D_3 不足使骨矿化障碍,此外与酸中毒和低血钙也有关系。活性维生素 D_3 不足导致骨钙外流,酸中毒和低血钙可使骨组织中钙盐沉积不足,加重了骨矿化障碍。小儿肾性佝偻病还与尿毒症毒素导致蛋白、热量摄入不足引起骨生长障碍有关。患者在临床上常有血钙低、甲状旁腺轻度增生等表现;X 射线检查有骨软化症的表现,小儿常见于股骨和尺桡骨的远端,成人以脊柱和骨盆表现最早且突出,可有骨骼变形。

(3)骨质疏松症:多见于长期透析患者,主要由于代谢性酸中毒所致,需动员骨中的钙到体液中进行缓冲,导致骨质脱钙和骨质疏松症,此外与营养不良亦有关。骨质减少是由于成骨细胞活力降低所致。X 射线检查有骨质疏松的表现,常见于脊柱、骨盆、股骨等处,重者可发生病理性骨折。

(4)骨硬化症:偶可见于长期透析患者,其发病机制未明,可能是由于继发性甲状旁腺功能亢进导致骨再塑和骨质重新分布,表现为骨皮质增厚、骨小梁增多、变粗并互相融合。可见骨硬化的特殊 X 射线征象,多见于腰椎骨。不少学者认为,肾性骨营养不良症应包括由长期透析引起的铝中毒性软骨病、再生障碍性骨病、透析相关性淀粉样变骨病等。

肾性骨营养不良症早期常无症状，晚期可有骨及关节酸痛、行走不便，患者可有自发性骨折的倾向，最常发生于肋骨，愈合常缓慢。尿毒症患者瘙痒很常见，还可有自发性跟腱断裂、骨痛和骨折、骨骼变形、生长发育停滞、皮肤溃疡和组织坏死、软组织钙化等表现。转移性钙化为慢性肾衰严重的并发症之一，其发生机制可能是血磷未降低前血钙即有所增高。当血清钙、磷乘积大于 70 时，钙、磷乘积将远远超过其溶解度的乘积，因而发生局部钙盐沉着。钙盐可沉着于身体的各种组织和器官，如关节和关节周围组织、肺、心肌、中等大小的血管、皮下、角膜和结膜等，引起该组织和器官病变，严重者可危及生命。如沉着于肾组织，可加重肾功能损害。

钙、磷代谢失调和肾性骨病目前尚无最佳治疗方法，因此在氮质血症的早期就要积极采取减少磷潴留的措施，以防止大部分患者发生继发性甲状旁腺功能亢进和尿毒症性骨营养不良症。钙三醇对肾性骨营养不良症及继发性甲状腺旁腺亢进有较好的疗效，使用本药时应特别注意高钙血症的发生。此外，血磷高，钙、磷乘积大于 55 时，应治疗至血磷降低后再用钙三醇。可给予活性维生素 D_3 口服，剂量为 0.25 μg/d，在 2～4 周内增至 0.5～1 μg/d，至血钙浓度达 25 mmol/L(10 mg/dL)后维持治疗。钙三醇的主要不良反应是过量可发生高钙血症，故必须从小量开始，逐渐加量，并密切监测血钙、磷及碱性磷酸酶浓度。在应用钙三醇的治疗过程中，30%～67%的患者可发生高钙血症，通常发生在治疗后的 2～3 个月，一旦出现高钙血症应减量或停药，待血钙恢复正常后再重新服用维持量。饮食中补充钙(1～1.5 g/d)对治疗和预防低钙血症也有一定疗效，但在血磷下降后才能施用。在治疗中要密切监测血磷和血钙，防止钙、磷乘积大于 70，以免发生转移性钙化。甲状旁腺次全切除对转移性钙化、纤维性骨炎一般治疗不能控制者亦有效。

(四)呼吸和循环系统表现及其治疗

1.临床表现

(1)尿毒症肺：多见于慢肾衰终末期，发生率与血尿素氮、肌酐增高明显相关，是一种独特形式的肺充血和水肿。患者不一定有全身体液容量过多，但却有特征性的心腔内压和肺楔压升高，其发生机制可能与尿毒症毒素致肺的毛细血管通透性增加有关。X 射线的特征是肺门周围的血管充血，而周围肺区正常，呈现“蝴蝶翼”状分布，充分透析后可消散。由于尿毒症患者免疫功能低下，故肺部感染常见。有些患者可发生肺部转移性钙化，但机制尚不明了。

(2)高血压：慢肾衰患者高血压的发生率为 80%～90%，其中 90%以上属容量依赖型。若血压不高，应考虑到已使用降压药治疗或细胞外液缺失，后者常是由于过度的胃肠液丢失、过度使用利尿药或失盐类型的肾脏疾病(如先天性多囊肾、海绵肾或慢性肾盂肾炎)引起。未做透析的肾衰患者的高血压大多数是由于细胞外液容量过多引起的(容量依赖型)，由高肾素血症引起的(肾素依赖型)仅是少数。慢肾衰患者持续血压增高会引起心血管损害(左心扩大、心力衰竭、动脉硬化)和加重肾损害。有少数患者会发生恶性高血压，收缩压和舒张压均明显升高，出现严重的高肾素血症、高血压脑病、惊厥、眼底改变和视盘水肿。肾衰伴恶性高血压者预后较差。

(3)心力衰竭:在慢性肾衰患者的死亡原因中,心力衰竭排第二位,在长期透析治疗的慢肾衰患者中约占45%。心力衰竭是尿毒症的可逆因素之一,故防治心力衰竭在慢肾衰中是一个重要问题。心力衰竭的原因虽主要与水、钠潴留及高血压有关,但也可能与心肌疾患有关。慢性肾衰时发生心力衰竭的原因有:①水、钠潴留引起容量负荷(前负荷)过重;②高血压引起的压力负荷(后负荷)过重;③尿毒症心肌病引起心肌收缩力降低(心肌衰竭)。心力衰竭的诱发因素常是感染,特别是呼吸道感染,此外还有血压突然升高,水、钠输入过多,贫血,严重酸中毒和心律失常等。

心力衰竭的临床表现为水肿的出现或加重,心跳过速、呼吸困难、肺底啰音的出现或增加,肝脏肿大及疼痛等,重症表现为急性肺水肿,与一般的心力衰竭相似,但亦有个别病例症状并不典型,而最显著的表现是尿量突然减少,或水肿加重。因此,确诊患者是否存在心力衰竭并不容易。

(4)尿毒症性心包炎:该病为慢肾衰的常见并发症之一,确切病因未明,习惯上将其分为尿毒症性心包炎和透析相关性心包炎。在透析疗法较广泛开展的今天,前者已极少见,较常见的为透析不充分者,发生率为13%～40%。临床表现与一般的心包炎相同,所不同的是心包积液常为血性。当有可疑的心包填塞征时,应做超声心动图检查,它能准确地反映患者的心包积液量及心脏舒缩功能。

(5)进展迅速的动脉粥样硬化:是慢肾衰患者系统异常的重要表现之一,也是影响慢肾衰患者寿命的主要因素之一,与其冠心病和脑血管意外高发率呈正相关。这些病变发生的原因是复杂的,包括长期高血压、高脂血症、葡萄糖耐量差和血管的转移性钙化。其高脂血症的特征为:血三酰甘油升高,而胆固醇正常或轻度升高。血透患者血中三酰甘油常高于未透析者。血中三酰甘油水平和冠心病的发病率呈正相关。三酰甘油增多的原因不明,可能由于三酰甘油清除减少,而不是生成增加。

2.治疗

(1)高血压:应针对高血压发病机制的诸环节以及个体化的原则进行治疗。慢肾衰中的高血压以容量依赖型为主,故在临床上可先适当地限制水、钠的摄入,但限钠不宜太过。使用较大剂量的呋塞米(80～200 mg/d)除有利尿降压作用外,还可扩张肾血管和增加肾血流量;如患者Ccr低于10 mL/min应该用透析脱水,因此时利尿药已不起作用。如果患者已达干体重,而血压仍不降低,则应该使用降压药将血压控制在140/90 mmHg以下,但不宜使血压降得过快和过低,以免使肾血流量锐减,导致肾功能不全恶化及脑供血不足的发生。透析患者若透析充分,水钠潴留消除并保持干体重,则80%～90%可保持血压正常。患者在透析前已接受降压药治疗者,其降压药应尽可能地逐渐减量,直至撤除。通常在透析后,纵使有高血压的患者其血压也易于控制,如难于控制则应注意有水钠潴留使降压药不能发挥应有的作用,而引起假性抗药性高血压。此时,应加强限钠饮食和透析超滤脱水,待达到干体重后血压就易于控制了。已保持干体重而血压仍高的患者,通常是肾素依赖型高血压,因此对其使用β受体阻滞剂和ACEI、ARB效果较佳。应用ACEI、ARB时应注意高钾血症。在能保持干体重、高血压仍难于控制者,乃少数的所谓“难治性高血压”。对恶性高血压患者应迅速处理,可注射更为有效的降压药如硝普钠等。

(2)心力衰竭:慢性肾衰患者心力衰竭的治疗方法与一般心力衰竭的疗法相似,如使用洋地黄宜选快速短效的制剂,以减少蓄积中毒。利尿剂不能奏效的高容量性心力衰竭应尽早透析治疗,如不透析,则常常会因疗效不佳而危及生命。慢肾衰患者心力衰竭的主要治疗方法除积极治疗病因和诱因(如肺感染、高血压、贫血等)外,还应:①限制水、钠的摄入;②使用利尿剂,一般宜用利尿效果较强的利尿剂,如静脉注射呋塞米,并宜用较大剂量(80～200 mg,每日 1～2 次),但晚期肾衰患者常难达到较理想的利尿脱水的效果,此时宜进行透析脱水;③使用洋地黄毒苷和地高辛。洋地黄毒苷主要由肝代谢,在肾衰时其半衰期与正常人相近,其全效量是 0.7～1 mg,维持量是每日 0.05～0.1 mg,地高辛则以原形由肾排泄,在肾衰患者其半衰期较正常人长,故肾衰患者使用时必须按肌酐清除率减量,一般全效量为 1～1.5 mg,维持量为每日或隔日 0.125 mg;④使用血管扩张剂如硝酸甘油、硝普钠等静滴治疗。为了预防在治疗中发生低血压的不良反应,硝普钠静脉滴注必须从小剂量开始(每千克体重 0.5～1 μg/min),以后根据血压变化逐渐增加剂量,每 10 分钟增加一次,每次增加的剂量同上述量。用硝普钠时应注意避光,每 6 小时要更换药物,连续使用不应超过 72 小时,以防氰化物中毒和药效下降。对急性左心衰竭肺水肿患者,经用以上方法治疗效果不佳、尤其是伴有无尿者,应立即进行透析及超滤。

笔者认为:慢性肾衰中的心力衰竭主要是由于水钠潴留及血压增高所致,用透析消除水钠潴留是一种合理和有效的治疗办法。往往仅用透析脱水而不用其他治疗便能获得满意的疗效,值得一再强调。

(3)心包炎:治疗上应根据心包积液发生的原因决定治疗方案。心包积液不超过 100 mL的无须特殊治疗,常规血液透析后即可消除;由于容量负荷过度引起的心包积液,经严格限制水、盐的摄入量和进行强化的透析治疗可使其消退,改善心功能。如果出现心包填塞或血液循环障碍征象时,应立即行心包穿刺或心包切开引流。

(五)消化系统表现及其治疗

消化系统症状是慢性肾衰最早和最突出的表现,常为慢性肾衰的诊断依据。但遗憾的是,慢性肾衰的消化系统表现在临床上常被误诊为消化系统自身的疾病,从而延误了慢性肾衰的诊治。

1. 临床表现

(1)食欲缺乏、恶心、呕吐:慢性肾衰患者常有消化道症状。食欲缺乏是慢性肾衰常见的最早期表现,尿毒症时多有恶心、呕吐,其确切原因未明,可能是由于尿素从消化道排出增加所致,限制蛋白饮食对减少胃肠道症状有效。尿毒症患者口气常有尿味。患者常因厌食而致热量摄入不足、体重下降,透析后上述症状可迅速缓解。

(2)消化道出血:在尿毒症患者中也很常见,大部分为少量出血,可由大便潜血试验阳性得知,但也可以是上消化道大出血。胃肠道出血的原因多是胃黏膜糜烂或消化性溃疡,尤以前者最为常见。慢肾衰患者的消化性溃疡发生率比正常人高。尿毒症时易发生消化道出血,也可能和血小板功能异常及出血倾向有关。

2. 治疗

(1)恶心、呕吐:通过饮食疗法可缓解,可用甲氧氯普胺(胃复安)5～10 mg,每日 2～3

次口服或肌内注射；也可用多潘立酮（吗丁啉）5～10 mg，每日 3 次口服。透析疗法对改善消化道症状有确切的疗效，凡符合透析指征者应做透析治疗以缓解上述症状。

（2）溃疡病：对慢肾衰溃疡病的治疗与一般溃疡病同。多用碳酸钙片作抗酸剂，且能结合胃肠道内的磷，有助于防治慢肾衰中的高磷血症。H_2 受体拮抗剂雷尼替丁、法莫替丁和质子泵抑制剂如雷贝拉唑等对治疗溃疡病有效，可迅速控制疼痛和促进溃疡的愈合。由于此类药物主要经肾排泄，故对慢肾衰者需按肌酐清除率减量使用，一般可用正常人的半量。

（3）上消化道出血的治疗：与一般上消化道出血的治疗原则相同，只是用药剂量须按肌酐清除率予以调整。尿毒症的上消化道出血多由于急性胃黏膜糜烂出血（出血性胃炎）所致，小部分是由消化性溃疡引起的。治疗可用 H_2 受体拮抗剂（如雷尼替丁等）使胃内 pH 高于 4（须按肾功能减退情况减药量）。例如可用法莫替丁 20 mg、泮托拉唑 40 mg 静注，每天 2 次。此外，可考虑试用凝血酶 1000 U 入冰盐水 50 mL，每日 3 次口服；如出血量大，则还应输血以维持血容量。

（六）血液系统表现及其治疗

慢肾衰可并发血液系统的多种异常，如贫血、血小板功能障碍、淋巴细胞功能异常和凝血机制异常等。

1. 临床表现

（1）贫血：为正常色素性正细胞性贫血，是慢肾衰常有的表现。有冠心病者可因贫血而诱发心绞痛。目前一般认为，肾性贫血的发生是由多种因素所致，主要原因是肾脏产生促红细胞生成素（EPO）减少。此外，铁的摄入减少、血透过程失血或频繁的抽血化验、胃肠道长期少量失血等均会使不少慢肾衰患者发生缺铁性贫血。慢肾衰患者红细胞生存时间缩短，可能是由于肾衰时红细胞的膜结构发生异常所致。叶酸缺乏、体内缺乏蛋白质以及尿毒症毒素对骨髓造血功能的抑制也都能引起贫血。

（2）出血倾向：慢肾衰患者常有出血倾向，可表现为皮肤瘀斑、鼻出血、月经过多、外伤后严重出血、消化道出血等。出血倾向是由于出血时间延长，凝血因子Ⅲ的活力下降、血小板聚集和黏附能力异常等引起凝血障碍所致。上述异常可能和某些尿毒症毒素有关，因透析常能迅速纠正出血倾向。

（3）白细胞异常：白细胞计数多正常，部分病例可有粒细胞或淋巴细胞减少。尿毒症对所有类型的白细胞均有不良影响，以中性粒细胞的趋化性、吞噬和杀灭细菌的能力减弱最为突出。白细胞异常可导致急性炎症反应和延迟性过敏反应的减弱，故慢肾衰患者容易发生感染，但透析后可改善。白细胞功能障碍可能与尿毒症毒素、酸中毒、营养不良及氮质血症所致的体液高渗透压有关。

（4）血沉增快及其他：慢肾衰患者的血浆纤维蛋白原常增加，故血沉常加快。此外，患者血浆纤维蛋白降解产物常增高，有轻度的低补体血症。值得注意的是，慢肾衰患者的血液系统损害，特别是贫血常常被误诊为血液系统疾病而忽视了慢肾衰的诊断，应引起重视。

2. 治疗

(1)贫血：对慢性肾衰贫血的治疗应采取综合治疗措施。包括重组人 EPO 治疗，维持性慢性透析，肾移植，充分的营养素(蛋白质、热量、维生素、铁等矿物质)摄入，少量输血，防止和纠正代谢性酸中毒及电解质失衡，防治感染，防治出血倾向等。维持性慢性透析(不管是血透还是腹透)均能改善慢性肾衰的贫血。除了透析或肾移植能改善贫血外，长期的内科治疗和输血是治疗贫血的两种常用方法。一般认为，血红蛋白超过 60 g/L 时就能维持最低限度的氧供应，不需输血；如果血红蛋白低于 60 g/L，特别是已出现明显的贫血症状时，则应予以少量多次的输血。为了使 EPO 充分发挥作用，要补足造血原料，如铁剂和叶酸等：①补充铁剂。如果患者存在缺铁性贫血，可使用铁剂。一般来说，肾衰患者，尤其是维持性血透患者因长期少量失血，常会有缺铁，可定期静注蔗糖铁。长期使用铁剂应注意铁负荷过度，引起含铁血黄素沉积症。②补充叶酸。特别是长期维持性透析的患者，在透析中会丢失叶酸。补充叶酸的剂量为 10 mg，每日 3 次。

开始 EPO 治疗时，每次用量为 50 U/kg，每周 3 次。除血液透析患者静脉注射较方便外，其他患者均应皮下注射。皮下注射 EPO 可减量 30%而疗效相同，这可能是皮下注射 EPO 半衰期较长之故。由于 EPO 促进骨髓内的原始红细胞变为成熟红细胞需要一段时间，故判断 EPO 的疗效需要 4 周左右的时间。在使用 EPO 的过程中，应每月查一次血红蛋白(Hb)，若每月 Hb 的增加少于 10 g/L，则需增加 EPO 的剂量，每次增加 25 U/kg，直至用到终点范围，即血红蛋白 100～120 g/L。EPO 用至终点范围后，就需开始减量，每次减少 25 U/kg。4 周调整一次剂量，在维持终点范围的前提下，直至减到能用最小剂量的 EPO 为止。在 EPO 治疗前及使用后，每 2 个月应常规检查一次血清铁，如低于正常(小于 9 μmol/L)，则应补足铁后才使用 EPO。一般来说，使用 EPO 时应常规补铁。除缺铁外，感染和慢性炎症、体内铝过多均可影响 EPO 的疗效。EPO 的主要不良反应有高血压、头痛和偶有癫痫发作。严格控制 Hb 上升的速度和终点水平可减少甚至避免 EPO 的不良反应。终点水平一般足以维持良好的生活质量。

临床上还应注意 EPO 抵抗的问题：对任何患者而言，当其 EPO 剂量大于每周 200 U/kg，而血红蛋白上升幅度小于 10 g/L 时称为“EPO 抵抗”。引起 EPO 抵抗的原因主要有缺铁、失血、感染及恶性肿瘤等；次要因素有甲状旁腺功能亢进伴骨髓纤维化、铝中毒、维生素 B_{12} 或叶酸缺乏、溶血、骨髓功能障碍、红细胞酶的缺陷及血红蛋白病等。

(2)出血倾向：处理出血的最好办法是用透析疗法。透析在 24～48 小时内可使凝血因子Ⅲ的释放功能得到改善，这和血中胍基琥珀酸和酚类物质水平降低有关。然而，血透时的全身肝素化有增加出血的危险性，因此对于有出血倾向的患者而言，应采用局部肝素化或无肝素透析。腹膜透析对血小板功能的改善要优于血透，且无肝素化致出血的危险。因此，对有明显出血倾向的患者应选用腹膜透析。在消化道少量出血时，可口服凝血酶。

(七)并发感染及其治疗

慢性肾衰患者存在严重的免疫功能缺陷，尤其是细胞免疫功能，因此患者常并发各种感染。感染是慢性肾衰加剧的主要因素，也是患者死亡的主要因素之一。

1.临床表现

慢性肾衰患者细胞免疫功能下降,而体液免疫基本正常,感染后常无明显的发热等全身反应,因此感染不易发现。常见的感染是肺部、尿路和肠道等感染。慢性肾衰患者的结核病发生率远高于正常人群。感染可促使慢性肾脏病者的肾功能恶化。慢性肾衰患者一旦肾功能急剧恶化,首先应想到发生感染的可能。肾外感染最常见的是呼吸道感染。

2.治疗

由于慢性肾衰患者较之常人易并发感染,特别是呼吸道感染,故慢性肾衰患者要讲究清洁卫生,加强护理,特别是口腔、阴部的清洁卫生,预防感染。如有感染,应立即予以治疗,及时应用抗生素,抗生素的选择和应用原则与一般的感染相同,但在给予一次负荷量后应根据肌酐清除率调整剂量。应尽量避免使用对肾脏有毒性的抗菌药物,必须使用时则按肾功能情况决定给药剂量及给药间期。要注意抗生素中钠和钾的含量,以免加重电解质代谢紊乱。一般常选用青霉素类、头孢菌素类、氟喹诺酮类、红霉素等,严重感染者可考虑使用亚胺培南等抗生素。

(八)神经肌肉系统和皮肤症状及治疗

慢肾衰时神经肌肉系统症状较为常见。大多数尿毒症患者都有皮肤并发症,其发病率和严重性随肾衰进展而加重。

1.临床表现

(1)神经肌肉系统症状:神经系统病变可分为中枢神经系统病变和周围神经系统病变,其发病机制可能是尿毒症的毒素、继发性甲状腺功能亢进、水电解质和酸碱平衡紊乱等多种因素综合对神经肌肉系统的影响所致,但具体情况仍未明确。中枢神经系统病变早期患者常表现为功能抑制,如疲乏、注意力不集中、失眠,病情加重时会出现性格改变、抑郁、记忆力减退、判断错误、对外界反应淡漠等,进入尿毒症期可有精神异常、谵妄、幻觉、昏迷等,并可有神经肌肉兴奋性增加的表现,如呃逆、肌肉痛性痉挛、搐搦等,尿毒症终末期可有惊厥、谵妄、幻觉和昏迷。患者脑电图检查可有明显异常,表现为慢波增多,肾功能改善则脑电图亦相应好转。慢肾衰晚期患者常有周围神经病变,感觉神经病变较运动神经显著,尤以下肢远端为甚。患者可诉肢体麻木,有时为烧灼感或疼痛感,运动后消失,故患者常有不自主的腿部活动,即"不宁腿"综合征。随着病情的进展,可出现深反射迟钝或消失、感觉障碍等,但最常见的是肢端袜套样分布的感觉丧失。患者常肌无力,以近端肌肉受累较常见,确切病因不明,可能与营养不良有关。

(2)皮肤症状:患者因贫血而面色苍白或呈黄褐色,有出血倾向者有皮下瘀斑和血肿。皮肤瘙痒是常见症状,有时难于忍受,可能与钙盐在皮肤和神经末梢沉积和继发性甲状旁腺功能亢进等有关。尿毒症患者面部肤色常较深并发黄,有轻度水肿感,称为"尿毒症面容"。可能是由于贫血、尿色素沉着于皮肤,再加上面部水肿所共同形成的。

2.治疗

(1)神经精神和肌病症状的治疗:肾衰早期的失眠、头痛、烦躁可用安定等药物对症治疗。多种神经肌肉系统症状在透析或肾移植后可改善或消失。加强补充营养和使用骨化三醇可改善部分患者的肌病症状，EPO 对肌病可能有效。在充分透析的同时使用大剂量的 B 族维生素对外周神经病变有改善作用。

(2)皮肤瘙痒：可用炉甘石洗剂外擦。口服抗组胺药物（如氯苯那敏等）、控制磷的摄入亦有帮助。有些患者在充分透析后皮肤瘙痒可有改善。

(九)内分泌失调的表现及治疗

慢性肾衰时，患者的内分泌功能可出现紊乱，但垂体、甲状腺、肾上腺的功能是相对正常的。有些患者在感染时可发生肾上腺皮质功能不全。慢肾衰患者的血浆肾素水平可正常或升高，血浆 1,25-二羟基维生素 D_3、EPO 则降低；肾衰时 TXA_2、PGE_2 分泌亦减少。

肾脏是多种激素的降解场所，对多种激素（如胰岛素、胰高血糖素及甲状旁腺素等）的降解有重要作用。肾衰时，这些激素的半衰期延长，其作用亦延长。

慢性肾衰时，患者的性功能常有障碍，男性可见睾丸缩小。小儿的性成熟期将延迟数年出现，甚至透析亦不能改善。男性患者可见性欲缺乏和阳痿，透析后可部分改善。上述症状如经成功的肾移植治疗后常有较好的改善，青壮年患者的改善较显著。肾衰患者的血浆睾酮水平下降，促性腺激素的水平可稍增，但患者的阳痿使用睾酮治疗常无效。患者血浆催乳素水平常增加，可发生男子乳房发育症。女患者的雌激素水平降低，性欲较差，慢肾衰晚期可闭经，并且有不孕症。采用透析疗法后患者的月经来潮多可恢复，肾移植后性腺功能会恢复。

(十)代谢失调的表现及治疗

1. 体温过低

慢肾衰患者的基础代谢率常下降，体温常低于正常人 1 ℃，有些可低至 35.5 ℃，故在估计患者的发热程度时要注意，如为 37.5 ℃就可能会是较严重的感染，需要积极治疗。体温与氮质血症程度呈负相关，这可能是因为某些尿毒症毒素抑制了钠泵转运的关系。透析后患者体温可恢复正常。

2. 糖类代谢异常

慢性肾衰患者空腹血糖可正常或轻度升高，葡萄糖耐量可降低，故有“尿毒症性假糖尿病”之称。糖耐量试验呈轻度糖尿病曲线，通常不会发生严重的高血糖症，故一般不需处理。其影响因素可能有胰岛素抵抗、肝脏葡萄糖输出增加、胰岛素分泌异常、肾脏对胰岛素的清除率下降等。一般来说，随着糖尿病肾衰患者的 GFR 不断下降，其胰岛素用量应逐渐减少，肾衰前需用胰岛素的患者甚至在肾衰后可以停用胰岛素。因此，必须特别注意调节胰岛素的用量。

3. 蛋白质和氨基酸缺乏

慢性肾衰患者常表现为蛋白质、氨基酸的合成下降，分解代谢增加及负氮平衡。由于食欲不佳、饮食中限制蛋白摄入和蛋白尿的丢失，因此患者常有蛋白质的缺乏。此外，由于肾小管重吸收障碍，患者尿内会丢失多种氨基酸，故慢肾衰患者的血浆各种必需氨基酸的水平均降低。由于负氮平衡和每日摄入不足，患者常有消瘦和脂肪沉积的减少。

由于有水钠潴留，因此患者的体重不减少，故不易察觉到消瘦和脂肪的减少。当开始做透析消除了水钠潴留后，患者即显示出消瘦。

4. 高尿酸血症

尿酸主要由肾脏清除，氮质血症时，由于远曲小管分泌尿酸代偿性增加，故高尿酸血症不大显著。肾衰患者的 GFR 低于 20 mL/min 时则会出现持续性高尿酸血症，但尿酸升高的速度较肌酐和尿素氮慢。

（十一）慢性肾衰竭的营养治疗

1. 饮食疗法

饮食疗法被认为是基本的治疗措施。蛋白质内的氨基酸、代谢分解产物潴留在血液内，是引起血尿素氮升高、高磷血症、酸中毒、高钾血症和尿毒症的主要原因，故不能摄入过多的蛋白；但摄入蛋白过少又会引起营养不良和低蛋白血症。每日蛋白摄入量最少为每千克体重 0.6 g 才能维持氮平衡，保证基本的生理需要量。低蛋白质饮食的优点为：①减轻残余肾小球“三高”现象和肾小管高代谢；②减少蛋白质代谢产物的产生和蓄积；③降低尿蛋白，减轻由此引起的损害；④改善尿毒症症状。不过，患者还必须摄入足量的糖类和脂肪以供给人体必需的热量，减少体内为提供热量而分解蛋白质的量，这样才能达到氮平衡的目的。临床上应用饮食疗法常常能收到良好的效果，如患者的血尿素氮逐渐下降、氮质血症改善、胃肠道症状减轻甚至消失。

（1）蛋白质和磷的摄入：蛋白质和磷这两类营养物质与慢肾衰的进展密切相关，故饮食治疗的重点亦应放在限制蛋白质和磷的摄入上。蛋白质和磷的摄入量应根据患者的肌酐清除率加以调整。一般认为，当 GFR 降至 50 mL/min 以下时，便必须进行适当的蛋白限制，但其中 60%以上的蛋白质必须是富含必需氨基酸的蛋白（即优质蛋白），如鸡蛋、牛奶和瘦肉等。粗略估算时，1 个鸡蛋或 200 mL 牛奶含蛋白质约 6 g，50 g 鱼肉、鸡肉、瘦猪肉或牛肉含蛋白质 8～10 g。应尽量少摄入富含植物蛋白的食物，如花生、黄豆及其制品等，因其含非必需氨基酸多。如有条件，米、面中所含的植物蛋白质最好能除去，例如可部分采用麦淀粉作主食，因每 100 g 米中含植物性蛋白达 6.7 g，故不宜多食。可食用芋头、甜薯、马铃薯、苹果、马蹄粉、莲藕粉、怀山药粉、红萝卜、白萝卜等。

治疗慢肾衰继发甲状腺旁腺亢进的关键在于控制磷的代谢，其中重要的一环是积极控制饮食中磷的含量，这样也可延缓肾衰的发展速度。GFR 降至 30 mL/min 之前就应进行限磷饮食，每日不超过 600 mg，同时减少蛋白质的摄入，避免进食富含磷的蛋白质饮食，如干酪、奶油、牛奶、鸡蛋、狗肉，特别是脑、肾、沙丁鱼等。

（2）高热量摄入：供给患者足量的糖类和脂肪以保证足够的热量非常重要，因为这样可以减少为提供热量而分解蛋白质的量。高热量饮食可使低蛋白饮食的氮得到充分的利用，减少体内蛋白质的消耗。每日宜给予患者每千克体重 30 千卡的热量。为了保证足够的热量，可给予患者植物油和食糖。应注意保证富含维生素 C、B 族维生素和叶酸的食物，亦可通过口服片剂每日 3 次，每次 10 mg 的剂量补充维生素 B_6；每日 3 次，每次 2 片的剂量补充复合维生素 B；每日 3 次，每次 0.1 g 的剂量补充维生素 C；每日 3 次，每次 5 mg 的剂量补充叶酸。

(3)其他：

①钠的摄入：除高血压、水肿、少尿者要限制食盐的摄入外，其他患者不宜加以严格限制，因为在 GFR 低于 10 mL/min 前患者通常能排出多余的钠，但在体内钠缺乏时却不能相应地减少钠的排出。

②钾的摄入：一般来说，只要每日尿量超过 1000 mL 就无需限制饮食中钾的摄入。有高钾血症者应积极处理，包括限制钾的摄入，避免含钾多的蔬菜、水果，如白菜、萝卜、梨、桃、葡萄、西瓜等；可予以口服降血钾树脂和静脉使用葡萄糖酸钙、胰岛素等对症处理，当血钾高于 7 mmol/L 时可进行透析治疗。

③水肿、尿少、心力衰竭的患者宜按急性肾衰一样严格控制进水量，但对尿量超过 1000 mL 而又无水肿的患者则不要限制水，并最好于睡前饮 400 mL 水。

2. 必需氨基酸疗法

由于限制过严的低蛋白饮食往往很难保证慢性肾衰患者的营养需要和正氮平衡，故临床上多主张低蛋白饮食与 α-酮酸合用，这样有助于维持营养需要和正氮平衡，延缓肾功能的恶化。

α-酮酸是氨基酸的前体，通过转氨基或氨基化的作用，α-酮酸在体内可转变为相应的氨基酸。α-酮酸的突出优点是：①尿素氮生成率及血尿素氮下降更为显著，蛋白质合成与分解比率高；②可降低血磷、碱性磷酸酶以及 PTH 水平；③在动物实验中 α-酮酸无导致 GFR 升高或白蛋白排泄增加的现象；④延缓慢肾衰时的肾功能进展。α-酮酸制剂的缺点是价格昂贵，且含有钙盐，长期服用时须监测血钙水平，高钙血症时忌用。

(十二)替代治疗——透析疗法与肾移植

没有可逆因素的慢性肾衰患者，当其血肌酐高于 707 μmol/L 且开始出现尿毒症症状时，应进行透析和肾移植治疗。

透析疗法可替代肾脏的排泄功能，但不能代替内分泌和代谢功能。血液透析和腹膜透析的疗效相近，但各有其优缺点，在临床上可互为补充。血液透析患者多能过上比较正常的生活，如能坚持合理的透析，不少患者能存活 20 年以上。持续性不卧床腹膜透析疗法(CAPD)设备简单，操作易掌握，安全有效，可在家中自行操作，采用者逐年增多。很多作 CAPD 的患者到现在已存活超过 10 年，疗效相当令人满意。CAPD 特别适用于儿童和心血管情况不稳定的老年人、糖尿病肾病患者或动静脉造瘘有困难的患者。

在肾移植方面，成功的肾移植会恢复正常的肾功能(包括内分泌和代谢功能)。移植肾可由死者或亲属提供(由兄弟姐妹或父母供肾)。亲属肾移植的效果较好。肾移植后需长期使用免疫抑制药物，以预防排斥反应，常用的药物有环孢素、骁悉等。肾移植后要大量使用免疫抑制剂，因而并发感染或恶性肿瘤的可能性也会增加。

(十三)慢性肾衰竭患者的药物用量调整

临床所用药物中有 70%是完全或部分经肾排泄的，因此肾功能的改变必然会引起药代动力学和药效动力学的变化。对于以原型经肾排泄的药物，肾功能减低对其药代动力学和药效动力学的影响更为显著。在慢肾衰患者中，正确地调节药物剂量十分重要。慢肾衰时，由于进入体内的药物不能顺利地由尿排出，故患者在使用主要经肾排泄的药物时，若仍按照通常剂量使用，则可使药物在血液和组织中积蓄达到中毒的水平而发生中毒症状。这种中毒症状常会被患者的尿毒症症状所掩盖，因此不易被医生察觉，最终造成药物中毒的悲剧；如果该药物有肾毒性，则将导致肾功能迅速变坏。

肾衰时的药物用量要根据药物的清除速率减慢而减少，但又要维持血中的有效浓度。当肾功能下降时使用药物应注意掌握以下原则：

(1)了解常用药物的药代动力学和药效动力学特点。

(2)详细了解患者的肾功能情况及其他病理生理状况，如肝功能、血清蛋白水平、酸碱平衡情况、电解质代谢状况等。

(3)熟悉肾功能不全时的用药方法，首选肾毒性相对较小的药物。

(4)如确需应用有肾毒性的药物，则应根据相应方法减少药物剂量，或延长用药间隔。

(5)对治疗窗相对较窄的药物应尽可能测定药物的血清或血浆浓度。

(6)应按肾功能减退的程度调整某些药物，特别是以原型经肾排泄的药物的剂量，采取个体化用药措施。

(7)仔细观察病情，及时发现不良反应，予以恰当处理。

慢肾衰时的给药方法是：首先应准确评价肾功能，根据肾功能情况确定给药的负荷量和维持量。通常药物的首次剂量可用正常人的一次量，称为负荷量。但以后的剂量就要减少，临床上有以下两种方法可达到减量的目的：

(1)用药的每次剂量不变，但延长用药的时间间隔。

(2)用药的时间间隔不变，但减少每次用药的剂量，即用维持量，可按下式计算：

维持量=(正常人一次剂量×正常人用该药的时间间隔)÷病者用该药的时间间隔

一般来说应采用第二种方法，这是因为第一种方法药物的有效血浓度的保持较后者往往不够保险，会影响对某些严重感染的患者的疗效。

当肾衰患者有严重的感染、需要强有力的抗菌治疗时，首次剂量可用1个冲击量，先使药物迅速地达到血中有效浓度(根据药物的肾毒性情况，可考虑用该药每次正常剂量的1.5倍或2倍)，然后改用常用剂量。

如果是血液透析(血透)或腹膜透析(腹透)的患者，由于有些药物可以通过透析膜而透出体外，致使药物在血中达不到有效浓度，故需在透析后适当补充。当然，最合理的是在透析中丧失多少便补回多少。但因各种药物透出的分量不同，在实际临床工作中难以做到这一点，一般可于每个血透日里补上一个维持量。

第二节 慢性肾衰竭的中医辨证施治

慢性肾衰竭属中医“水肿”“癃闭”等病证范畴，其发生是肾脏虚损、久而不复所致。中医认为：禀赋不足，素有肾病，肾元亏虚，或他脏之病，久而及肾，导致肾脏劳衰，肾用失司，致肾衰水泛，浊阴不降，肾亏致肝脾两虚，肾不藏精，最后致气血亏虚，浊毒内停，久则累及他脏。慢性肾衰为本虚标实之证，初期以正虚为主，急性发作以标实为先，晚期正衰邪盛；本虚是肝脾肾虚损，标实是浊毒内留。治疗宜补脾益肾，泄浊排毒。

一、辨证施治

慢性肾衰竭正虚诸证的辨证施治包括：

(一)脾肾气虚证

1. 症状

倦怠乏力，气短懒言，食少纳呆，腰膝酸软，脘腹胀满，大便溏，口淡不渴，舌淡有齿痕，脉沉细。

2. 治法

补脾益肾。

3. 方药

香砂六君子汤加减：

党参 15 g	北芪 30 g	白术 12 g	山药 30 g
茯苓 15 g	山萸肉 12 g	首乌 12 g	砂仁 6 g(后下)
陈皮 12 g	太子参 30 g		

中成药可用金水宝胶囊、百令胶囊、海昆肾喜胶囊等。

(二)脾肾阳虚证

1. 症状

畏寒肢冷，倦怠乏力，气短懒言，食少纳呆，腰膝酸软，腰部冷痛，脘腹胀满，大便溏，夜尿清长，舌淡有齿痕，脉沉弱。

2. 治法

温补脾肾。

3. 方药

益肾降氮汤加减：

黄芪 30 g	党参 18 g	太子参 30 g	当归 12 g
桑寄生 12 g	芦巴子 12 g	黄连 6 g	苏叶 12 g
苡米 30 g	砂仁 6 g	鸡血藤 30 g	双花 30 g
枳实 12 g	生大黄 6 g		

中成药可用金水宝胶囊、百令胶囊、海昆肾喜胶囊、尿毒清颗粒等。

(三)气阴两虚证

1. 症状

倦怠乏力，腰膝酸软，口干咽燥，五心烦热，夜尿清长，舌淡有齿痕，脉沉。

2. 治法

益气养阴。

3. 方药

参芪地黄汤加减：

北芪 30 g　山萸肉 12 g　太子参 30 g　熟地 15 g
山药 30 g　茯苓 15 g　丹皮 12 g　首乌 15 g
菟丝子 15 g　白蔻仁 9 g

中成药可用肾炎康复片、金水宝胶囊、百令胶囊等。

(四)肝肾阴虚证

1. 症状

头晕，头痛，腰膝酸软，口干咽燥，五心烦热，大便干结，尿少色黄，舌淡红少苔，脉弦细或细数。

2. 治法

滋补肝肾。

3. 推荐方药

六味地黄丸合二至丸加减：

熟地 18 g　山萸肉 12 g　山药 30 g　泽泻 12 g
茯苓 15 g　丹皮 12 g　女贞子 15 g　墨旱莲 12 g
白芍 15 g　枸杞 15 g

中成药可用金水宝胶囊、百令胶囊等。

(五)阴阳两虚证

1. 症状

畏寒肢冷，五心烦热，口干咽燥，腰膝酸软，夜尿清长，大便干结，舌淡有齿痕，脉沉细。

2. 治法

阴阳双补。

3. 方药

金匮肾气丸合二至丸加减：

肉桂 6 g(另焗)　仙灵脾 12 g　熟地 15 g　山萸肉 12 g
山药 30 g　泽泻 12 g　茯苓 15 g　薏苡仁 30 g
白蔻仁 6 g　女贞子 12 g　墨旱莲 12 g　熟附子 6 g(先煎)

中成药可用金水宝胶囊、百令胶囊、尿毒清颗粒等。

慢性肾衰竭邪实诸证的辨证施治包括：

(一)湿浊证

1. 症状

恶心呕吐，肢体困重，食少纳呆，脘腹胀满，口中黏腻，舌苔厚腻。

2. 治法

祛湿化浊。

3. 方药

法半夏 10 g　白术 12 g　陈皮 12 g　白蔻仁 6 g

砂仁 6 g(后下)

中成药可用海昆肾喜胶囊、尿毒清颗粒等。

(二)湿热证

1. 症状

恶心呕吐,身重困倦,食少纳呆,口干,口苦,脘腹胀满,口中黏腻,舌苔黄腻。

2. 治法

清热利湿。

3. 方药

黄连 9 g　黄芩 12 g　大黄 6 g　枳实 12 g

竹茹 15 g　茯苓 15 g

中成药可用黄葵胶囊等。

(三)水气证

1. 症状

全身水肿,尿量少,心悸、气促,甚则不能平卧。

2. 治法

行气利水。

3. 方药

猪苓 30 g　泽泻 15 g　茯苓皮 18 g　薏苡仁 30 g

厚朴 12 g　枳壳 12 g

中成药可用海昆肾喜胶囊、尿毒清颗粒等。

(四)血瘀证

1. 症状

面色晦暗,腰痛,肌肤甲错,肢体麻木,舌质紫暗或有瘀点瘀斑、脉涩或细涩。

2. 治法

活血化瘀。

3. 方药

丹参 30 g　桃仁 10 g　当归 12 g　红花 10 g

赤芍 15 g　泽兰 12 g　田七 9 g(冲服)

中成药可用阿魏酸哌嗪片等。

(五)浊毒证

1. 症状

恶心呕吐、口有氨味、纳呆、皮肤瘙痒、尿量少,身重困倦,嗜睡,气促不能平卧。

2. 治法

泄浊蠲毒。

3. 方药

大黄 9 g　　崩大碗(积雪草)12 g　　枳实 12 g　　厚朴 12 g

瓜蒌 30 g　　芒硝 6 g

中成药可用尿毒清颗粒等。

另外还可用中药灌肠治疗的方法,中药灌肠方为:

生大黄 30 g　　煅牡蛎 30 g　　蒲公英 30 g　　丹参 30 g

黄芪 30 g

浓煎至 300 mL 给予保留灌肠,每天 1～2 次,以患者每日排便 2～3 次、无不适感为宜。

二、我科经验及各家学说

高建东教授[1]应用活血化瘀法治疗了慢性肾衰患者 103 例(其中慢性肾小球肾炎 62 例、慢性肾盂肾炎 29 例、肾小动脉硬化症 8 例、糖尿病性肾病 4 例、氮质血症期 48 例、尿毒症期 55 例)。治疗方药为:大黄 30～60 g、丹参 30 g、益母草 30 g、附子 6 g、细辛 3 g。水煎 300 mL,用球形灌肠器深部灌肠,每日 1～2 次,保留 60～120 min 后排泄。结果表明:治疗 2 个疗程后,全部患者的临床症状显著改善,舌质淡黯好转,26 人舌边瘀斑消失。氮质血症期及尿毒症期患者 BUN 和 Scr 均明显下降,治疗前后内生肌酐清除率无明显变化。

高建东[2]应用日本永岛 A-自动记录测听仪对 103 例肾小球疾病患者(其中尿毒症 45 例、慢性肾炎 41 例、隐匿性肾炎 17 例)进行了纯音测试气导和骨导听力测试,并以 25 例正常人作为对照。结果表明:肾小球疾病与内耳听力损害有密切关系,听力损害发生率尿毒症组为 94.4%,慢性肾炎组为 86.6%,隐匿性肾炎组为 2.9%,对照组为 4.0%。并且由此得出结论:①随病情加重,听力损害发生率增加,听力损害发生率随声音频率不同而异,音频越高,听力损害越大;②贫血越重,听力损害越大;③BUN、Scr 在血中的含量与听力损害发生率有一定关系,BUN 差异不明显,Scr 越高,听力损害越大。以上结论表明,肾小球损害程度与听力损害成正比,提示电测听检测内耳听力的手段在肾小球疾病的病情轻重及肾功能判断中有一定的意义,这对于加强临床治疗,延缓肾小球疾病恶化具有良好的应用价值。

高建东等[3]采用日本昌立 850 型荧光分光光度计测定了 50 例慢性肾衰患者及 50 例正常人血清维生素 E(VE)的含量,结果表明:慢性肾衰患者血清 VE 含量明显低于正常人($p<0.01$),慢性肾衰程度越重,VE 水平越低;血清 VE 含量与血肌酐呈负相关($r=-0.397$),这提示慢性肾衰患者体内存在氧自由基代谢紊乱,血清 VE 在清除自由基

及抗氧化作用中消耗过多导致水平低下，因此对慢性肾衰患者适量应用 VE 是有意义的。

陈宸等[4]将 50 例 CRF 患者随机分为观察组和对照组，两组均予以常规治疗，观察组在此基础上加用益肾降氮汤（黄芪 30 g、太子参 30 g、葛根 20 g、当归 20 g、桑寄生 12 g、芦巴子 3 g、黄连 10 g、苏叶 10 g、黄柏 12 g、砂仁 5 g、厚朴 10 g、生大黄 10 g）口服，疗程为 4 周。观察治疗前后患者血肌酐（Scr）、尿素氮（BUN）、血红蛋白（Hb）以及脑血流变化等指标，结果表明：观察组治疗后总有效率为66.7%，对照组治疗后总有效率为35.0%，两组对比有明显差异（$p<0.05$）；两组患者治疗后 TCD 主要参数比较均有显著性降低（$p<0.001$，$p<0.005$，$p<0.05$）；两组 BUN、Scr 均有显著性下降，Hb 明显升高（$p<0.001$，$p<0.005$），而观察组对 BUN、Scr 的效果更佳（$p<0.005$，$p<0.05$），但治疗后两组 Hb 值比较无显著差异（$p>0.05$）。可见，常规治疗配合益肾降氮汤治疗 CRF 疗效显著，优于单纯常规治疗。

王吉磊等[5]将 60 例确诊为 CKD 的患者随机分为对照组（常规治疗组，30 例）和观察组（肾康注射液联合前列地尔治疗组，30 例），观察分析用药前后两组患者血清胱抑素 C 及血尿素氮和肌酐的变化。结果表明：两药联合可明显降低慢性肾脏病 3～4 期患者的血清胱抑素 C、血尿素氮和血肌酐水平，与对照组相比差异具有统计学意义（$p<0.05$），且对肾小球滤过率的改善优于对照组（$p<0.05$）。可见，肾康注射液可降低慢性肾脏病 3～4 期患者血清胱抑素 C 的水平，改善其肾功能，延缓肾脏病的恶化。

白志军教授[6]以中药灌肠的方法对慢性肾衰竭患者进行了治疗，药物组成为大黄 50 g、生牡蛎 30 g、蒲公英 30 g、益母草 30 g、丹参 30 g。观察治疗前后尿素氮、血肌酐的变化和慢性肾衰竭不同时期的治疗效果，经统计学处理发现有显著性差异。可见，中药灌肠既可作为毒素排泄的出路，还可发挥整体的治疗作用。早期治疗对于减轻健存肾单位的负担、延缓肾功能的恶化有重要意义。慢性肾衰竭属中医“关格”“虚劳”等病证范畴，其病因病机主要为脾阳亏损、肾阳衰微、浊邪壅盛、三焦不行，治疗方法宜补虚与降浊，中药灌肠即是降浊方法之一。中药灌肠既可作为毒素排泄的出路，降低尿素氮、血肌酐的浓度，减轻毒素对各脏器的损害，又可以通过肺与大肠相表里，肺主气、朝百脉之功能，将药液随气血而布达全身，发挥整体的治疗作用。现代药理研究证实，直肠黏膜有很强的吸收能力，可让药物经静脉进入大循环而发挥治疗作用。白教授方中的大黄可通腑、泄浊、排毒，能改善肾功能，延缓肾功能的恶化；益母草、丹参可活血化瘀，能改善肾血流量；生牡蛎可使药物附着于肠黏膜而便于吸收；蒲公英可清热解毒。诸药合用既可通腑以排毒降浊，又可布散全身以发挥整体治疗作用。

白志军教授[7]对慢性肾衰竭患者血清中表皮生长因子（EGF）含量的改变与血肌酐、尿素氮的关系进行了研究，方法是采用放射性免疫法对 30 例慢性肾衰竭患者的血清 EGF 进行了检测，并与消化性溃疡和健康人进行了比较。结果表明：慢性肾衰竭患者血清中 EGF 的含量为（341±237）pg/L，显著低于消化性溃疡患者（$p<0.01$）及健康人（$p<0.01$）；血清 EGF 与血肌酐、尿素氮均呈负相关。可见，慢性肾衰竭时血清 EGF 含量偏低，并可能与慢性肾衰竭人群中消化性溃疡高发有一定关系。

白志军[8]对慢性肾衰竭患者血、尿表皮生长因子（EGF）含量的改变及其与肾性贫血的关系进行了探讨。方法是采用放射性免疫法对 30 例慢性肾衰竭患者血、尿 EGF 以及血红蛋白的水平进行了检测。结果表明:慢性肾衰竭患者血清 EGF 的含量为(341±237) pg/L,明显低于正常人($p<0.01$);24 小时尿 EGF 的含量为(19.1±8.25) μg,明显低于正常人($p<0.01$);血、尿 EGF 与血红蛋白均呈正相关关系。可见,慢性肾衰竭患者血、尿 EGF 含量的降低可能与肾性贫血有一定的关系。

武尚文等[9]应用酶学方法检测了慢性肾脏疾病(54 例慢性肾炎、60 例慢性肾衰竭)患者及 55 例正常对照者的血胆固醇、高密度脂蛋白胆固醇和低密度脂蛋白胆固醇水平,用 ELISA 双抗体夹心法测定了氧化型低密度脂蛋白(ox-LDL)的水平,用苦味酸法测定了血肌酐水平,用溴甲酚氯法测定了血浆白蛋白水平。结果表明:慢性肾炎与慢性肾衰竭患者血浆 ox-LDL 水平明显高于正常对照者($p<0.05$),以慢性肾衰竭患者为著($p<0.05$)。对慢性肾炎患者而言,早期降脂与抗氧化治疗、降低 LDL-C 浓度、抑制 LDL 在体内的氧化修饰可能对减轻肾小球硬化、延缓肾衰竭的发生有重要的临床意义。血脂水平,尤其是 ox-LDL 异常既是肾脏疾病患者并发动脉粥样硬化性心血管疾病的独立危险因素,也是肾脏疾病进行性发展的主要危险因素之一。

曹彤[10]通过对 40 例慢性肾衰竭患者和健康人的观察对比后得出结论:慢性肾功能不全患者血清同型半胱氨酸、超敏 C 反应蛋白和白介素-6 的水平均明显高于健康人对照组。从相关分析看,两组患者血清同型半胱氨酸、超敏 C 反应蛋白、白介素-6 的浓度随着尿素氮和肌酐浓度的增高而增高。慢性肾功能不全患者普遍存在高血清同型半胱氨酸血症,其超敏 C 反应蛋白和白介素-6 水平也明显升高,可见这几项指标的检测有助于判断患者病情的发生发展。血清中血清同型半胱氨酸的升高与肾功能损伤的程度密切相关,其优越性甚至有可能超过传统的项目(如肌酐),可作为临床诊断、监测慢性肾衰的一个良好指标。血清同型半胱氨酸、超敏 C 反应蛋白、白介素-6 均可作用于肾脏促使疾病进展。慢性肾功能不全患者的这三个指标均较正常人显著增加,且与尿素氮、肌酐的变化有显著的相关性,三者在联合监测、判断慢性肾功能不全的程度时有一定的参考价值。

焦冬梅等[11]指出,营养不良是终末期肾病(ESRD)长期腹膜透析患者常见的并发症,也是腹膜透析患者预后不良的重要指标。通过检测终末期肾病患者非透析组、腹透组和对照组的 CRP、IL-6、血清白蛋白(Alb)、血红蛋白(Hb)、转铁蛋白(TF)、血肌酐(Scr)水平(CRP、IL-6 作为炎性指标,Alb、Hb、TF、Scr 作为营养相关指标)发现,微炎症状态与腹膜透析患者的营养不良确实密切相关。这一结果给腹膜透析患者营养不良的治疗提供了新的方向,即可通过减少炎症因子的产生或阻断炎症因子的作用来改善患者的营养不良。

樊东哲等[12]运用络病理论辨证论治了慢性肾脏病和蛋白尿,他们指出:治疗应以益气养络、解毒通络为主,补益药的选择应遵循"大凡络虚,通补最宜"的原则,可选益气通络之人参、温里通络之鹿茸、滋阴通络之麦冬、养血通络之当归等疏通营养络脉之品。湿热浊毒蕴结是导致肾络郁滞的主要病因,可选土茯苓、白花蛇舌草、石韦、茅根、车前草、苡仁、茯苓、赤小豆等祛湿解毒通络;风邪是致慢性肾病反复发作的一个重要因素,且邪结肾络中隐曲之处,非一般草木之品所能竟全功,故可选用一些祛风通络的虫类药以攻逐邪结,临床常选用蝉蜕、僵蚕、地龙等。现代药理研究也表明此类药物具有抗炎和免疫抑制作用，并可改善肾脏病理变化，对病程日久、持续难消之顽固性蛋白尿尤为有效；血尿为肾络瘀阻、络破血溢所致，治宜化瘀通络，宜选用水蛭、土鳖虫、虻虫、蜣螂等虫类药以搜剔疏拔、除络中瘀结沉疴之邪，同时配合使用当归尾、桃仁等辛润活血药物，热伤血络破血外溢者治宜解毒通络，可选用大蓟、小蓟、丹皮、仙鹤草等凉血止血之品，伴湿热者可用白茅根、车前草等，伴淤滞者可用艾叶、降香等，伴阴虚者可用阿胶、生地等，气虚不固血者治宜益气养络，可用黄芪、党参、白术、芡实之品；水肿和高血压由瘀血阻络所致，化瘀通络为其治疗大法，临床常用丹参、红花、川芎、桃仁、益母草等药活血通络、化瘀生新。对于难治性水肿、高血压，可利用虫类药善于搜剔逐邪、通经达络、直达病所的特点而选用一些虫类药，临床常用僵蚕、地龙、全蝎、蜈蚣等。另外，高血压多因肝阳上亢、肝风内动所致，可用僵蚕、地龙、全蝎、蜈蚣平肝息风止痉。上述两方面的作用对高血压患者尤为适宜。对于痰饮壅盛表象者，应配伍应用化痰通络的药物如旋覆花、海藻、昆布、南星、皂荚、川贝、浙贝等。

王求利、远方教授[13]提出，慢性肾衰的病机概要为“本虚标实，气机失调”，在治疗上提出了“标本同治，兼调畅气机”的总法则，强调个体化治疗、辨证论治、生活调护、未病先防、既病防变，综合中医各种治疗手段，临床疗效卓著。

张少崇[14]应用加味温胆汤(党参 15 g、白术 12 g、茯苓 20 g、菟丝子 12 g、熟地 9 g、砂仁 12 g、草果 9 g、厚朴 12 g、法半夏 12 g、陈皮 9 g、枳壳 9 g、竹茹 12 g、甘草 6 g)治疗了 47 例慢性肾衰竭患者，结果表明：治疗组 25 例患者中显效 7 例，有效 13 例，无效 5 例，总有效率80.0%；对照组 22 例患者中显效 3 例，有效 7 例，无效 12 例，总有效率 40.91%。两组总有效率比较存在显著性差异。

魏仲南等[15]应用补肾祛毒汤(桑寄生 15 g、杜仲 12 g、生地 15 g、山茱萸10 g、党参 30 g、黄芪 30 g、当归 12 g、丹参 20 g、牛膝 20 g、鳖甲 9 g、炮山甲 6 g、三七粉冲剂 2 g、土茯苓 30 g、生大黄 9 g)治疗了 120 例慢性肾衰竭患者，结果表明：补肾祛毒汤治疗慢性肾衰竭患者疗效确切，总有效率为 70.83%，明显优于对照组的 33.33%。

张小萍教授[16]认为，脾升胃降是其他脏腑疾病治疗的基础，其在 40 余年的临床实践中逐步形成了脾胃气化的学术观点。张教授认为，慢性肾衰竭先天之本既废，唯有调理脾胃方有出路；脾为气血生化之源，以后天可补先天，温脾阳亦能在一定程度上补肾阳，故应强化后天之木以维持脏腑正常的功能活动；另外湿浊属水，唯土能制之，脾能散精微而运湿浊，调理脾胃可达到升清降浊的目的，这契合慢性肾衰竭本虚标实的复杂病机。此外，调理慢性肾衰竭患者的脾胃像后天资生有源，中气斡旋得复，顽疾总有转机，故治疗慢性肾衰竭尤应重视脾胃或胃气。

杨栋等[17]对用骆继杰教授的骆氏肾衰汤(黄芪、熟地黄、山萸肉、茯苓、牡丹皮、女贞子、肉苁蓉、熟大黄、枳实、大腹皮、川牛膝、甘草)治疗的 75 例 CKD 2～4 期慢性肾衰竭患者进行了临床观察，结果表明：治疗 3 个月后，观察组显效率为 25.93%，总有效率达 66.67%，对照组显效率为 0，总有效率为 47.62%，两组总有效率无显著差异；治疗 6 个月后观察组显效率为 35.19%，总有效率达 72.22%，对照组显效率为 9.52%，总有效率为 38.10%，两组总有效率有显著差异。

洪波娜等[18]对升清降浊方治疗 43 例慢性肾衰竭代偿期患者的临床疗效进行了观

察,方药组成为黄芪、焦大黄、川芎、黄芩、杜仲各 15 g,太子参、丹参、茯苓各 30 g,柴胡 12 g,当归、赤芍、白芍、半夏各 10 g,代赭石(先煎)20 g。结果显示:两组患者的 BUN 和 Scr 均降低,Scr、Hb 及 AI/B 均升高,且观察组 BUN 和 Scr 均低于对照组,Scr、Hb 及 AI/B 均高于对照组。治疗后观察组与对照组的总有效率分别为 81.40%和 68.29%。

赵纪生教授[19]根据多年的临床经验总结出“脾肾亏虚、血瘀浊毒”是慢性肾衰竭的主要病机,并指出“健脾益肾、解毒化瘀”是治疗慢性肾衰竭的基本原则。

孙响波等[20]对苏叶地黄汤(紫苏叶 30 g、生地黄 12 g、熟地黄 12 g、山萸肉 10 g、茯苓 10 g、麸炒苍术 12 g、黄连 6 g、川姜 6 g、大枣 6 g)治疗 68 例慢性肾衰竭患者的临床效果进行了观察,结果表明:68 例患者中显效 43 例,稳定 14 例,无效 11 例,有效率为 83.80%。

苏醒等[21]对黄芪当归汤(黄芪、当归)辅助治疗 90 例慢性肾脏病患者(3 期～4 期)的效果进行了临床研究。在比较了观察组和对照组肾功能及血液流变学等指标的变化情况后发现:观察组的总有效率为 77.8%(35/45),显著高于对照组的 42.2%(24/45)。

刘勇志等[22]对活血祛瘀方(大黄 15 g、三七 15 g、川芎 15 g、丹参 20 g、当归 15 g、黄芪 30 g,气虚明显者加茯苓 20 g、白术 15 g、党参 20 g,湿热明显者加黄芩 12 g、厚朴12 g)治疗 50 例尿毒症患者的疗效进行了观察,结果表明:比较治疗组 50 例,其中显效 5 例、有效 17 例、稳定 13 例、无效 15 例,总有效率 44.0%;对照组 50 例,其中显效 2 例、有效 9 例、稳定 11 例、无效 28 例,总有效率 44.0%。两组总有效率比较差异有统计学意义,治疗组疗效优于对照组。

参考文献

[1]高建东.活血化淤为主治疗慢性肾衰[J].山东医药,1990,11:44.

[2]高建东.肾小球疾病与内耳听力损害的相关性研究[A].中国中西医结合学会肾脏疾病专业委员会.2008 年全国中西医结合肾脏病南京论坛论文汇编[C].中国中西医结合学会肾脏疾病专业委员会,2008:2.

[3]高建东,高震,段本荣.慢性肾衰血清维生素 E 测定的临床意义[J].中国厂矿医学,1996,01:4-6.

[4]陈宸,司廷林,高建东,等.益肾降氮汤对慢性肾衰竭患者肾功能及脑血流变化的影响[J].中国老年学杂志,2010,11:1497-1498.

[5]王吉磊,宿晶,高建东.肾康注射液合前列地尔治疗慢性肾脏病 30 例临床观察[J].中国民族民间医药,2015,06:70-71.

[6]白志军.中药灌肠治疗慢性肾衰竭 82 例观察[J].山东中医杂志,2000,05:277-278.

[7]白志军.慢性肾衰竭患者血清中表皮生长因子的含量以及与血肌酐、尿素氮关系研究[J].中国中西医结合肾病杂志,2002.

[8]白志军.慢性肾衰竭患者血、尿表皮生长因子的含量以及与肾性贫血关系研究[J].现代医学与临床,2002,2.

[9]武尚文,曹彤,李伟,武海燕,高建东. 血脂异常与慢性肾脏疾病进展的关系[J]. 山东医药,2010,17:64-65.

[10]曹彤. 慢性肾功能不全患者血清同型半胱氨酸、超敏C反应蛋白、白介素-6的变化及意义. 中国保健,2009,14:335-336.

[11]焦东梅,李伟,武尚文,等. 终末期肾病腹膜透析患者微炎症状态与营养状况的关系[J]. 中国血液净化,2007,09:481-483.

[12]任月红,樊东哲,于俊生. 从络病理论论治慢性肾脏病探讨[J]. 江苏中医药,2011,04:9-10.

[13]王求利. 远方教授治疗慢性肾衰竭经验总结[D]. 辽宁中医药大学硕士学位论文,2013.

[14]张少崇. 加味温胆汤治疗慢性肾衰竭47例[J]. 光明中医,2011,09:1838-1839.

[15]魏仲南,倪秀琴,吴强,等. 补肾祛毒汤治疗慢性肾衰竭120例临床观察[J]. 辽宁中医杂志,2006,03:320-321.

[16]王茂泓,高生. 张小萍教授治慢性肾衰竭重在脾胃学术思想简介[J]. 新中医,2010,10:134-136.

[17]杨栋,易无庸,郑义侯,等. 骆氏肾衰汤治疗慢性肾衰竭的回顾性分析[J]. 中国中医药现代远程教育,2014,22:31-32.

[18]洪波娜,何翠萍,杨朔. 升清降浊方治疗慢性肾衰竭代偿期患者43例临床观察[J]. 浙江中医杂志,2014,12:890-892.

[19]喻闽凤,唐杨,刘英,等. 赵纪生教授治疗慢性肾衰竭经验[J]. 中国中西医结合儿科学,2014,06:508-510.

[20]孙响波,于妮娜. 苏叶地黄汤治疗慢性肾衰竭临床观察[J]. 中医学报,2015,01:136-137.

[21]苏醒,徐建龙,包蓓艳. 黄芪当归汤辅助治疗慢性肾脏病(3期～4期)的临床研究[J]. 中华中医药学刊,2015,02:495-497.

[22]刘勇志,段利民,张灵芝,等. 活血祛瘀方治疗尿毒症50例疗效观察[J]. 河北中医,2015,09:1323-1325.

图书在版编目(CIP)数据

实用中西医结合肾病学/高建东，白志军主编. —
济南：山东大学出版社，2016.10
ISBN 978-7-5607-5640-0

Ⅰ.①实… Ⅱ.①高… ②白… Ⅲ.①肾疾病—中西
医结合疗法 Ⅳ.①R692
中国版本图书馆 CIP 数据核字(2016)第 249022 号

责任策划：王　潇
责任编辑：唐　棣　李昭辉
封面设计：牛　钧

出版发行：山东大学出版社
社　址　山东省济南市山大南路 20 号
邮　编　250100
电　话　市场部(0531)88364466
经　销：山东省新华书店经销
印　刷：济南升辉海德印业有限公司
规　格：787 毫米×1092 毫米　1/16
16.25 印张　376 千字
版　次：2016 年 11 月第 1 版
印　次：2016 年 11 月第 1 次印刷
定　价：39.00 元